全国中等卫生职业教育规划教材

案例版™

供中等卫生职业教育各专业使用

病原生物与免疫学基础

（第二版）

主　编　路转娥　刘建红

副主编　张仙芝　李三兰　樊丽萍

编　委　（按姓氏汉语拼音排序）

常冰梅　樊丽萍　李三兰

梁永庆　刘建红　路转娥

杨园园　张仙芝

科学出版社

北　京

内 容 简 介

本书是全国中等卫生职业教育规划教材之一。全书共 10 章，主要论述医学微生物学和人体寄生虫学的基本知识、常见病原生物及所致疾病、医学免疫学的基本原理及临床应用，并安排了 7 项实验增加实践动手能力。文中插入旨在开阔视野的"链接"以及与临床结合的典型案例，同时将一些微观和抽象的机制、过程、结果用示意图和模式图的形式表示，处处体现科学性和趣味性的有机结合，力求使抽象的知识形象化，贴近学生，贴近生活。每章（节）中穿插有考点，后附有小结和目标检测。教材内容简明、生动，图文表并茂、版式新颖活泼，易学、易懂、实用。

本书适合中等卫生职业教育各专业学习使用。

图书在版编目 (CIP) 数据

病原生物与免疫学基础 / 路转娥，刘建红主编 . —2 版 . —北京：科学出版社，2013.2

全国中等卫生职业教育规划教材

ISBN 978-7-03-036591-0

Ⅰ. 病… Ⅱ. ①路… ②刘… Ⅲ. ①病原微生物-中等专业学校-教材 ②免疫学-中等专业学校-教材 Ⅳ. ①R37 ②R392

中国版本图书馆 CIP 数据核字(2013)第 019541 号

策划编辑：袁 琦 / 责任编辑：许贵强 丁海燕 / 责任校对：陈玉凤
责任印制：肖 兴 / 封面设计：范璧合

科学出版社出版

北京东黄城根北街 16 号

邮政编码：100717

http://www.sciencep.com

源海印刷有限责任公司 印刷

科学出版社发行　各地新华书店经销

*

2010 年 1 月第 一 版　　开本：850 × 1168 1/16
2013 年 2 月第 二 版　　印张：9 1/2 字数：2
2014 年 11 月第七次印刷　字数：270 000

定价：**24.00 元**

（如有印装质量问题，我社负责调换）

第二版前言

《病原生物与免疫学基础》"案例版"教材第一版已面世两年多了。几年来,该教材获得了中等卫生职业学校广大师生的好评,为中等卫生职业教育发挥了良好作用。随着近几年来中职教育的蓬勃发展,中职生源的变化以及学科知识的更新,要求中职教材更加贴近学生、更适应就业要求。因此,在科学出版社卫生职教分社指导下,我们对此教材进行了再版修订。

第二版教材保留了第一版简明扼要、图文并茂的风格,生动活泼的链接方式和主干内容顺序,仍然把教材的设置分为两个模块,即基础模块和实验模块。

本教材主要从以下几方面进行了更新:①在正文中相应部分增加了"考点"提示,便于学生学习各部分内容时有针对性。②删除了原来章节前的"学习目标",为各学校教师采用不同的教学风格提供了便利。③加大了临床疾病案例的比重,便于"问题教学"(PBT)及"问题学习"(PBL),拓宽学生医学知识视野,培养学生带着问题思考和理论联系实际的能力。④更新了各章节的链接内容,使之更适合岗位对专业人才的要求。

本教材附有实验指导、病原生物与免疫学基础(第二版)教学大纲和彩图,可供中等卫生职业学校各专业共同使用。另外,我们还制作了与本教材相配套的精美的教学课件,供师生使用(配套课件可从科学出版社网站(www.sciencep.com 下载)。

本教材的编写是根据国务院关于"大力发展职业教育"的精神,坚持"贴近学生、贴近社会、贴近岗位"的指导思想,以"必须、适度、够用"为原则,遵循"以就业为导向,以发展技能为核心"的职业教育培养理念。注重教材的科学性、思想性、先进性和实用性,保证教材的启发性、适用性、可读性和创新性,体现以学生为中心的教学理念,发扬科学版教材的传统优势,突出"案例版"教材的鲜明特色。充分考虑本教材读者的年龄、知识水平和心理特征,在内容上尽量把握外延与内涵,理论知识强调"必须、够用",技能培养突出实用性。采用了正文与非正文系统的编写方案,精选教学内容,表述上力争深入浅出,变难为易,化繁为简。"链接"等辅文对课程内容做了必要的引申和扩展,体现了本教材的创新性。

教材内容由病原生物学和免疫学两大部分组成,病原生物学含医学微生物学和人体寄生虫学。医学微生物学包括微生物概述、细菌概述、常见病原菌、病毒概述、常见病毒及其他微生物。人体寄生虫学内容包括人体寄生虫概述和常见人体寄生虫。免疫学内容包括免疫学基础和临床免疫。本着循序渐进、由浅入深的原则安排上述内容。

本教材具有以下特点:①体现科学发展观,与时俱进,适度引入前沿知识,反映最新进展,介绍有一定影响的新观点、新技术、新方法等,具有先进性和科学性;②将医学微生物学、人体寄生虫学和免疫学基础、临床免疫有机地融为一体,既保证了知识的完整性和连贯性,又体现了内容精炼、重点明确的特色,突出实用性;③内容选择以满足学生的岗位要求为准,充分体现中等卫生职业教育的特色,突出适用性;④案例分析形象逼真,便于学生及早接触临床医学知识,弥补传统教学的缺憾,力求体现卫生职业教育与临床岗位"零距离"接触,具有创新性和启发性;⑤适当介绍一些重要病原体的发现过程、免疫学机制的探究历程等,有利于学生了解为这门学科作出重大贡献的科学家,学习他们的敬业精神,突出教育性和思想性;⑥适度引入一些日常生活中的病原生物和免疫学现象,便于学生更好地理解和掌握病原生物、免疫和自身实际的关系,具有生活性;⑦本教材正文中穿插了"考点"和"目标检测"模块,努力实现"教"、"学"与"考"的对接融通,为学生顺利通过课程考试和早日就业打下坚实的基础,具有可读性。

本教材的编写参考了国内多种教材和专著的相关内容(参考文献列于书后),在此,谨向上一版编者曹皓舒、冯晓琴、张艳红、赵春馨等对本书所作出的贡献表示衷心的感谢!

本教材的编写得到了各参编学校的大力支持,在此对他们表示深深的谢意!更要感谢各位编者在时间紧、任务重的情况下,克服困难,为保证本书的质量和如期面世所付出的辛勤努力!

由于编者水平有限,书中难免存在疏漏甚至错误之处,衷心欢迎使用本教材的老师和学生提出批评和改进意见,为今后再版修订工作提供依据和参考。

编　者

2012 年 12 月

第一版前言

《病原生物与免疫学基础》"案例版"教材为全国中等卫生职业教育规划教材。本教材的编写是根据国务院关于"大力发展职业教育"的精神,坚持"贴近学生、贴近社会、贴近岗位"的指导思想,以"必须、适度、够用"为原则,遵循"以就业为导向,以发展技能为核心"的职业教育培养理念。注重教材的科学性、思想性、先进性和实用性,保证教材的启发性、适用性、可读性和创新性,体现以学生为中心的教学理念,发扬科学版教材的传统优势,突出"案例版"教材的鲜明特色。充分考虑本教材读者的年龄、知识水平和心理特征,在内容上尽量把握外延与内涵,理论知识强调"必须、够用",技能培养突出实用性。采用了正文与非正文系统的编写方案,精选教学内容,表述上力争深入浅出,变难为易,化繁为简。"链接"等非正文系统对课程内容做了必要的引申和扩展,体现了该教材的创新性。

本教材内容的设置分为两个模块,即基础模块和实验模块。此外,教材还附有教学大纲和学时分配建议,供教学时参考。教材内容包括医学微生物学、免疫学和人体寄生虫学三大部分。医学微生物学内容包括微生物概述、细菌概述、常见病原菌、病毒概述、常见病毒及其他微生物。免疫学内容包括免疫学基础和临床免疫。人体寄生虫学内容包括人体寄生虫概述和常见人体寄生虫。本着循序渐进、由浅入深的原则安排上述内容。

本教材具有以下特点:①体现科学发展观,与时俱进,适度引入前沿知识,反映最新进展,介绍有一定影响的新观点、新技术、新方法等,具有先进性和科学性;②将医学微生物学、人体寄生虫学和免疫学基础、临床免疫有机地融为一体,既保证了知识的完整性和连贯性,又体现了内容精炼、重点明确的特色,突出实用性;③内容选择以满足学生的岗位要求为准,充分体现中等卫生职业教育的特色,突出适用性;④案例分析形象逼真,便于学生及早接触临床医学知识,弥补传统教学的缺憾,力求体现卫生职业教育与临床岗位"零距离"接触,具有创新性和启发性;⑤适当介绍一些重要病原体的发现过程、免疫学机制的探究历程等,利于学生了解对这门学科做出重大贡献的科学家,学习他们的敬业精神,突出教育性和思想性;⑥适度引入一些日常生活中的病原生物和免疫学现象,便于学生更好地理解和掌握病原生物、免疫和自身实际的关系,具有生活性;⑦本教材涵盖了国家护士执业资格考试大纲中涉及的病原生物和免疫学基础内容,努力实现"学历证书"与"资格证书"的对接融通,为学生顺利通过资格考试和早日就业打下坚实的基础,具有可读性。

本教材的编写参考了国内多种教材和专著的相关内容(参考文献列于书后),并采用了其中的一些插图,在此,谨向各位原著者对本书所作出的贡献表示衷心的感谢。

本教材的编写得到了各参编学校的大力支持,在此对它们表示深深的谢意!更要感谢各位编者在时间紧、任务重的情况下,克服困难,为保证本书的质量和如期面世所付出的辛勤努力!

由于编者水平有限,书中难免存在疏漏甚至错误之处,衷心欢迎使用本教材的老师和学生提出批评和改进意见,为今后再版修订工作提供依据和参考。

编 者
2009 年 11 月

目　　录

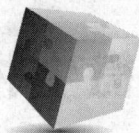

绪 论

本课程由病原生物学、免疫学两部分组成。

自然界中生物种类繁多,有些生物可以引起人类相应疾病,如结核分枝杆菌引起结核,流行性感冒病毒引起流感,梅毒螺旋体引起梅毒,蛔虫引起蛔虫病等,这些就是病原生物。有些病原生物可引起非常严重的疾病,如获得性免疫缺陷综合征(艾滋病)、Ⅰ号病鼠疫和Ⅱ号病霍乱,以及疟疾、血吸虫病等。为了保障人类健康,我们必须学习和认识病原生物,并找出消灭和控制病原生物的方法。

有些人与传染病患者接触后并没有生病,有些人患轻微的传染病后可以自愈,这都是因为我们具有抵抗力即免疫力。有些人在使用青霉素以后发生过敏性休克,还有些人对花粉、鱼、虾等过敏,这是因为发生了异常的免疫反应。我们接种各种疫苗,是为了提高预防相应传染病的免疫力。为了更有效地对抗各种感染,防治免疫性疾病,我们需要学习免疫学知识,利用免疫学原理造福于人类。

一、病原生物学的内容与学习目的

病原生物指引起人类和动植物疾病的生物。如病原菌、病毒、蛔虫、血吸虫等,又称为病原体,包括病原微生物和人体寄生虫两大类。

病原生物学是研究与医学有关的微生物和寄生虫与人体相互作用规律的科学,由医学微生物学和人体寄生虫学两大学科组成。学习内容包括人类病原生物的生物学特性、致病性与免疫性、病原学诊断和防治方法等。

学习病原生物学的目的是掌握、运用其基本理论、基本知识和基本技能,控制和消灭感染性疾病,以及与之有关的免疫性疾病,为深入学习基础医学、临床医学和预防医学奠定基础。

二、免疫学的内容与学习目的

免疫指机体免疫系统识别和排除抗原性异物如病原菌、病毒、寄生虫、肿瘤细胞等的功能。

免疫学是研究机体免疫系统的组成和功能、免疫应答的过程和结果、免疫性疾病的发生机制、临床常见类型以及诊断和防治的一门科学。作为一门医学基础课,主要学习免疫学的基本理论知识和技术,故称为免疫学基础。

学习免疫学基础的目的是应用有关理论知识,解释临床常见的免疫现象和免疫性疾病的发生机制,了解如何诊断和防治免疫性疾病,同时为学习其他医学课程做好知识铺垫。

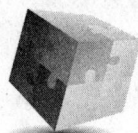

第1章 微生物概述

生活中的微生物

当我们品尝各种美味的时候,你知道面包、馒头、醋、味精、酒等都是微生物赋予我们的吗?食品变质、衣物潮湿发霉、龋齿发生……这些都是微生物在发挥作用;当我们吃了一些不干净的食物或者饭前便后不洗手,容易拉肚子,你可知道这也是微生物在捣鬼吗?流感、艾滋病、结核等严重危害人类健康的传染病,其罪魁祸首也是微生物。微生物几乎无时无处不在,与我们的生活息息相关,它们虽然体积微小,却在整个自然界中有着举足轻重的作用,影响着几乎所有的生命。

自然界中存在着各种各样的动物、植物,还有许许多多我们肉眼不能直接看到的微小生物——微生物。这些微生物和我们人类关系密切,有些甚至与人终生相伴,那么,它们对人类有益还是有害?微生物的家族庞大吗?让我们一起去探索有关微生物的奥秘吧!

第1节 微生物的概念及种类

一、微生物的概念

微生物是广泛存在于自然界中肉眼不能直接看到,必须借助显微镜才能观察到的微小生物。

考点提示:微生物的概念

微生物的主要特点可以概括为六个方面:①体积微小;②结构简单;③种类繁多;④分布广泛;⑤繁殖迅速;⑥容易变异。

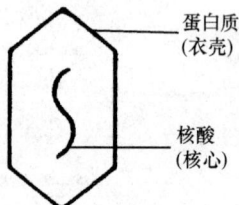

二、微生物的种类

微生物种类繁多,按其结构、组成等的不同,可分为三型八类(图1-1)。

1. 非细胞型微生物　是最小的微生物,需要用电子显微镜观察。无典型细胞结构,没有产生能量的酶系统,只能在活的易感细胞内增殖,如病毒。

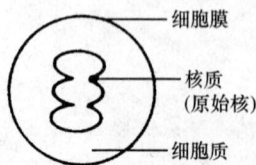

2. 原核细胞型微生物　没有典型的细胞核,只有原始核,没有核膜和核仁,缺乏完整的细胞器。包括细菌、放线菌、衣原体、支原体、立克次体、螺旋体等六类。

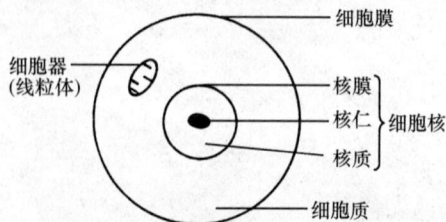

3. 真核细胞型微生物　细胞核分化程度高,有核膜和核仁,细胞器完整,如真菌。

考点提示:微生物的种类

第2节 微生物与人类的关系

微生物在自然界中分布广泛,土壤、空气、水、人和动物的体表以及与外界相通的腔道中都存在着不同种类和数量的微生物。

一、微生物对人类的作用

绝大多数微生物对人和动、植物是有益的,有些是必需的。微生物参与自然界中的物质循环,如土壤中的微生物能将死亡动、植物的蛋白质转化为含氮的无机化合物,供植物生长需要。微生物在维持自然界生态平衡方面发挥着重要作用。

图1-1　三种类型微生物结构模式图

微生物在各行各业都被广泛应用。农业方面应用微生物制造菌肥、植物生长激素等。工业方面微生物广泛应用于食品、冶金、皮革、化工、石油等行业;在医药卫生方面,利用微生物生产抗生素、维生素等;环保方面用微生物降解污水中的有机磷、氰化物等有害物质。近年来,微生物在基因工程技术中作用突出,提供了多种工具酶和基因载体制备生物制品,如胰岛素、干扰素等。

二、微生物对人类的危害

少数微生物能引起人类和动物、植物发生疾病,这些具有致病作用的微生物称为病原微生物或致病微生物,如结核分枝杆菌、流感病毒等。

考点提示:病原微生物的概念

第3节 微生物学与医学微生物学

一、微 生 物 学

微生物学是生物学的一个分支,主要研究微生物的形态、结构、生命活动规律,以及微生物与自然界、人类、动植物间相互关系的科学。微生物学又有许多分支学科,如普通微生物学、工业微生物学、农业微生物学、医学微生物学等。

链接

微生物是谁发现的?

首先发现微生物的是荷兰的安东尼·列文虎克(图1-2)。他在少年当学徒时,就学会了磨制镜片技术。1676年,他用自己制造的放大266倍的原始显微镜检查了污水、牙垢、粪便等,看到了数不清的微小生物,并正确地描述了它们的形态,为微生物世界的存在提供了科学依据。他将观察结果报告给英国皇家学会,他的发现轰动了世界。1680年,他当选为在世界科技界颇具权威的英国皇家学会会员,肯定了他第一个打开微生物世界大门的伟大贡献。

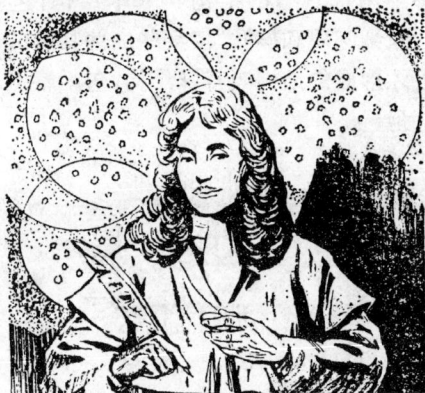

图1-2 安东尼·列文虎克

二、医学微生物学

医学微生物学是研究与医学有关的病原微生物的生物学特性、致病性与免疫性、病原学诊断和防治措施等内容的一门学科。学习目的是控制和消灭感染性疾病及与之有关的免疫性疾病,并为学习其他医学课程奠定基础。

小 结

微生物是广泛存在于自然界中肉眼不能直接看到,必须借助显微镜才能观察到的一大群微小生物。微生物可分为三型八类(表1-1)。绝大多数微生物对人类是有益的甚至是必需的,但也有少数微生物可引起人类和动、植物的疾病,称为病原微生物。

表1-1 三大型微生物的比较

类型	特点	种类
非细胞型微生物	无完整的细胞结构,只在活细胞内增殖	病毒
原核细胞型微生物	仅有原始核,缺乏完整的细胞器	细菌、放线菌、衣原体、支原体、立克次体、螺旋体
真核细胞型微生物	有典型的细胞核,有完整的细胞器	真菌

目标检测

一、名词解释

1. 微生物　2. 病原微生物

二、填空题

1. 病毒属＿＿＿＿型微生物,真菌属＿＿＿＿型微生物。

2. 微生物可分为八大类即＿＿＿＿、＿＿＿＿、＿＿＿＿、＿＿＿＿、＿＿＿＿、＿＿＿＿、＿＿＿＿和＿＿＿＿。

三、选择题

1. 不属于原核细胞型微生物的是
   A. 细菌　　　　　　　B. 病毒
   C. 衣原体　　　　　　D. 支原体
   E. 放线菌

2. 有关原核细胞型微生物错误的描述是
   A. 细胞核分化程度高　B. 缺乏完整的细胞器
   C. 无核膜和核仁　　　D. 仅有原始核
   E. 包括放线菌

(路转娥)

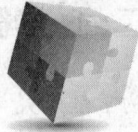

第2章 细菌概述

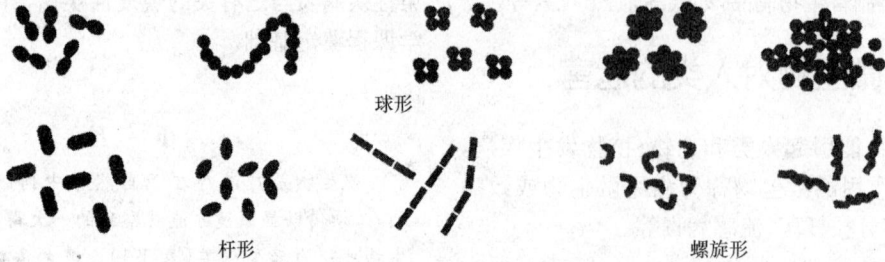

球形

杆形　　　　螺旋形

图 2-1　细菌的基本形态示意图

第1节　细菌的形态和结构

细菌是一类有细胞壁和原始核，除核糖体外无其他细胞器的原核细胞型微生物。了解细菌的形态和结构对研究细菌的致病性、免疫性、细菌性感染的诊断和防治等均有重要意义。

一、细菌的大小和形态

（一）细菌的大小

细菌体积微小，需在普通光学显微镜下放大 800～1000 倍方能看到。通常以微米（μm）为测量单位。不同种类的细菌大小不一，同一种细菌也因菌龄和环境因素的影响而有差异。一般来说，球菌的直径为 $1\mu m$ 左右，不同杆菌的大小、长短、粗细很不一致。大杆菌如炭疽芽孢杆菌长 3～$10\mu m$，小杆菌如布鲁菌长仅 0.6～$1.5\mu m$。

考点提示：细菌的测量单位

（二）细菌的形态

细菌形态多样，大致可归纳为球形、杆形和螺旋形三种基本形态（图 2-1），由此可把细菌分为球菌、杆菌和螺形菌。

1. **球菌**　菌体呈球形或近似球形。根据分裂平面和分裂后排列方式的不同，可把球菌分为双球菌、链球菌和葡萄球菌等。①双球菌：细菌在一个平面上分裂，分裂后菌体成对排列，如脑膜炎奈瑟菌；②链球菌：细菌在一个平面上分裂，分裂后多个菌体成链状排列，如乙型溶血性链球菌；③葡萄球菌：细菌在多个不规则的平面上分裂，分裂后菌体无规则地堆积在一起似葡萄串状，如金黄色葡萄球菌。

2. **杆菌**　菌体呈杆状或近似杆状。杆菌形态多呈直杆状，也有菌体稍弯；菌体两端多呈钝圆形，少数两端平齐或两端尖细；有的杆菌末端膨大呈棒状，称棒状杆菌；有的菌体短小，近似椭圆形称球杆菌；多数杆菌呈分散排列，也有的杆菌呈链状排列称链杆菌；有的杆菌呈分枝生长趋势，故称分枝杆菌。

3. **螺形菌**　菌体呈弯曲状。只有一个弯曲，形似弧形的称为弧菌，如霍乱弧菌；有多个弯曲的称为螺菌，如鼠咬热螺菌；有的菌体细长弯曲呈弧形或螺旋形，称为螺杆菌，如幽门螺杆菌。

考点提示：细菌的基本形态

二、细菌的结构

细菌的结构（图 2-2）可分为基本结构和特殊结构。各种细菌都具有的结构叫基本结构，包括细胞壁、细胞膜、细胞质和核质，仅某些细菌具有的或在一定条件下才形成的结构叫特殊结构，包括鞭毛、菌毛、荚膜和芽孢。

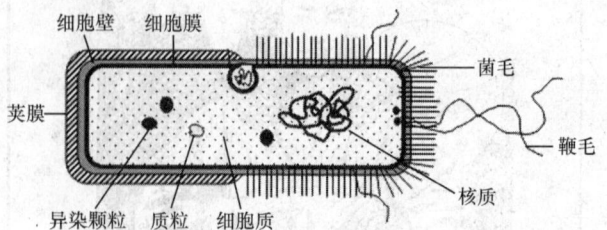

图 2-2　细菌的结构模式图

4

(一) 细菌的基本结构

1. **细胞壁** 细胞壁位于细菌基本结构的最外层,包绕在细胞膜的周围,是一种坚韧而有弹性的膜状结构。其组成较复杂,随不同细菌而异。

(1) 细胞壁的功能:维持菌体的固有形态;保护细菌抵抗低渗环境;与细胞膜共同参与菌体内外的物质交换;菌体表面有多种抗原,决定菌体的抗原性。

(2) 细胞壁的结构和组成:用革兰染色法可将细菌分为两大类,革兰阳性菌(G^+菌)和革兰阴性菌(G^-菌)。两类细菌细胞壁的结构和组成差异较大(图2-3)。

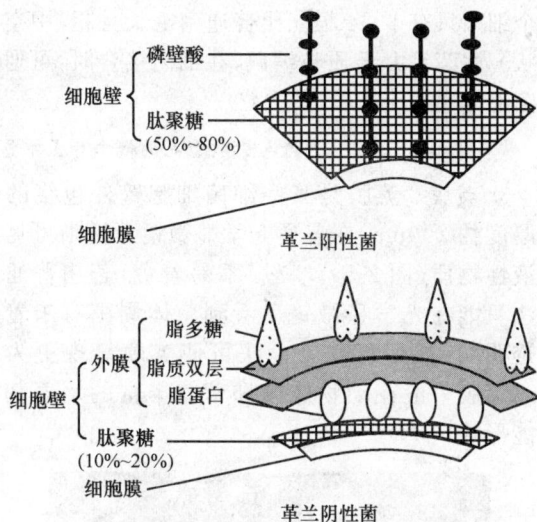

图2-3 细菌细胞壁和细胞膜结构模式图

肽聚糖:又叫黏肽,是细胞壁的基本成分。革兰阳性菌和革兰阴性菌所含肽聚糖结构有异同:革兰阳性菌的肽聚糖由聚糖骨架、四肽侧链和五肽桥三部分组成,革兰阴性菌的肽聚糖只有聚糖骨架和四肽侧链两部分组成。

考点提示:细胞壁的基本成分

革兰阳性菌细胞壁的组成:由肽聚糖和磷壁酸组成,厚度为20～80nm。其中含肽聚糖15～50层,占细胞壁干重的50%～80%;磷壁酸穿插于肽聚糖层中,是G^+菌的特有成分,其抗原性很强,是G^+菌的重要表面抗原。某些细菌(如A族链球菌)的磷壁酸具有黏附宿主细胞的功能,与细菌的致病性有关。

革兰阴性菌细胞壁的组成:由肽聚糖和外膜组成,厚度为10～15nm。其中含肽聚糖1～2层,占细胞壁干重的10%～20%;外膜由脂蛋白、脂质双层和脂多糖三部分组成。脂质双层的结构类似细胞膜,脂质双层内镶嵌有脂蛋白,由脂质双层向细胞外伸

出的是脂多糖(LPS)。脂多糖是革兰阴性菌的内毒素。

革兰阳性菌和革兰阴性菌细胞壁的结构与组成显著不同(表2-1),导致这两类细菌在染色性、抗原性、致病性和对药物的敏感性等方面有很大差异。

表2-1 革兰阳性菌与阴性菌细胞壁结构与组成比较

细胞壁	革兰阳性菌	革兰阴性菌
强度	较坚韧	较疏松
肽聚糖层数	15～50层	1～2层
肽聚糖含量	占细胞壁干重的50%～80%	占细胞壁干重的10%～20%
磷壁酸	有	无
外膜	无	有

(3) 了解细胞壁结构与组成的意义:肽聚糖是保证细胞壁机械强度十分坚韧的化学成分,凡能破坏肽聚糖结构或抑制其合成的物质,均能损伤细胞壁而使细菌变形或裂解。例如,青霉素能抑制革兰阳性菌肽聚糖的合成、溶菌酶能破坏革兰阳性菌的肽聚糖,从而导致细菌溶解死亡。人体与其他动物的细胞无细胞壁,也无肽聚糖,故青霉素和溶菌酶对人体及其他动物的细胞均无毒性作用。

考点提示:革兰阳性菌与革兰阴性菌细胞壁的区别及临床意义

链接

细胞壁缺陷型(细菌L型)

细胞壁的肽聚糖受到理化或生物因素的直接破坏或合成被抑制时,成为细胞壁缺损细菌。这种细胞壁缺损的细菌,在高渗环境中仍可存活,称为细菌L型。革兰阳性菌细胞壁缺失后,原生质仅被细胞膜包住,称为原生质体;革兰阴性菌肽聚糖层受损后还有外膜保护,称为原生质球。细菌的L型因失去细胞壁形态呈多形性,有球状、杆状和丝状等;细菌L型一般生长缓慢,2～7天后方可形成中间厚四周薄的"油煎蛋"样小菌落。某些细菌的L型仍有致病能力,在临床上可引起慢性感染,如尿路感染、骨髓炎、心内膜炎等疾病,但常规细菌学检查结果阴性。因此,临床上遇有症状明显而标本常规培养为阴性时,应考虑细菌L型感染的可能性,宜做细菌L型的专门检验。需要指出的是,临床上使用某些作用于细胞壁的抗菌药物进行治疗时,容易使感染菌发生L型变异。

2. **细胞膜** 细胞膜是位于细胞壁内侧,包裹细胞质的一层半透膜。其结构与真核细胞相似,主要由磷脂双层结构及镶嵌蛋白组成。细胞膜的功能主要有维持细胞内外物质交换、呼吸作用、生物合成作用、参与细菌的分裂等。

3. **细胞质** 细胞质是细胞膜包裹的溶胶状物

质,是细菌新陈代谢的主要场所。其基本成分是水、蛋白质、脂类、核酸及少量糖和无机盐,此外还有多种功能性超微结构。

(1) 核糖体:核糖体是细菌合成蛋白质的场所,数量可达数万个。细菌核糖体与真核生物的核糖体不同,有些抗生素如链霉素、红霉素等能与原核细胞型微生物核糖体结合,干扰其蛋白质合成,起抗菌作用,但对人体细胞无影响。

(2) 质粒:存在于细胞质中染色体外的遗传物质,为闭合环状的双链DNA,控制细菌某些特定的遗传性状。质粒能独立自主复制,随细菌的分裂转移到子代细胞中,质粒还可在细菌间传递。质粒并非细菌生命活动必需的遗传物质。医学上重要的质粒有产生性菌毛的F质粒、决定耐药性的R质粒、使大肠埃希菌产生细菌素的Col质粒等。

考点提示:质粒的概念和种类

(3) 胞质颗粒:是细胞质中存在的多种内含颗粒,大多数为营养储藏物。有些细菌含有多聚偏磷酸盐颗粒,因其嗜碱性较强,用亚甲蓝染色着色较深,与细菌其他部分的颜色不同,故称异染颗粒,可作为鉴别细菌(如白喉棒状杆菌)的依据。

4. 核质 核质是细菌的遗传物质。没有核膜、核仁,故称为核质或拟核。核质是由一条裸露的双股环状DNA分子组成,另外还含有少量RNA、RNA聚合酶及蛋白质。控制细菌的各种遗传性状。

考点提示:细菌的基本结构

(二) 细菌的特殊结构

1. 鞭毛 鞭毛是某些细菌的菌体上附着的细长呈波状弯曲的丝状物。为细菌的运动器官。长5～20 μm,但直径很纤细,在光学显微镜下看不到;经特殊染色使鞭毛增粗后在光学显微镜下可见。

鞭毛的化学组成为蛋白质,有很强的抗原性,鞭毛抗原称H抗原。

根据鞭毛的数目及部位可将鞭毛菌分成四类:单毛菌,如霍乱弧菌;双毛菌,如空肠弯曲菌;丛毛菌,如铜绿假单胞菌;周毛菌,如伤寒沙门菌(图2-4)。

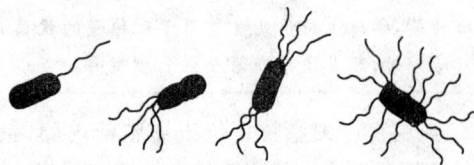

单毛菌　　丛毛菌　　　　周毛菌
图2-4 细菌鞭毛的类型模式图

根据细菌有无鞭毛、鞭毛的数量、部位及其抗原特异性,对细菌鉴定和分类很有意义。有些细菌的鞭

毛与细菌致病性有关,如霍乱弧菌。

考点提示:鞭毛的概念和医学意义

2. 菌毛 菌毛是位于许多革兰阴性菌表面比鞭毛细、短且直的丝状物。菌毛在普通光学显微镜下不可见,只有用电子显微镜方能观察到。菌毛的化学成分为蛋白质,菌毛蛋白具有抗原性。

根据菌毛的功能可将其分为普通菌毛和性菌毛。

(1) 普通菌毛:数目多,每个细菌可有数百根,遍布菌体表面。普通菌毛是细菌的黏附结构,可黏附于人与动物的红细胞和消化道、呼吸道黏膜上皮细胞等细胞表面,进而入侵引起感染,故与细菌的致病性有关。

(2) 性菌毛:仅见于少数革兰阴性菌。数量少,一个细菌只有1～4根。比普通菌毛长且粗,中空呈管状。性菌毛由F质粒编码,在细菌接合时,可通过性菌毛传递遗传物质(如质粒)。

考点提示:菌毛的概念和医学意义

3. 荚膜 荚膜是某些细菌细胞壁外包绕的一层厚度约200nm,在普通光学显微镜下清晰可见的黏液性物质(图2-5)。荚膜不易着色,若用普通染色法只能在光学显微镜下看到菌体周围有未着色的透明圈;如用特殊染色法可使荚膜显现更为清楚。荚膜一般在动物体内和营养丰富的培养基中才能形成。

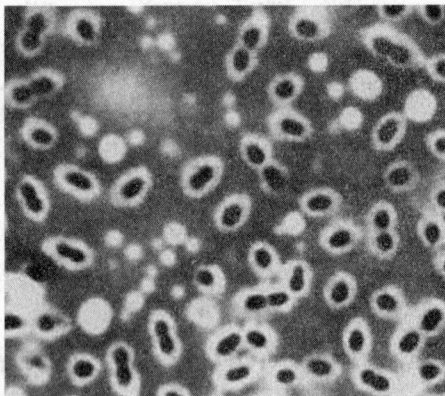

图2-5 细菌的荚膜

荚膜的化学组成随菌种而异。大多数细菌的荚膜由多糖组成,如肺炎球菌;少数细菌为多肽,如炭疽杆菌。荚膜具有抗原性,可作为鉴别细菌及细菌分型的依据。荚膜有抵抗宿主吞噬细胞吞噬的作用,故与细菌的致病性有关。

考点提示:荚膜的概念和医学意义

4. 芽孢 芽孢是某些细菌在特殊的环境条件下,胞质脱水浓缩,在菌体内形成一个圆形或卵圆形的具有多层膜结构的小体。芽孢保留了细菌生存必需的核质和完整的酶系统。芽孢形成后,菌体成为空壳,逐渐崩解消失,芽孢随之脱落游离出来。一般认为,芽孢是细菌的休眠状态,代谢缓慢,营养要求低,无繁殖能力。但遇到适宜环境,芽孢可吸水膨胀重新发育为有繁殖能力的新菌体,因此,未形成芽孢的菌体称为繁殖体。不同细菌其芽孢的大小、形状和在菌体内的位置不同,对鉴别细菌有重要意义(图2-6)。

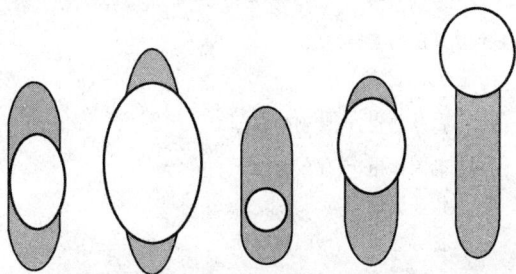

图 2-6 细菌芽孢的形态、大小与位置

成熟的芽孢由多层膜结构组成,由内向外依次是核心、内膜、芽孢壁、皮质、外膜、芽孢壳和外壁。芽孢的折光性很强,壁厚,通透性低,不易着色。一般染色法只能在普通光学显微镜下观察到在菌体内有未着色的芽孢,需经芽孢染色法才能使芽孢着色。

芽孢对热、干燥、辐射及消毒剂有很强的抵抗力,在自然界能存活几年甚至几十年,有的芽孢耐煮沸数小时。一旦芽孢污染用具、敷料、手术器械等,用一般物理化学方法不易将其杀死,故常以杀死芽孢作为灭菌的指标。高压蒸汽灭菌法是杀灭芽孢的最有效方法。

考点提示:芽孢的概念和医学意义、细菌的特殊结构

链接

细菌的物理性状

细菌主要的物理性状有:

1. 透光度 细菌为无色半透明小体,当光线照射到细菌,部分被吸收,部分被折射,因此细菌悬液呈混浊状态,菌数越多浊度越大。

2. 表面积 细菌体积微小,相对表面积大,有利于物质交换,故细菌代谢旺盛,繁殖快。

3. 带电现象 细菌有带电现象,革兰阳性菌等电点(PI)为2~3,革兰阴性菌等电点为4~5,故在中性或弱碱性环境中细菌带负电。

4. 半透性 细菌的细胞壁和细胞膜都具半透性,有利于营养物质的吸收和代谢产物的排出。

5. 渗透压 因含高浓度营养物质和无机盐,故菌体内有较高渗透压,如革兰阳性菌为20~25个大气压,革兰阴性菌为5~6个大气压。细菌生长环境常为低渗环境,因有细胞壁的保护不致崩裂。

三、细菌的形态检查法

(一)不染色标本检查法

细菌不经染色,直接放在普通光学显微镜或暗视野显微镜下观察,可见细菌的运动状态和繁殖方式等。常用方法有压滴法和悬滴法。

(二)染色标本检查法

1. 单染色法 只用一种染料给细菌染色,所有细菌都被染成一种颜色,可显示细菌的形态、排列和大小。

2. 复染色法 用两种或两种以上染料给细菌染色,使细菌染上不同的颜色。可观察细菌的形态、排列、大小和染色性,并鉴别细菌。常用的有革兰染色法和抗酸染色法。

(1)革兰染色法:①甲紫初染;②碘液媒染;③95%乙醇脱色;④稀释复红复染。结果:紫色为革兰阳性菌,红色为革兰阴性菌。

革兰染色法具有重要的实际意义:①鉴别细菌。它将所有的细菌分成革兰阳性菌和革兰阴性菌两大类,便于初步识别细菌。②选择用药。革兰阳性菌和革兰阴性菌对抗生素和化学疗剂的敏感性不同,临床上可根据病原菌的革兰染色性,选择有效药物进行治疗。③致病特点。大多数革兰阳性菌主要以外毒素致病,大多数革兰阴性菌主要以内毒素致病。

(2)抗酸染色法:先用苯酚复红加温染色,再用3%盐酸酒精脱色,最后用亚甲蓝复染。结核分枝杆菌等抗酸菌被染成红色;非抗酸菌则被染成蓝色。

(3)特殊染色法:细菌的某些结构不易被普通染料着色,但可通过特殊染色方法使菌体着不同的颜色,有利于对细菌的观察与鉴别。如细菌的芽孢、荚膜、鞭毛等常需特殊染色法。

考点提示:革兰染色法的步骤和意义

链接

革兰染色与抗酸染色助记歌谣

革阳像男爱紫色,革阴似女喜红衫;

抗酸染色正相反,阳是红来阴是蓝。

小 结

细菌是原核细胞型微生物,个体微小,测量单位是微米;根据形态特征可将细菌分为球菌、杆菌、螺形菌;细菌形态学检查分为不染色标本检查法和染色标本检查法两种,其中革兰染色是重要的染色方法;革兰染色法具有鉴别细菌、选择用药、反映细菌致病特点等重要意义。细菌的基本结构和特殊结构的组成及意义见表2-2。

表 2-2　细菌结构的组成及意义

结构名称	构成与特点	功能与意义
基本结构		
细胞壁	G$^+$菌:含磷壁酸、肽聚糖(50%~80%)	保护菌体,维持菌形;破坏肽聚糖的药物如青霉素等
	G$^-$菌:含外膜、肽聚糖(10%~20%)	主要抗 G$^+$菌,对 G$^-$菌影响不大
细胞膜	蛋白质、脂质双层	维持细胞内外物质交换
细胞质	内含结构:核糖体	合成蛋白质的场所
	质粒	控制某些性状、参与遗传变异
	胞质颗粒	鉴别细菌
核质	裸露的双链 DNA	细菌的遗传物质
特殊结构		
鞭毛	包括单毛菌、双毛菌、丛毛菌、周毛菌	运动器官;可鉴别细菌
菌毛	包括:普通菌毛	黏附作用,增强致病性
	性菌毛	传递遗传物质
荚膜	细胞壁外的黏液性物质	抗吞噬作用,增强致病性
芽孢	特点:抵抗力强;呈休眠状态	作为灭菌标准

目标检测

一、名词解释

1. 荚膜　2. 鞭毛　3. 菌毛　4. 芽孢　5. 质粒

二、填空题

1. 细菌的基本形态有_____、_____和_____。

2. 细菌的基本结构包括_____、_____、_____和_____。

3. 细菌的特殊结构包括_____、_____、_____和_____。

4. 与细菌运动有关的结构是_____,与细菌抵抗力有关的结构是_____。

5. 细菌的菌毛可分为_____和_____,其中_____和致病力有关,_____和遗传变异有关。

6. 医学上重要的质粒有_____、_____和_____。

7. 细菌形态检查法分为_____和_____,革兰染色法属于_____。

三、选择题

1. 具有抗吞噬作用的细菌特殊结构是
   A. 菌毛
   B. 荚膜
   C. 芽孢
   D. 鞭毛
   E. 性菌毛

2. 可黏附某些细胞的细菌结构是
   A. 菌毛
   B. 荚膜
   C. 芽孢
   D. 鞭毛
   E. 中介体

3. 革兰阴性菌细胞壁特有的物质是
   A. 肽聚糖
   B. 磷壁酸
   C. 四肽侧链
   D. 外膜
   E. 五肽桥

4. 光学显微镜下无法看到的细菌的特殊结构是
   A. 芽孢
   B. 鞭毛
   C. 荚膜
   D. 菌毛
   E. 细胞膜

5. 下列哪项不是细菌生命所必须
   A. 细胞膜
   B. 核糖体
   C. 质粒
   D. 核质
   E. DNA

6. 革兰阳性菌细胞壁特有的物质是
   A. 肽聚糖
   B. 磷壁酸
   C. 四肽侧链
   D. 脂多糖
   E. 外膜

7. 细菌细胞壁的基本成分是
   A. 磷壁酸
   B. 脂多糖
   C. 肽聚糖
   D. 外膜
   E. 脂蛋白

四、简答题

1. 列表比较革兰阳性菌和革兰阴性菌的细胞壁。

2. 细菌的特殊结构有哪些? 在医学上各有何意义?

3. 细菌细胞壁结构的医学意义如何?

4. 简述革兰染色法的步骤和实际意义。

第2节　细菌的生长繁殖与变异

一、细菌的生长繁殖

(一) 细菌生长繁殖的条件

1. **营养物质**　可以为细菌新陈代谢及生长繁殖提供必要的原料和能量。细菌生长繁殖基本的营养成分是水、含碳化合物、含氮化合物和无机盐。某些细菌还需要特殊的生长因子,即细菌生长必需但自身又不能合成的一类营养物质。

2. 酸碱度　每种细菌都有一个最适生长的 pH 范围,在这一范围内,细菌的酶活力最强,生长繁殖较旺盛。多数病原菌最适 pH 为 7.2～7.6,在机体内易生存;个别细菌如霍乱弧菌在 pH 8.8～9.0 生长最好,结核分枝杆菌生长的最适 pH 为 6.5～6.8。

3. 温度　不同细菌对温度的要求不一,大多病原菌适应人体内环境,最适生长温度为 37℃;个别细菌如耶尔森菌最适生长温度为 28℃。

4. 气体　与细菌生长繁殖有关的气体主要有:氧气和二氧化碳。

根据细菌对氧气的不同要求,可将细菌分为四类:①专性需氧菌。只能在有氧环境下生长,如结核分枝杆菌。②微需氧菌。在低氧压环境下(5%～6%)生长最好,如空肠弯曲菌。③兼性厌氧菌。在有氧或无氧环境中都能生长,大多数病原菌属于此类。④专性厌氧菌。只能在无氧环境中生长繁殖,如破伤风芽孢梭菌。

多数细菌利用自身代谢过程中产生的 CO_2 已能满足需要,某些细菌初次分离时,必须供给 5%～10% CO_2 才能生长,如脑膜炎奈瑟菌、军团菌等。

考点提示:细菌生长繁殖的条件

链接

一个细菌一天能繁殖多少?

这个问题看似简单,但又十分重要和必要。因为你知道了它,就会十分注意食品卫生和个人卫生,防止各种病菌的扩散与传播,真正关爱生命和健康。否则就会"没脏没净,吃了准得病"。

食品卫生专家介绍说,由于自然界温度的升高,各种动植物生长迅速,食物来源丰富,各种微生物容易获得营养、水分,且温度适宜,使其生长繁殖速度明显加快。细菌的繁殖是由一个分裂为二个。一个细菌在 7h 可繁殖到 1700 万个,10h 可繁殖到 10 亿个。因此,在夏季极易发生细菌性食物中毒。

(二)细菌的繁殖方式和速度

1. 细菌的个体生长繁殖　细菌一般以简单的无性二分裂方式进行繁殖。在适宜条件下,多数细菌繁殖速度很快,20～30min 繁殖一代。结核分枝杆菌繁殖速度较慢,繁殖一代需要 18～20h。

2. 细菌的群体生长繁殖　将一定数量的细菌接种于适宜的液体培养基中,连续定时取样检查活菌数,以培养时间为横坐标,培养物中活菌数的对数为纵坐标,可绘制出一条曲线叫生长曲线。生长曲线表示细菌群体生长繁殖规律,可分为四期(图 2-7)。

(1)迟缓期:细菌进入新环境后的短暂适应阶段。该期细菌体积增大、重量增加、代谢活跃,但繁殖

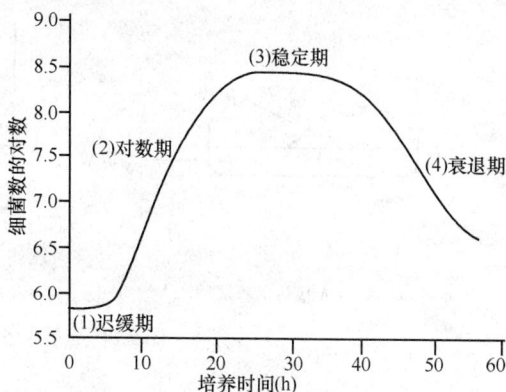

图 2-7　细菌的生长曲线

极少。迟缓期长短不一,随菌种、菌龄、接种量及营养物质等不同而异,一般为数小时。

(2)对数期:是细菌生长繁殖的顶峰阶段。细菌在该期生长迅速,活菌数以几何级数增长,活菌数的对数呈直线上升。此期细菌的形态、染色性、生理特性等较典型,对外界环境因素的刺激敏感。因此,研究细菌的生物学性状应选用该期的细菌。一般细菌对数期在培养后的 8～18h。

(3)稳定期:是细菌繁殖数与死亡数相同的阶段。由于培养基中营养物质消耗,有害代谢产物积累,该期细菌繁殖速度渐减,死亡数逐渐增加,细菌形态、染色性和生理性状常有改变。一些细菌的芽孢、外毒素和抗生素等代谢产物在稳定期产生。

(4)衰退期:是细菌死亡数超过繁殖数,活菌数下降阶段。细菌繁殖越来越慢,死亡数超过活菌数。该期细菌形态显著改变,出现衰退型或菌体自溶,难以辨认,生理代谢活动也趋于停滞。故陈旧培养的细菌难以鉴定。

考点提示:细菌生长曲线的各期名称

(三)细菌的人工培养

依据细菌生长繁殖的条件与规律,可在体外对细菌进行人工培养,以研究细菌的生物学特性,用于对细菌性疾病的诊断、治疗和预防等。

1. 培养基　是人工配制的供细菌生长繁殖的营养物质制品。培养基按物理性状分为液体培养基、半固体培养基和固体培养基;按其营养组成和用途不同分为基础培养基、营养培养基、选择培养基、鉴别培养基和厌氧培养基。

考点提示:培养基的概念及种类

2. 细菌在培养基中的生长现象(图 2-8)

(1)细菌在液体培养基中的生长现象:细菌在液体培养基中有三种生长现象:①混浊生长。大多细菌在液

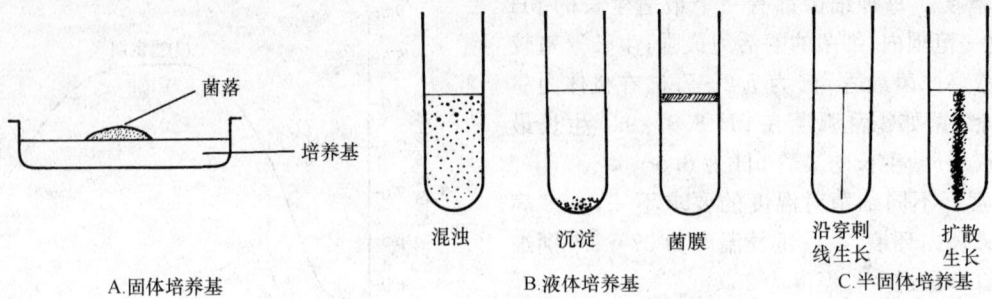

图 2-8　细菌在各种培养基上的生长现象示意图

体培养基中的生长呈均匀混浊,如葡萄球菌。②沉淀生长。试管底有沉淀物,如乙型溶血性链球菌。③菌膜生长。多数专性需氧菌液面有菌膜,如结核分枝杆菌。

(2) 细菌在半固体培养基中的生长现象:常用于检查细菌的动力,称动力试验。将细菌穿刺接种于半固体培养基中,经培养后,无鞭毛的细菌只沿穿刺线生长,穿刺线清晰,培养基仍然透明;有鞭毛的细菌则沿穿刺线向周围扩散生长,穿刺线模糊不清,培养基出现混浊。

(3) 细菌在固体培养基上的生长现象:将标本划线接种在固体平板培养基上,因划线的分散作用,使许多混杂的细菌得以在培养基表面上散开,称为分离培养。一般经过 18～24h 培养后,单个细菌分裂繁殖成一个肉眼可见的细菌集团,称为菌落。各种细菌在固体培养基上形成的菌落,其大小、形状、颜色、气味、透明度、表面光滑度、湿润程度、边缘整齐与否,以及在血琼脂平板上的溶血情况等均有不同表现,这有助于细菌的鉴定。许多菌落融合在一起,称为菌苔。

考点提示:细菌在各种培养基上的生长现象

3. 人工培养细菌的意义　细菌培养对疾病的诊断、预防、治疗和科学研究都具有重要意义。

(1) 传染性疾病的病原学诊断:要明确传染性疾病的病原菌,必须取患者有关标本进行细菌分离培养、菌种鉴定和药物敏感试验,其结果可指导临床用药。

(2) 细菌学的研究:对细菌生理、遗传变异、致病性和耐药性等的研究也需做细菌的培养和保存。

(3) 生物制品的制备:供防治用的疫苗、类毒素、抗毒素及供诊断用的菌液、抗血清等均来自培养的细菌或其代谢产物。

二、细菌的代谢产物

(一) 细菌分解代谢产物及意义

由于细菌所含的酶不同,对糖和蛋白质的分解能力不同,故其代谢产物也不同。据此利用生物化学方法来鉴别细菌称细菌的生化反应(生化试验)。常用

的生化试验有:糖发酵试验、VP 试验、甲基红试验、靛基质试验和硫化氢试验等。

(二) 细菌合成代谢产物及意义

1. 热原质　热原质亦称致热原,是一种注入人或动物体内能引起发热反应的物质,大多由革兰阴性菌产生,如革兰阴性菌细胞壁脂多糖。有些革兰阳性菌也能产生,如枯草杆菌等。热原质耐高温,高压蒸汽灭菌 121.3℃经 20min 不被破坏。须用吸附剂、石棉滤板或 250℃高温干烤才能除去或破坏热原质,蒸馏法效果最好。因此,在制备和使用注射药品过程中应严格遵守无菌操作,防止细菌污染。

2. 毒素与侵袭性酶　细菌可产生外毒素和内毒素,这两种毒素在细菌致病作用中甚为重要。外毒素是多数革兰阳性菌和少数革兰阴性菌在代谢过程中分泌到菌体外的毒性蛋白质;内毒素是菌体死亡崩解后游离出来的细胞壁脂多糖成分,多由革兰阴性菌产生。某些细菌尚可产生具有侵袭性的酶,如产气荚膜梭菌的磷脂酰胆碱酶,链球菌的透明酸酶等。这些酶能损伤机体组织,促使细菌侵袭和扩散,也是细菌重要的致病物质。

3. 色素　不同细菌在适宜环境中能产生不同颜色的色素,有助于鉴别细菌。细菌产生的色素有两类:①水溶性色素。能弥散到培养基或周围组织中,如铜绿假单胞菌的色素能使培养基或脓汁呈蓝绿色。②脂溶性色素,不溶于水,只能使菌落显色而培养基颜色不变,如金黄色葡萄球菌的色素使菌落呈金黄色,而培养基不变色。

4. 抗生素　抗生素是某些微生物在代谢过程中产生的一类能抑制或杀死其他微生物或肿瘤细胞的物质。抗生素大多由放线菌和真菌产生,细菌产生的较少。

5. 细菌素　某些菌株产生的一类具有抗菌作用的蛋白质称为细菌素。与抗生素比较,细菌素的抗菌谱狭窄,仅对与产生菌有近缘关系的细菌有杀伤作用。因此,不能用于临床治疗疾病,多用于细菌分型和流行病学调查。细菌素一般按产生菌命名,例如大肠埃希菌产生的细菌素称大肠菌素。

6. 维生素　细菌能合成某些维生素,除供自身

需要外,还能分泌至周围环境中。例如,人体肠道内的大肠埃希菌能合成维生素 B 和维生素 K 供人体吸收利用。医药工业上也可利用细菌生产维生素。

考点提示:细菌合成代谢产物的医学意义

三、细菌的遗传和变异

细菌与其他生物一样,具有遗传和变异的生命特征。在一定条件下,细菌的生物学性状、致病性等相对稳定,并能代代相传。在子代与亲代之间表现出的相似性称为遗传;而子代与亲代之间出现不同程度的差异称为变异。

(一)常见的细菌变异现象

1. 形态结构的变异 细菌的大小和形态在不同的生长时期可不同,生长过程中受外界环境条件的影响也可发生变异。细菌的细胞壁受到青霉素或溶菌酶等物质的作用可使肽聚糖合成受阻或遭到损伤而失去细胞壁,发生细胞壁缺陷型变异,由于这种变异首先在 Lister 研究院发现的,故称为 L 型变异。荚膜、芽孢、鞭毛等特殊结构也可发生变异,如有鞭毛的伤寒沙门菌变异后可失去鞭毛,称为 H-O 变异。

2. 毒力变异 细菌的毒力变异包括毒力的增强和减弱。如携带有 β 棒状杆菌噬菌体的白喉棒状杆菌,获得了产生白喉外毒素的能力,其毒力增强。用于预防结核病的卡介苗(BCG)是卡-介二氏将有毒的牛型结核分枝杆菌培养在含胆汁、甘油和马铃薯的培养基上,经 13 年 230 次传代使其毒力减弱而保留有免疫原性制备而成,可用于预防结核病。

链接

结核病的克星——卡介苗

20世纪初,结核病威胁着人类的健康,很长时间人们找不到对付结核病的办法。法国细菌学家卡尔美和介林为研制征服结核病的疫苗,做了数不清的实验,经历了一次又一次的失败。然而,功夫不负有心人,他们从农场玉米传代十几代之后不断退化的现象得到启示,开始了漫长艰苦的定向培育实验。开始实验的动力只是他们的设想:如果把毒性很强的结核分枝杆菌一代一代地培养下去,也许到了哪一代他们的毒性也会退化,制成的疫苗就可以预防结核病了。为了证实他们的设想,两个人整整培养了 13 年,经过 230 次传代,终于获得了理想的减毒株。从此,结核病有了克星,人们不再对它束手无策。为了纪念这两位伟大的科学家,人们把预防结核病的疫苗叫做"卡介苗"。

3. 耐药性变异 细菌对某种抗菌药物由敏感变成耐药的变异称为耐药性变异。细菌通过基因突变、接合、转导、转化等方式获得耐药性。从抗生素广泛应用以来,细菌对抗生素耐药的不断增长是世界范围内的普遍趋势。金黄色葡萄球菌耐青霉素的菌株已从 1946 年的 14% 上升至目前的 80% 以上。细菌的耐药性变异给临床治疗带来很大的困难,并成为当今医学界的一大难题。

链接

抗生素耐药——现代医学的困境

抗生素是 20 世纪最重要的医学发现之一,对控制人类感染性疾病发挥了巨大的作用。但目前的研究显示,我国的金黄色葡萄球菌的耐青霉素比例已经高达 90%。肺炎链球菌已有 45% 耐青霉素,70% 耐红霉素。导致肠道疾病的大肠埃希菌有 70% 耐环丙沙星。由于滥用抗生素所导致的耐药病原菌的增加不仅使医疗费用增高,而且使感染性疾病的发病率及病死率增加。过度使用使得很多抗生素失去了效果,小病也能致命,这已经不是耸人听闻的消息了。

4. 菌落变异 细菌的菌落主要有光滑型(S)和粗糙型(R)两种。S 型菌落表面光滑、湿润、边缘整齐。细菌经人工培养多次传代后菌落表面变为粗糙、干燥、边缘不整,即从光滑型变为粗糙型,称为 S-R 变异。S-R 变异常见于肠道杆菌。

考点提示:常见的细菌变异现象

(二)细菌遗传变异在医学上的应用

1. 病原学诊断 由于细菌在形态、结构、染色性、生化反应等方面可发生变异,给实验室诊断带来一定困难,要注意鉴别,以免误诊。

2. 临床治疗 耐药菌株的出现给感染性疾病的治疗造成很大困难。为了防止耐药菌株的扩散,治疗时应注意:①用药前做药敏试验,选择敏感药物;②用药应足量或联合用药彻底杀灭病原菌;③疗程要合适。

3. 特异性预防 利用遗传与变异的原理筛选或诱导减毒变异株制备减毒活疫苗,用于某些传染病的预防,如制备卡介苗预防结核病。

4. 在基因工程方面的应用 根据细菌变异机制,质粒和噬菌体既是基因的载体又可在相应的细菌体内表达。如把目的基因(如胰岛素基因)与质粒或噬菌体重组后再导入宿主菌体内表达,可大量生产胰岛素、干扰素等。

小　结

细菌以无性二分裂方式繁殖，在适宜条件下，繁殖速度很快。细菌生长繁殖的适宜条件是充足的营养物质，合适的酸碱度，适宜的温度，还和某些气体有关。按照对氧气的要求不同，细菌分为专性需氧菌、微需氧菌、兼性厌氧菌和专性厌氧菌四类。细菌在培养基中生长后产生不同的现象，有助于鉴定细菌(表2-3)。细菌在生长繁殖过程中可产生一些代谢产物(表2-4)。在一定条件下，细菌可发生变异，常见的细菌变异有形态结构变异、菌落变异、毒力变异和耐药性变异等。

表2-3　细菌在培养基上的生长现象及意义

培养基种类	细菌生长现象	意义
液体培养基	混浊、菌膜、沉淀	鉴别细菌、识别药液的污染
固体培养基	菌落、菌苔	分离并鉴别细菌
半固体培养基	沿穿刺线生长或扩散生长	观察细菌动力

表2-4　细菌代谢产物的种类及意义

产物	种类	意义
有害产物	毒素和侵袭性酶	损害机体组织
	热原质	引起机体发热
有益产物	抗生素	抑制其他微生物生长，用于医药
	维生素	供机体利用，用于医药
无害也无益产物	色素	鉴别细菌，用于诊断
	细菌素	鉴别细菌，用于诊断
	分解产物	鉴别细菌，用于诊断

目标检测

一、名词解释

1. 生长曲线　2. 培养基　3. 菌落　4. 耐药性变异
5. 卡介苗

二、填空题

1. 细菌生长繁殖的条件主要有＿＿＿＿、＿＿＿＿、
＿＿＿＿。

2. 根据细菌对氧气的不同需要可将细菌分为＿＿＿＿、
＿＿＿＿、＿＿＿＿、＿＿＿＿。

3. 细菌生长繁殖需要的营养物质主要有＿＿＿＿、
＿＿＿＿、＿＿＿＿、＿＿＿＿。

4. 根据用途不同可将培养基分为＿＿＿＿、＿＿＿＿
＿＿＿＿。

5. 根据物理性状的不同可将培养基分为＿＿＿＿、
＿＿＿＿、＿＿＿＿。

6. 细菌的繁殖方式是＿＿＿＿，多数细菌繁殖一代所需时间为＿＿＿＿。

7. 细菌的生长曲线可依次分＿＿＿＿、＿＿＿＿、＿＿＿＿、

＿＿＿＿四期。其中细菌繁殖迅速，形态染色典型的时期是＿＿＿＿期。

8. 细菌在液体培养基的生长可表现为＿＿＿＿、＿＿＿＿、
＿＿＿＿。

三、选择题

1. 多数细菌生长繁殖的最适pH是
　A. pH 7.2～7.6　　　　B. pH 6.5～6.8
　C. pH 8.4～9.2　　　　D. pH 4.4～4.6
　E. pH 5～6

2. 细菌生长繁殖的条件不包括
　A. 营养物质　　　　　B. 适宜的酸碱度
　C. 合适的温度　　　　D. 光线
　E. 必要的气体

3. 细菌的繁殖方式是
　A. 复制　　　　　　　B. 二分裂
　C. 出芽　　　　　　　D. 孢子
　E. 有性生殖

4. 以下哪种细菌是专性厌氧菌
　A. 结核分枝杆菌　　　B. 霍乱弧菌
　C. 空肠弯曲菌　　　　D. 破伤风芽孢梭菌
　E. 大肠埃希菌

5. 下列哪项不是细菌的合成代谢产物
　A. 色素　　　　　　　B. 细菌素
　C. 乙型溶素　　　　　D. 抗生素
　E. 维生素

6. 单个细菌在固体培养基上的生长现象是
　A. 菌落　　　　　　　B. 菌膜
　C. 菌苔　　　　　　　D. 菌丝
　E. 菌毛

7. 对近缘细菌有杀伤作用的是
　A. 类毒素　　　　　　B. 细菌素
　C. 抗生素　　　　　　D. 维生素
　E. 内毒素

四、简答题

1. 细菌在培养基中有哪些生长现象？
2. 细菌有哪些合成代谢产物？各有什么意义？

第3节　细菌与外界环境

链接

手机滋生细菌超马桶

对于全球数亿手机用户来说，手机早已成为他们日常生活中必不可少的一部分。但是你也许不知道，手机已成为人们的一大健康危害。在手机上爬满了潜在的致命细菌。生物学家表示，由于人们经常把手机放到手提包和口袋里，接打电话时则与脸部靠得很近、长时间的触摸、电池产生的热量……换句话说，它们与我们身体的很多地方进行了接触，其滋生的细菌数量超过了卫生间的马桶。手机成为滋生细菌的一大温床，每平方厘米"驻扎"的细菌部队竟有数万之众。专家建议：经常使用抗菌液擦拭电话，接听手机最好用耳机。

一、细菌的分布

细菌广泛分布于自然界、人体体表及与外界相通的腔道。了解细菌的分布对于保护环境，加强无菌观念、防止细菌感染性疾病的发生具有重要意义。

（一）细菌在自然界的分布

1. 土壤中的细菌　土壤中的细菌种类多、数量大，因为土壤具备细菌生长繁殖的条件。土壤中的细菌大多数是非致病菌，在自然界的物质循环中起重要作用，对人类是有益的。土壤中的致病菌来源于人和动物的排泄物以及死于感染病的人和动物的尸体。致病菌在土壤中大多数容易死亡，形成芽孢的细菌如破伤风梭菌等则存活时间较长，这些芽孢容易伴泥土污染伤口。

2. 水中的细菌　水是细菌存在的天然环境，细菌的种类和数量因水源不同而异。水中的病原菌主要来自人和动物的粪便，包括常引起消化道感染病的病原菌，如伤寒沙门菌、霍乱弧菌等，水源污染可引起消化道感染病的暴发流行。故粪便管理和水源保护对于控制消化道感染病具有重要意义。

3. 空气中的细菌　由于空气中缺少细菌生长所需的营养成分，且因日光照射，细菌容易死亡。故空气中细菌的种类和数量都较少。来源于土壤、尘埃、人或动物呼吸道排出物等的病原菌可引起呼吸道感染和化脓性感染。空气中的非致病菌常造成医药制剂、培养基的污染及外科手术的感染。故要进行空气消毒，防止上述污染或感染的发生。

（二）细菌在正常人体的分布

1. 正常菌群的概念及分布　正常人体的体表及与外界相通的腔道中，存在着不同种类、数量和比例的微生物。这些微生物在正常情况下，对人体无害，称为正常微生物群，其中细菌居多，故又称正常菌群。正常菌群在人体各部位的分布状况见表2-5。

2. 正常菌群的生理意义

（1）营养作用：肠道中的正常菌群参与物质代谢并促进营养物质吸收。如大肠埃希菌能合成人体必需的B族维生素和维生素K。

（2）拮抗作用：正常菌群构成机体黏膜的重要生物屏障。寄居在各部位的正常菌群可通过营养竞争、产生有害代谢产物等方式抵抗病原菌。阴道内的乳酸杆菌可保持阴道内酸性环境，不利于其他微生物生长。

（3）免疫作用：正常菌群具有刺激机体免疫系统发育成熟的作用，能激活巨噬细胞及NK细胞，增强其吞噬和细胞毒作用，还具有免疫原性，有激活B淋巴细胞产生多种抗体等功能。

链接

细菌与人相互依存

美国马里兰州基因组研究所专家组研究了人体结肠微生物群的DNA排序发现，这个由细菌组成的微生物群包括6万多种基因，比在人类基因组中发现的多一倍。研究结果发表在2006年2月出版的美国《科学》上。曾在基因组研究所参加研究的分子生物专家史蒂文·吉尔指出，在人类进化的漫长过程中，这些细菌一直在人体内存在并发挥着非常重要的作用，从某种意义上讲，人是细菌和人体细胞的混合物。一个健康成人机体约由10^{13}个细胞组成，而在人体表面及腔道栖居的细菌则达10^{14}个，即人体携带的细菌相当于人体细胞的10倍。这个微生物群对我们来说不可或缺，它关系到我们身体的健康。这个群体如果发生改变，常会导致有益菌的缺失，引发菌群失调等问题，导致肠炎等疾病。研究揭示：细菌和人之间有着相互依存的关系。

表2-5　人体各部位的正常菌群

部位	正常菌群
皮肤	葡萄球菌、类白喉棒状杆菌、铜绿假单胞菌、非致病性分枝杆菌、丙酸杆菌、白假丝酵母菌
鼻咽腔	葡萄球菌、甲型和丙型链球菌、肺炎链球菌、奈瑟菌、类杆菌、梭杆菌、腺病毒、真菌、支原体
口腔	表皮葡萄球菌、甲型和丙型链球菌、肺炎链球菌、奈瑟菌、乳杆菌、类白喉棒状杆菌、梭杆菌、螺旋体、白假丝酵母菌、放线菌、类杆菌
外耳道	葡萄球菌、类白喉棒状杆菌、铜绿假单胞菌、非致病性分枝杆菌
眼结膜	葡萄球菌、结膜干燥杆菌、类白喉棒状杆菌
胃	一般无菌
大肠	大肠埃希菌、产气肠杆菌、变形杆菌、葡萄球菌、类杆菌、铜绿假单胞菌、类杆菌、白假丝酵母菌、粪链球菌、产气荚膜梭菌、破伤风梭菌、乳杆菌、双歧杆菌、腺病毒
尿道	葡萄球菌、棒状杆菌、非致病性分枝杆菌、大肠埃希菌、白假丝酵母菌
阴道	乳酸杆菌、大肠埃希菌、类杆菌、白假丝酵母菌

3. 正常菌群的病理意义　正常菌群在正常情况下不致病,但在一定条件下,正常菌群中的某些细菌也可致病,称为条件致病菌(机会致病菌);由条件致病菌引起的感染称为机会感染。

条件致病菌引起疾病的条件为:

(1) 寄居部位发生改变:当机体某一部位的正常菌群进入其他部位或无菌器官时,可引起感染。如寄居于肠道的大肠埃希菌因外伤、手术等进入泌尿道时,可引起相应部位的炎症。

(2) 机体免疫功能降低:大量应用抗肿瘤药物、放射治疗等,引起全身免疫功能低下,正常菌群可引起自身感染。如艾滋病患者由于免疫功能缺陷,往往死于条件致病菌感染。

(3) 菌群失调:在正常情况下,人体和正常菌群之间以及正常菌群各种细菌之间保持一定的生态平衡,若这种平衡被打破,则引起疾病。由于受某些因素的影响,正常菌群中各种细菌的种类、数量和比例发生较大改变,称为菌群失调。如菌群失调严重可使机体出现一系列临床症状,称为菌群失调症。菌群失调症可见于长期使用广谱抗菌药物治疗的患者,其体内对抗生素敏感的细菌被大量杀死,而原来数量少又耐药的细菌趁机大量繁殖引起感染。由于这些疾病是在抗菌药物治疗原有感染疾病过程中产生的另一种感染,故又称二重感染。

考点提示:正常菌群的概念及意义

二、消毒与灭菌

(一) 基本概念

1. 消毒　杀灭物体上病原微生物的方法,但不能杀死细菌的芽孢。用于消毒的化学药物称消毒剂。

2. 防腐　防止或抑制微生物生长繁殖的方法。同一种化学药品在高浓度时为消毒剂,低浓度时为防腐剂。

3. 灭菌　杀灭物体上所有微生物的方法。包括细菌的芽孢。

4. 无菌　指没有活的微生物存在。物品经灭菌处理后就是无菌的物品。

5. 无菌操作　防止微生物进入机体或物体的操作技术称无菌操作或无菌技术。如外科手术、微生物学实验均须无菌操作。

考点提示:五个基本概念

(二) 物理消毒灭菌法

物理消毒灭菌法是利用物理因素杀灭微生物的方法。

1. 热力消毒灭菌法　高温能使微生物的蛋白质和酶变性或凝固,新陈代谢受到影响而死亡,从而达到消毒与灭菌的目的。热力消毒灭菌法分为干热法与湿热法两大类(表2-6)。相同温度下,湿热灭菌比干热灭菌效果好,其原因是:①湿热中细菌菌体蛋白较易凝固;②湿热的穿透力比干热强;③湿热的蒸汽有潜热存在,水由气态变为液态时释放出潜热,可迅速提高被灭菌物体的温度。

表2-6　常用热力消毒灭菌法

种类	用途
湿热法	
巴氏消毒法	牛奶、酒类的消毒
煮沸消毒法	注射器、刀剪、食具、饮水消毒
流通蒸汽消毒法	不耐高温的食物、食具消毒
间歇灭菌法	不耐高温的含糖、牛奶、血清等培养基的灭菌
高压蒸汽灭菌法	耐高温耐湿物品的灭菌如普通培养基、药品、手术敷料、手术器械、手术衣、生理盐水等
干热法	
焚烧法	废弃污染物品、人或动物尸体的灭菌
烧灼法	接种环、试管口、瓶口等的灭菌
干烤法	玻璃器皿、药物粉剂等的灭菌

(1) 干热消毒灭菌法:干热杀菌是通过脱水干燥和大分子变性而实现的。在干热80~100℃经1h可以杀死细菌的繁殖体,芽孢需160~170℃经2h方可杀死。

1) 焚烧法:直接点燃或在焚烧炉内焚烧。仅适用于被病原菌污染且无保留价值的纸张、垃圾废弃物、人或动物尸体等。

2) 烧灼法:直接用火焰烧灼灭菌,适用于实验室的接种环、试管口、瓶口等的灭菌。

3) 干烤法:利用电热烤箱灭菌,将物品置于密闭烤箱中,利用热空气穿透物体达到消毒灭菌的目的。一般加热至160~170℃经2h可彻底灭菌。此法适用于高温下不变质、不损坏、不蒸发的物品,如玻璃器皿、瓷器、粉剂、软膏等的灭菌。

(2) 湿热消毒灭菌法

1) 巴氏消毒法:用较低温度杀灭液体中的病原菌,而仍保持液体中所需的不耐热成分不被破坏。其方法是:62℃经30min或71.7℃经30s,现在一般用后者。主要用于酒类、牛奶等消毒。

2) 煮沸消毒法:将水煮沸至100℃,保持5min可杀灭细菌繁殖体,芽孢则需要1~2h才被杀灭。该法常用于食具、刀剪、注射器、饮水等的消毒。水中加入浓度为2%碳酸氢钠时,可提高沸点达105℃,能增强杀菌作用,也可防止金属器械生锈。

3）流通蒸汽消毒法：是利用100℃的水蒸气进行消毒。该法常用的器具是阿诺氏消毒器，家用蒸笼具有相同的原理。细菌繁殖体经15～30min可被杀灭，但不能杀灭芽孢。适用于不耐高温的食物、食具等的消毒。

4）间歇灭菌法：利用流通蒸汽间歇加热以达到灭菌的目的。将需灭菌物品置于流通蒸汽灭菌器内，100℃经15～30min，杀死细菌繁殖体；取出后置37℃温箱过夜，使芽孢发育成繁殖体，次日再加热1次，如此连续3次，可达到灭菌效果。该法适用于不耐高温的含糖、牛奶、血清等培养基的灭菌。

5）高压蒸汽灭菌法：是在密闭容器中，蒸汽不外逸，温度随蒸汽压力增高而上升，当压力增至103kPa时，温度可达121.3℃，保持20～30min，可杀灭包括细菌芽孢在内的所有微生物，这是目前可靠而有效的灭菌方法。常用于普通培养基、药品、手术敷料、手术器械、手术衣、0.9%氯化钠溶液等耐高温耐湿物品的灭菌。

考点提示：热力消毒灭菌的方法及适用范围

2. 辐射杀菌法

（1）紫外线消毒法：紫外线杀菌机制与其波长有关，其杀菌波长为200～300nm，其中波长为265～266nm的紫外线杀菌力最强。紫外线主要作用于细菌的DNA，干扰DNA的复制而致细菌死亡。但是紫外线穿透力差，不能透过普通玻璃、纸张、尘埃等，故只适用于手术室、实验室等空气的消毒或物体表面消毒。紫外线会对人体的眼睛、皮肤造成损伤，使用时需采取一定的防护措施。

（2）电离辐射灭菌法

应用γ射线、X射线或高速电子进行杀菌。电离射线有较高的能量和穿透力，在足够剂量时，可杀死各种微生物。常用于一次性的医用塑料制品等的灭菌。

考点提示：紫外线杀菌的特点及适用范围

3. 滤过除菌法　是指用滤菌器除去液体或空气中的微生物。滤菌器有微细小孔，直径为0.22μm，只允许液体或气体通过，大于孔径的细菌等颗粒则不能通过。常用于不耐高温的血清、抗毒素及超净工作台等的除菌。

（三）化学消毒灭菌法

1. 化学消毒剂的概念、种类、作用机制、浓度和用途　具有消毒作用的化学药物称为消毒剂。化学消毒剂对细菌和机体都有毒性，故只能外用。一般消毒剂在常用浓度下只能杀死细菌的繁殖体，不能杀灭芽孢。凡不适于物理消毒灭菌而耐潮湿的物品，如锐利的金属、刀剪、缝针和光学仪器及皮肤黏膜、患者的分泌物、排泄物、病室空气等均可用此法。常用消毒剂的种类、作用机制、浓度和用途见表2-7。

2. 影响消毒效果的因素　许多因素会影响消毒剂的作用，而且各种消毒剂对这些因素的敏感性差异很大。

（1）消毒剂的性质、浓度和作用时间：一般消毒剂的浓度越大，作用时间越长，效果越好。但乙醇例外，70%～75%的乙醇溶液消毒效果最好。

表2-7　常用消毒剂的种类、作用机制、浓度和用途

种类	作用机制	常用消毒剂及浓度	用途
醇类	蛋白质变性与凝固	70%～75%乙醇溶液	皮肤、体温计消毒
酚类	细胞膜损伤，蛋白质变性	3%～5%苯酚溶液，2%来苏水，0.01%～0.05%氯己定溶液	地面、器具表面的消毒，皮肤消毒、术前洗手、阴道冲洗等
重金属盐类	氧化作用，蛋白质变性与凝固	1%硝酸银液	新生儿滴眼、预防淋球菌感染
		2%红汞	皮肤、黏膜、小创伤消毒
		0.1%硫柳汞溶液	皮肤消毒、手术部位消毒
氧化剂	氧化作用，蛋白质凝固	0.1%高锰酸钾溶液	皮肤、尿道、蔬菜、水果消毒
		3%过氧化氢溶液	创口、皮肤黏膜消毒
		0.2%～0.3%过氧乙酸溶液	塑料、玻璃器材消毒
		10%～20%含氯石灰溶液	地面、厕所与排泄物消毒
表面活性剂	蛋白质变性，细胞膜损伤	0.05%～0.1%苯扎溴铵溶液	外科手术洗手，皮肤黏膜消毒，浸泡手术器械
		0.05%～0.1%度米芬溶液	皮肤创伤冲洗，金属器械、塑料、橡皮类消毒
烷化剂	蛋白质及核酸烷基化	10%甲醛溶液	物品表面消毒，空气消毒
		50mg/L环氧乙烷溶液	手术器械、敷料等消毒
酸碱类	破坏细胞壁和细胞膜，蛋白质凝固	5～10ml/m³醋酸加等量水蒸发	空气消毒
		生石灰（按1∶4～1∶8比例加水调成糊状）	地面、排泄物消毒
染料	抑制细菌繁殖	2%～4%甲紫溶液	浅表创伤消毒

（2）细菌的种类、状态和数量：不同种类、状态的病原菌对消毒剂抵抗力不同。因此，进行消毒时必须区别对待。革兰阳性细菌比革兰阴性菌对消毒剂较敏感；细菌繁殖体易被消毒剂杀灭；细菌芽孢对消毒剂耐受力最强，用戊二醛、过氧乙酸才能杀灭芽孢。污染的微生物数量越多需要消毒剂的量就越大，作用时间也越长。

（3）有机物的存在：有机物在细菌的表面形成保护层，妨碍消毒剂与微生物的接触或延迟消毒剂的作用；有机物和消毒剂相互作用，形成溶解度比原来更低或杀菌作用比原来更弱的化合物；消毒剂与有机物作用后，降低了对微生物的作用浓度。

考点提示：影响消毒效果的因素

三、医院感染

（一）医院感染的概念

医院感染又称医院内感染或医院内获得性感染。医院感染包括在医院内各类人群所获得的感染，主要指患者在住院期间又发生的其他感染。

（二）医院感染的特点

1. 对象是一切在医院活动的人群，包括住院患者、门诊患者、探视者、陪护人员及医院工作人员等，主要为住院患者。

2. 发生的地点必须是医院内。

3. 发生的时间界限是指患者在医院期间和出院后不久发生的感染。

4. 病原体主要是条件致病菌。

5. 感染途径以接触为主，如侵入性诊疗技术。

6. 病原体较难确定，且易产生耐药性，治疗较为困难。

链接

医院感染率知多少

世界卫生组织（WHO）指出，全世界医院感染率为3%～20%，平均为9%。如美国约为5%，每年7万～8万人因此死亡，支出医疗费用约40亿美元。据近年我国医院感染监控网监测统计报告，我国医院感染率约为4.6%，每年发生病例约500万，医疗费用达10亿元。由此可见，医院感染已成为当今世界面临的突出公共卫生问题。据我国1990～1995年流行病学调查发现呼吸道感染最多见（36.21%），其次为泌尿生殖道感染（13.75%）、胃肠道感染（10.54%）及外科伤口感染（9.90%）。

（三）医院感染的危险因素

1. 易感对象因素　包括年龄、基础疾病（原有疾

病）等。老年人和婴幼儿、患有免疫缺陷或免疫功能紊乱原发病、基础疾病的患者、抗感染能力低下者等。

2. 诊疗技术及侵入性检查与治疗因素　①诊疗技术中易引起医院感染的主要有器官移植、血液透析和腹膜透析；②侵入性检查与治疗操作。

3. 损害免疫系统的因素　放射治疗、化学治疗及激素的应用。

另外滥用抗生素、进行外科手术和住院时间太长也是医院感染的危险因素。

小　结

自然界的土壤、水、空气中存在着不同种类和数量的细菌，在医学上具有重要意义。在正常人的体表和与外界相通的腔道存在着在正常情况下对人无害且有益的微生物群，称为正常菌群。正常菌群对机体有着拮抗、营养及免疫作用。但正常菌群在一定条件下可转化为条件致病菌，导致机会感染。

消毒灭菌有物理方法和化学方法。物理杀菌法有热力、辐射和滤过除菌。化学消毒灭菌法是用化学消毒剂消毒，消毒剂的种类、浓度和作用时间、细菌种类和状态及环境中有机物的存在影响着消毒剂的杀菌效果。医院感染包括在医院内各类人群所获得的感染，主要指患者在住院期间又发生的其他感染。

目标检测

一、名词解释

1. 正常菌群　2. 条件致病菌　3. 消毒　4. 灭菌

5. 防腐　6. 无菌　7. 无菌操作

二、填空题

1. 湿热消毒灭菌法主要包括 _____、_____、_____、_____、_____。

2. 高压蒸汽灭菌是最有效的灭菌方法，通常在_____压力下，温度达_____，维持时间为_____。

3. 干烤法的灭菌，温度为_____，维持时间_____。

三、选择题

1. 正常情况下无菌的部位是

　　A. 鼻咽腔　　　　　　　　B. 血液

　　C. 泌尿生殖道　　　　　　D. 口腔

　　E. 大肠

2. 水中的细菌主要引起

　　A. 消化道感染　　　　　　B. 皮肤感染

　　C. 呼吸道感染　　　　　　D. 创伤感染

　　E. 泌尿道感染

3. 除去不耐热液体中的细菌常用方法是

　　A. 煮沸法　　　　　　　　B. 紫外线照射

　　C. 高压蒸汽灭菌法　　　　D. 滤过除菌法

　　E. 电离辐射

4. 乙醇消毒常用的浓度是
　　A. 100% 　　　　　　　　B. 95%
　　C. 75% 　　　　　　　　D. 50%
　　E. 30%
5. 杀灭芽孢最常用最有效的方法是
　　A. 紫外线照射 　　　　　B. 煮沸法
　　C. 巴氏消毒法 　　　　　D. 高压蒸汽灭菌法
　　E. 流通蒸汽法

四、简答题

1. 正常菌群有哪些生理作用?
2. 分析正常菌群的病理意义。
3. 相同温度下,为什么湿热灭菌比干热灭菌效果好?

第4节 细菌的致病性与感染

　　细菌能引起机体感染的能力称为细菌的致病性。具有致病性的细菌称致病菌或病原菌。细菌的致病性是针对特定宿主而言的,有的只对人类有致病性,有的只对动物有致病性,有的则对人和动物都能致病。病原菌能否致病与细菌的致病因素、机体的免疫力、环境因素有关。

考点提示:与病原菌能否致病有关的因素

一、细菌的致病因素

(一) 细菌的毒力

　　细菌致病能力的强弱程度称为毒力。不同种类细菌的毒力不同,同种细菌也因菌型、菌株的不同而毒力有差异。毒力是细菌致病性量的概念。

　　毒力常用半数致死量(LD_{50})表示。即在规定时间内,通过指定的接种途径,能使一定体重或年龄的某种动物半数死亡所需要的最小细菌数或毒素量。细菌毒力由侵袭力和毒素构成。

　　1. 侵袭力　侵袭力指病原菌突破机体防御机能,在机体内定居、繁殖和扩散的能力。构成侵袭力的物质包括菌体的表面结构和侵袭性酶。

　　(1) 菌体的表面结构:病原菌借助菌体表面结构黏附于机体组织细胞表面,使细菌获得立足点,以免被呼吸道的纤毛运动、肠蠕动、黏液分泌、尿液冲洗等活动所清除。病原菌在局部定居后,才能进一步繁殖、产生毒性物质或继续侵入组织细胞,形成感染。

　　细菌的荚膜具有抗吞噬的作用,如肺炎链球菌、炭疽芽孢杆菌等。有些细菌表面有其他表面物质或

类似荚膜的物质。如链球菌的透明质酸、M-蛋白等;某些革兰阴性杆菌细胞壁外的酸性糖包膜,如沙门菌的 Vi-抗原和大肠杆菌的 K-抗原等,不仅能阻止吞噬,并有抵抗补体和抗体的作用。此外,革兰阴性菌的菌毛、革兰阳性菌的膜磷壁酸等在细菌感染中都有重要作用。

　　(2) 侵袭性酶:细菌的侵袭性酶本身无毒性,但在细菌感染的过程中起到破坏机体组织屏障的作用,有利于细菌向深层组织扩散,常见的有如下两种。

　　1) 血浆凝固酶:血浆凝固酶能加速人或兔血浆的凝固,保护病原菌不被吞噬细胞吞噬清除。

　　2) 透明质酸酶:可溶解机体结缔组织中的透明质酸,使结缔组织疏松,通透性增加。如化脓性链球菌具有透明质酸酶,可促使病原性细菌在组织中迅速扩散,易造成全身性感染。

　　2. 毒素　毒素是细菌在代谢过程中产生的对机体有毒害作用的物质。按其来源、性质和作用等不同,可分为外毒素和内毒素两种。

　　(1) 外毒素:外毒素是细菌合成并释放到菌体外的毒性蛋白质。产生菌为一些革兰阳性菌如肉毒梭菌、白喉棒状杆菌,少数革兰阴性菌如霍乱弧菌。

　　1) 化学成分:外毒素的化学成分是蛋白质,性质不稳定,对热、酸、碱、蛋白酶等敏感。例如白喉外毒素在 60℃经 1~2h,破伤风外毒素在 60℃经 20min 可被破坏。但葡萄球菌肠毒素在 100℃经 30min 不被破坏。

　　2) 毒性作用:外毒素的毒性强。1mg 纯化肉毒毒素能杀死 2 亿只小鼠,比氰化钾毒性大 1 万倍,是目前已知的毒性最强的毒物。不同细菌产生的外毒素,对机体组织器官有高度选择性毒性作用,引起特殊的病变和症状。例如肉毒毒素能阻断乙酰胆碱的释放,引起眼、咽等肌肉松弛性麻痹,出现软瘫,严重者可因呼吸麻痹而死亡。而破伤风痉挛毒素作用于脊髓前角的运动神经细胞,阻断抑制性神经介质释放,引起骨骼肌强直性痉挛。

　　3) 抗原性:外毒素有很强的抗原性,激发机体产生抗毒素。外毒素经 0.3%~0.4%甲醛处理,可以脱去毒性,保留免疫原性,即成类毒素。类毒素注入机体后,同样可刺激机体产生可中和外毒素的抗毒素。

　　4) 种类:根据对宿主细胞的亲和性及作用方式的不同,外毒素可分为神经毒素、细胞毒素和肠毒素三大类(表 2-8)。

表 2-8　外毒素的种类

种类	细菌	外毒素	作用机制	症状和体征
神经毒素	破伤风梭菌	痉挛毒素	封闭抑制性神经元	骨骼肌强直性痉挛
	肉毒梭菌	肉毒毒素	阻止乙酰胆碱释放	肌肉松弛性麻痹
细胞毒素	白喉杆菌	白喉毒素	抑制蛋白质合成	肾上腺出血、心肌损伤、外周神经麻痹
肠毒素	霍乱弧菌	肠毒素	激活肠黏膜腺苷环化酶,增高细胞内 cAMP 水平	腹泻、呕吐

（2）内毒素：内毒素是革兰阴性菌细胞壁的脂多糖,细菌裂解死亡后释放出来,对机体有毒性作用。

1）化学成分：内毒素化学成分是脂多糖,理化性质稳定,加热 100℃ 经 1h 不被破坏；需加热至 160℃ 维持 2～4h,或用强碱、强酸或强氧化剂加热煮沸 30min 才可被破坏。生物制品等一旦受污染,即使随后灭菌,其崩解释放的内毒素也很难除去。

2）毒性作用：相对较弱,对机体组织器官无选择性,各种细菌释放的内毒素致病作用相似,均可引起以下临床症状：①发热反应。极微量内毒素就可致机体引起发热反应。②白细胞反应。大量的内毒素促使中性粒细胞移动并黏附至组织毛细血管壁,使血中中性粒细胞骤减,1～2h 后,内毒素诱生的中性粒细胞释放因子刺激骨髓释放出大量中性粒细胞补充入血,又使血中中性粒细胞数量显著增加。因此内毒素引起的白细胞反应特点是开始短暂降低然后迅速持续升高。③内毒素血症与内毒素休克。当血液中或病灶内革兰阴性菌释放大量内毒素入血时,可导致内毒素血症,表现为微循环衰竭、血压下降、组织器官血液灌注不足,进而发展为以微循环衰竭和低血压为特征的内毒素休克。④弥散性血管内凝血（DIC）。内毒素可激活凝血因子,并刺激血小板聚集,释放介质引起广泛性血管内凝血和因大量凝血因子迅速消耗而导致的广泛性出血。

3）抗原性：内毒素抗原性弱,刺激机体产生抗体的作用弱,且抗体中和作用弱,不具有保护作用,不能用甲醛脱毒成类毒素。

外毒素与内毒素的主要区别可总结为表 2-9。

考点提示：细菌内毒素和外毒素的比较

（二）细菌的侵入数量

感染的发生,除与病原菌的毒力相关外,还需有足够的数量和适当的侵入门户。一般细菌感染所需的数量与其毒力成反比,毒力越强,引起感染所需的菌量越小；反之则需菌量越大。例如毒力强的鼠疫耶尔森菌,数个细菌侵入就可引发鼠疫；而毒力弱的引起食物中毒的沙门菌需要数亿个细菌侵入才能致病。

（三）细菌的侵入门户

病原菌只有通过特定的侵入门户,到达特定的组织细胞才能引起感染。否则即使有一定的毒力和足够的数量,仍不能引起感染。例如痢疾志贺菌必须经口感染才能引起菌痢,通过破损的皮肤是不能引起菌痢的。也有些病原菌如结核分枝杆菌可通过多种侵入门户造成感染。

考点提示：细菌的致病因素

二、感染的发生与发展

（一）感染的概念

病原菌在一定条件下,突破机体的防御机能,侵入机体与机体相互作用引起不同程度的病理过程,称为细菌的感染或传染。

考点提示：感染的概念

表 2-9　外毒素与内毒素的主要区别

区别要点	外毒素	内毒素
来源	革兰阳性菌与少数革兰阴性菌	革兰阴性菌
存在部位	活菌分泌至菌体外	细胞壁组分,细菌死亡裂解后释出
化学成分	蛋白质	脂多糖
稳定性	差,60～80℃经 30min 破坏	好,160℃经 2～4h 破坏
毒性作用	强,对组织器官有选择性毒害作用,引起特殊的病变和症状	弱,对组织无选择性毒害作用,作用大致相同：发热反应、白细胞反应、内毒素休克、DIC 等
抗原性	强,刺激机体产生抗毒素,经甲醛脱毒处理,可制成类毒素	弱,刺激机体产生抗体作用弱,甲醛处理后不能制成类毒素

（二）感染的来源和感染方式

1. 感染的来源　根据引起感染的细菌来源不同，可将感染分为外源性感染和内源性感染。引起感染的细菌来源于宿主体外的感染称外源性感染；来源于自身体内或体表的感染称为内源性感染。

（1）外源性感染：外源性感染的感染源（传染源）有以下三种。

1）患者：是外源性感染的主要感染源。患者在疾病潜伏期到病后恢复期内，都具有感染性。对患者及早做出诊断并采取防治措施，是控制和消灭感染性疾病的根本措施之一。

2）带菌者：携带致病菌而无临床症状的健康人称为带菌者。带菌者是重要的感染源。脑膜炎奈瑟菌的感染常有健康带菌者，伤寒沙门菌的感染常有恢复期带菌者。

考点提示：带菌者的概念

3）患病和带菌动物：人畜共患病的病畜或带菌动物也可传播病原菌给人类。常见的人畜共患病的病原菌有炭疽杆菌、布鲁菌，以及引起食物中毒的沙门菌等。

（2）内源性感染：内源性感染的病原体大多是体内的正常菌群，在一定条件下转化为条件致病菌引起机会感染。各种原因导致的免疫功能下降和免疫抑制剂的应用使恶性肿瘤、艾滋病等患者时常发生内源性感染。广谱抗生素的大量广泛使用使内源性感染在正常人群中时有发生。

考点提示：感染的来源

2. 感染的途径　感染的途径（传播途径）主要是指外源性感染的病原菌从感染源排出，经中间环节，侵入易感者机体的过程。

（1）呼吸道感染：病原菌从感染源的痰液、飞沫等散布到周围空气中，经呼吸道感染他人。经呼吸道感染的病原菌有白喉棒状杆菌、百日咳鲍特菌等。

（2）消化道感染：病原菌从患者或带菌者的粪便等排泄物中排出，直接或间接污染食物、水源，经消化道感染他人。经消化道感染的病原菌主要有：伤寒沙门菌、志贺菌、霍乱弧菌等胃肠道感染病的病原菌。水、手指、苍蝇等昆虫是消化道感染的重要媒介。

（3）创伤感染：致病性葡萄球菌、链球菌等常可经皮肤黏膜的细小破损处侵入引起化脓性感染。存在于泥土、人和动物粪便中的破伤风梭菌的芽孢若进入深部伤口，在厌氧微环境就会繁殖产生外毒素而致病。

（4）接触感染：淋病奈瑟菌、麻风分枝杆菌等，可通过人—人或动物—人的密切接触而感染机体。其方式为直接接触和间接接触感染。

（5）媒介昆虫感染：有些病原菌的感染是通过吸血昆虫叮咬传播的。鼠疫耶尔森菌是通过鼠蚤叮咬而感染人，导致人鼠疫的发生。

另外，有些细菌可通过多种途径引起感染，如结核分枝杆菌。

考点提示：细菌感染的途径

（三）感染的类型与结局

感染的发生、发展和结局是病原菌的致病作用与机体的抗菌免疫相互作用、相互斗争的过程，双方力量对比和斗争的结果可表现为隐性感染、显性感染和带菌状态。这三种感染类型并非一成不变，随着双方力量的消长，可出现转化。

1. 隐性感染　隐性感染是指宿主的抗感染免疫力较强，或侵入机体的病原菌数量较少、毒力较弱，感染后对机体损害轻微，不出现或仅出现轻微的临床症状的感染，又称亚临床感染。隐性感染后，机体常可获得足够的特异性免疫，能抵御相同病原菌的再次感染。隐性感染过程中，机体可向体外排出病原菌而成为带菌者。

2. 显性感染　显性感染是指宿主的抗感染免疫力较弱，或侵入机体的病原菌数量较多、毒力较强，感染后对机体组织细胞损害严重，出现明显的临床症状的感染。病原菌与机体互相作用的过程使显性感染在程度上又有不同表现。

（1）根据病情缓急分类

1）急性感染：发病急，病程短，只有数日至数周。一般在病愈后，病原菌从宿主体内消失，如霍乱。

2）慢性感染：发病慢，病程长，可持续数月至数年。细胞内寄生菌往往引起慢性感染，如结核。

（2）根据感染部位不同分类

1）局部感染：病原菌只局限在某一部位，引起局部病变，如化脓性球菌所致的疖、痈等。

2）全身感染：病原菌或其毒素向全身扩散，引起全身症状。常见有以下几种类型。

①毒血症。病原菌只在机体局部生长繁殖，不侵入血流，但其产生的毒素入血，引起特殊的中毒症状称为毒血症。例如白喉棒状杆菌引起的毒血症。

②菌血症。病原菌由原发部位一时性或间断性侵入血流，但未在血中繁殖，无明显中毒症状，称为菌血症。例如伤寒沙门菌第一次进入血流引起的菌血症。

③败血症。病原菌侵入血流，并在其中生长繁殖，产生毒素，引起全身中毒症状，称为败血症。例如鼠疫耶尔森菌引起的败血症。

④脓毒血症。化脓性细菌在引起败血症时，经血流扩散至宿主其他组织或器官，引起新的化脓性病灶称为脓毒血症。例如金黄色葡萄球菌的脓毒血症，常导致多发性肝脓肿等。

考点提示：四种全身感染的概念

3. 带菌状态　机体在隐性或显性感染后，病原菌未被及时清除,并在体内持续存在且不断排出体外,称为带菌状态。处于带菌状态的人称为带菌者。

带菌者虽然体内带有病原菌,但无临床症状。带菌者不断排出病原菌,不易引起人们的注意,是重要感染源。带菌者包括健康带菌者和恢复期带菌者。健康人(隐性感染者)体内带有病原菌叫健康带菌者,如流行性脑脊髓膜炎(流脑)或白喉形成的带菌者。病愈后体内带有病原菌的人叫恢复期带菌者。伤寒恢复期带菌者比较常见。所以,及时发现并治疗带菌者,对控制和消灭感染性疾病具有重要意义。

考点提示:感染的类型

链接

感染病与传染病

感染病指各种病原体侵入机体引起的疾病。传染病指能够在人群中引起流行的感染病,病原体具有较强的致病力和传播性。传染病是感染病的一部分,感染病不一定会传染。因此,1999年将中华医学会传染病与寄生虫病学会改为感染病学会,使二者的内涵与国际接轨。

除了病原菌与宿主双方力量的较量外,双方所处的环境因素对感染的发生、发展也有影响。自然因素包括气候、季节、湿度和地理条件等。有些感染性疾病有地区性,无关人群进入可能感染相应疾病。社会因素对感染的发生、发展也有影响。战争、灾荒、贫困等会促使某些感染病的发生和流行,而生存条件的改善会降低感染性疾病的发病率。

小　结

病原菌的致病性与病原菌的毒力、侵入数量、侵入门户及机体的免疫力、环境因素有关。细菌毒力由侵袭力和毒素构成。构成侵袭力的物质基础包括菌体的表面结构和侵袭性酶。细菌的毒素可分为外毒素和内毒素两种,两种毒素的来源、存在部位、化学成分、稳定性、毒性作用和抗原性差异较大。

根据来源不同可将感染分为内源性感染和外源性感染,感染的方式有呼吸道感染、消化道感染、创伤感染、接触感染、媒介昆虫感染等;感染的发生、发展和结局是病原菌的致病作用与机体的免疫力相互作用、相互斗争的过程,双方力量对比和斗争的结果可表现为隐性感染、显性感染和带菌状态。显性感染导致的全身感染可分为毒血症、菌血症、败血症和脓毒血症等。

目标检测

一、名词解释

1. 菌血症　2. 败血症　3. 脓毒血症　4. 毒血症
5. 感染

二、填空题

1. 细菌的毒力主要包括_____和_____。
2. 构成细菌侵袭力的物质基础是_____和_____。
3. 内毒素的毒性作用有_____、_____、_____、_____等。
4. 感染的类型有_____、_____和_____。
5. 显性感染之全身感染可表现为_____、_____、_____、_____。
6. 带菌者可分为_____带菌者和_____带菌者,最危险的感染源是_____带菌者。
7. 病原菌能否引起疾病,与_____、_____、_____有关。
8. 病原菌的感染途径分为_____、_____、_____、_____、_____。

三、选择题

1. 有助于细菌在体内直接扩散的物质是
   - A. 荚膜
   - B. 菌毛
   - C. M-蛋白
   - D. 血浆凝固酶
   - E. 透明质酸酶
2. 内毒素的主要成分是
   - A. 肽聚糖
   - B. 脂多糖
   - C. 磷壁酸
   - D. 外膜
   - E. 脂蛋白
3. 与细菌侵袭力无关的物质是
   - A. 血浆凝固酶
   - B. 芽孢
   - C. 荚膜
   - D. 菌毛
   - E. 透明质酸酶
4. 可经多途径感染的细菌是
   - A. 脑膜炎奈瑟菌
   - B. 伤寒沙门菌
   - C. 淋病奈瑟菌
   - D. 结核分枝杆菌
   - E. 百日咳鲍特菌
5. 目前已知毒性最强的毒物是
   - A. 破伤风痉挛毒素
   - B. 志贺毒素
   - C. 白喉毒素
   - D. 肉毒毒素
   - E. 金黄色葡萄球菌肠毒素
6. 细菌致病性的强弱主要取决于细菌的
   - A. 基本形态
   - B. 基本结构
   - C. 特殊结构
   - D. 分解代谢产物
   - E. 侵袭力与毒素
7. 与致病性无关的是
   - A. 芽孢
   - B. 荚膜
   - C. 侵袭性酶
   - D. 毒素
   - E. 菌毛

四、简答题

1. 决定细菌致病性的因素有哪些?
2. 简述感染的来源和感染途径。
3. 病原菌侵入机体可引起哪些后果?
4. 列表比较内、外毒素的主要特性。

(张仙芝)

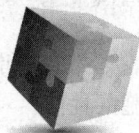

第3章　免疫学基础

第1节　概　　述

生活中处处有"免疫"

在日常生活中,你是否注意到下列现象,是否思考过这些问题?病原生物广泛分布在我们生活的空间,但是我们为什么不一定生病呢?为什么有些人对花粉、鱼、虾、鸡蛋等过敏?为什么献血、输血时要检查血型?注射青霉素时为何还要做皮试?接种疫苗为什么能预防传染病?阑尾是多余的器官吗?情绪紧张、营养不良会影响免疫功能吗?……带着这些问题去学习免疫学理论,你不但会逐步获得这些问题的答案,而且会自觉地将免疫学知识应用于今后的生活实践和医学实践当中。

一、免疫的概念

免疫(immunity)在医学中的传统概念是"免除瘟疫"之意。过去人们通常把某种传染病患者(如天花、麻疹)痊愈之后对该传染病产生的特殊抵抗力称为免疫,所以免疫的传统概念是指机体抵抗和清除病原微生物的功能。随着免疫学理论研究的不断深入,免疫的传统概念已很不全面,免疫的内涵早已超出了抗感染的范畴。因此,现代免疫概念是指机体识别和排除抗原性异物,维持自身生理平衡和稳定的一种功能。在正常情况下,免疫对机体发挥着有利的作用,但在异常情况下,免疫也能对机体造成病理性损害(图3-1)。

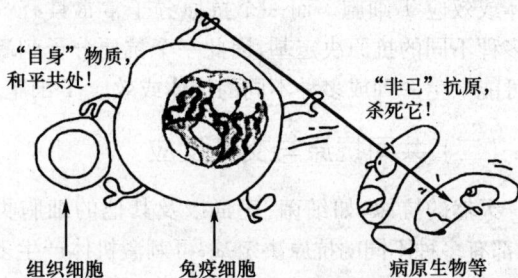

"自身"物质,
和平共处!

"非己"抗原,
杀死它!

组织细胞　　免疫细胞　　病原生物等

图3-1　免疫概念示意图

考点提示:免疫的概念

二、免疫的功能

免疫的主要功能是维持机体内部生理环境的稳定,包括免疫防御、免疫稳定和免疫监视。

1. 免疫防御　指清除进入机体的病原生物及其有害产物,保护机体,使机体免受病原生物体侵害的功能。如果此功能表现过于强烈,引起机体组织损伤或(和)生理功能紊乱称为超敏反应。如果这一功能低下,则导致机体反复发生病原生物感染,严重的可能导致免疫缺陷病(如艾滋病)。

2. 免疫稳定　指清除体内损伤、衰老、死亡细胞的功能。如果此功能发生异常,会损伤机体自身的正常组织,引起自身免疫性疾病。

3. 免疫监视　指机体识别、杀伤并清除体内的突变细胞,防止其发展为肿瘤的功能。若此功能异常,机体很容易出现肿瘤。

考点提示:免疫的功能

天花是如何绝迹的?

二百多年前,英国医生爱德华·琴纳用牛痘预防天花并获得成功。此后全球推行接种牛痘疫苗,逐步控制了天花的流行。经过人类近180年的努力,最后一例天花患者于1976年在索马里被治愈,世界卫生组织于1980年正式宣布全世界已消灭天花。这是用免疫方法预防传染病获得成功的典范,是现代免疫学最辉煌的成就之一。

小　　结

免疫是指机体识别和排除抗原性异物,维持自身生理平衡和稳定的一种功能。

免疫三大功能的生理与病理表现见表3-1。

表3-1　免疫功能的生理与病理表现

功能名称	生理表现	病理表现
免疫防御	清除病原生物及其他抗原性异物	超敏反应或免疫缺陷病
免疫稳定	清除衰老、损伤、死亡的细胞	自身免疫性疾病
免疫监视	清除突变的细胞	肿瘤

目标检测

一、名词解释

1. 免疫　2. 免疫防御　3. 免疫稳定　4. 免疫监视

二、填空题

1. 免疫功能表现为_____、_____、_____。

2. 免疫稳定功能正常时可清除_____、_____、_____的细胞,异常时可导致_____。

3. 免疫是指机体识别和排除_____,维持自身生理平衡和稳定的一种功能。

4. 免疫监视功能正常时可清除_____的细胞,异常时易发生_____。

三、选择题

1. 有关免疫功能正确的叙述是
   A. 抵抗病原生物的感染
   B. 清除衰老细胞
   C. 清除损伤的细胞
   D. 识别和清除体内突变的细胞
   E. 以上都是

2. 免疫稳定功能异常时可出现
   A. 超敏反应　　　　　　B. 发生肿瘤
   C. 免疫缺陷病　　　　　D. 反复感染
   E. 自身免疫性疾病

四、简答题

列出机体的免疫功能及其表现。

第2节　抗　　原

链接

免疫"战争"的导火线——抗原

如果把免疫比作机体针对抗原性异物的一场"战争",那么这场战争的始动因素和必备条件就是抗原的出现。没有抗原的刺激,机体就不会产生免疫应答。人们在日常生活中接触的一些物质,如细菌、病毒、花粉和某些食物如牛奶、鱼、虾等均可成为抗原物质。我们从小到大接种的各种疫苗和类毒素,也是抗原物质。研究抗原物质的特性,知道常见抗原的种类及其医学意义是学习免疫学基础理论时必须首先解决的问题。

一、抗原的概念和性能

(一) 抗原的概念

抗原(antigen,Ag)是一类能刺激机体的免疫系统发生免疫应答,产生抗体或效应T细胞(效应淋巴细胞),并能与相应的抗体或效应T细胞发生特异性结合的物质。

考点提示:抗原的概念

(二) 抗原的性能

1. **免疫原性**　指抗原能刺激机体产生相应的抗体或效应T细胞的性能。

2. **免疫反应性**　指抗原能与相应的抗体或效应T细胞发生特异性结合的性能。

根据抗原的两种性能,将抗原分为完全抗原和半抗原(或不完全抗原)。完全抗原指既有免疫原性又有免疫反应性的物质,如大多数蛋白质、细菌、病毒等;半抗原指只有免疫反应性而无免疫原性的小分子物质,该物质单独作用时无免疫原性,但若与蛋白质载体结合,可具有免疫原性,能使机体发生免疫应答,如某些多糖、某些药物、类脂等。

考点提示:抗原的性能

二、抗原的特异性

特异性指物质间相互结合的对应性。抗原的特异性既表现在免疫原性上,又表现在免疫反应性上。具体表现为:抗原刺激机体只能产生与它相对应的抗体或效应T细胞,抗原也只能与相对应的抗体或效应T细胞发生反应。例如接种白喉类毒素仅能刺激机体产生针对白喉外毒素的抗体,且这种抗体仅与白喉外毒素结合,而不与破伤风外毒素结合;接种乙型肝炎疫苗仅能预防乙型肝炎,而不能预防甲型肝炎。

(一) 抗原特异性的物质基础

抗原特异性的物质基础是抗原物质表面的特殊化学基团,即抗原决定基(抗原决定簇)。它与免疫细胞抗原受体结合,诱导机体产生免疫应答,也是抗原与抗体特异性结合的部位。抗原决定基的化学组成及空间构型不同,抗原的特异性也不同。蛋白质抗原的一个抗原决定基可由5~7个氨基酸残基组成,一种抗原决定基只能刺激机体产生一种与之相对应的抗体或效应T细胞。而一个抗原分子常常具有一种或多种不同的抗原决定基,因此一个抗原分子刺激机体可能产生一种或多种不同的抗体或效应T细胞。

(二) 共同抗原与交叉反应

天然的抗原,如细菌、病毒以及其他的细胞类抗原,都有多种不同的抗原决定基,可刺激机体产生多种不同的抗体。但两种不同的抗原之间也可能存在着某些相同或相似的抗原决定基,这种相同或相似的抗原决定基就称为共同抗原(也称为交叉抗原)。而两种抗原之间各自特有的抗原决定基称为特异性抗原。如果将含有共同抗原的不同微生物给动物免疫注射,该动物的血清内既可出现特异性抗体,也可出现共同抗体。因此,这种免疫动物的血清抗体不但能与相应的微生物发生特异性结合,同时也可与另一种具有共同抗原的微生物发生结合,此现象称为交叉反应(图3-2)。

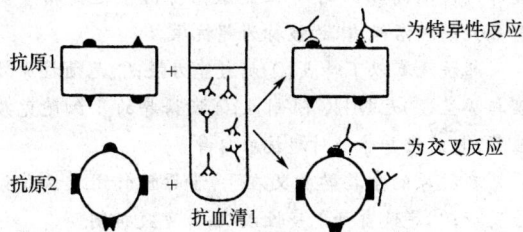

图 3-2 交叉反应示意图

抗原 1. 有两种不同的抗原决定基(黑三角形和半球形),抗血清 1 中有相应的两种抗体分子,抗体分子与决定基发生特异性结合反应。抗原 2. 其中一种抗原决定基与抗原 1 相同(黑半球形),抗血清 1 中的相应抗体分子可与其发生交叉结合反应

考点提示:决定抗原特异性的基础

三、决定抗原免疫原性的条件

(一) 异物性

所谓异物是指胚胎期未与机体免疫活性细胞接触过的物质,或抗原物质的化学结构与宿主自身成分不同的物质。抗原物质与宿主种族关系越远,免疫原性越强;反之,抗原与宿主种族关系越近,免疫原性越弱。如鸭血清蛋白对鸡的免疫原性弱,而对兔的免疫原性强。所以,异物性是决定抗原免疫原性的首要条件。在异常情况下,宿主自身物质的化学成分和结构发生变化也可成为自身抗原。

1. 异种物质 各种病原生物及其代谢产物、动物血清、植物蛋白等。

2. 同种异体物质 人类红细胞血型抗原、组织相容性抗原等。

3. 自身物质 在外伤、感染、电离辐射、药物等作用下,自身组织结构发生改变,或隐蔽的自身成分如精子、眼晶体蛋白、甲状腺球蛋白等释放入血。

(二) 化学组成与结构的复杂性、特殊性

1. 分子大小 抗原的相对分子质量一般大于 1 万。总的规律是:分子质量越大,免疫原性越强。

2. 化学组成 抗原还必须具备复杂的化学组成与特殊的化学基团。例如胰岛素相对分子质量仅5807,但其结构中含芳香族氨基酸,故免疫原性较强;而明胶的相对分子质量高达 10 万,但其仅由直链氨基酸组成,故免疫原性很弱。

(三) 机体因素

某一物质是否具有免疫原性,除与上述条件有关外,还受机体的遗传、年龄、生理状态、个体差异等诸多因素的影响。此外,抗原进入机体的方式和途径也与免疫原性的强弱有关。

考点提示:决定免疫原性的条件

四、医学上重要的抗原

(一) 异种抗原

1. 病原生物 病原生物如细菌、病毒和螺旋体等对人体来说都属于异种物质。虽然结构简单,但化学成分却相当复杂,因此,各种病原生物都具有很强的免疫原性。如细菌细胞壁成分为菌体抗原,特殊结构成分有荚膜抗原、鞭毛抗原及菌毛抗原等。病原生物自然感染人体后,机体可获得一定的免疫力,亦可用其制成疫苗进行预防接种。

2. 外毒素与类毒素 细菌的外毒素有很强的免疫原性与毒性。外毒素用 0.3%～0.4%甲醛处理后,失去毒性保留其免疫原性,即成为类毒素。类毒素和外毒素均能刺激机体产生相应的抗外毒素的抗体即抗毒素,因此,类毒素可作为预防接种的生物制品。

考点提示:外毒素与类毒素的区别

3. 动物免疫血清 临床上用来防治破伤风的抗毒素,一般都是用类毒素免疫马,再取马血清提取纯化抗毒素精制而成。因此,抗毒素对人体具有双重作用;一方面抗毒素作为抗体,可中和相应的外毒素,起到紧急预防或治疗疾病的作用;另一方面,对人来说它又是异种蛋白,可作为异种抗原刺激人体产生抗马血清蛋白的抗体,导致某些个体发生超敏反应。

4. 药物、动物与植物抗原 在某些特殊情况下,对于某些过敏体质的人,鱼、虾、蛋、奶及花粉等蛋白质都可能成为完全抗原,而青霉素、磺胺类药物等则属于半抗原。半抗原物质进入机体与体内蛋白质结合也可成为完全抗原。上述抗原进入机体后,就可能引起某些过敏体质者发生过敏反应。

(二) 同种异型抗原

同种异型抗原是存在于相同种系而不同基因型之间的抗原。由于遗传基因的差异,使个体间的某些组织成分具有不同的免疫原性。如人类的 ABO 和 Rh 血型抗原等。人类重要的同种异型抗原主要有两种。

1. 血型抗原 指存在于红细胞表面的同种异型抗原。若不同血型个体之间相互输血,可发生输血反应。又如母亲为 Rh 阴性,胎儿为 Rh 阳性,且为第二次妊娠时可引起流产和新生儿溶血。

2. 主要组织相容性抗原 指存在于有核细胞表

面的同种异型抗原,其系列多、组成复杂。除单卵双生者外,其他人的这类抗原不完全相同。编码这些抗原的基因位于同一条染色体片段上,是一组基因群,称为主要组织相容性复合体(major histocompatibility complex,MHC)。人类 MHC 编码的抗原首先在白细胞表面发现,故人类主要组织相容性抗原又称为人类白细胞抗原(human leucocyte antigen,HLA)。器官移植后出现的移植排斥反应,就与 HLA 的差异有关。

(三)异嗜性抗原

异嗜性抗原指一类与种属无关的,存在于人、动物、植物和微生物之间的共同抗原。现在已发现多种具有重要意义的异嗜性抗原。如溶血性链球菌与人肾小球基膜及心肌组织存在共同抗原,故链球菌感染可能导致急性肾小球肾炎或风湿性心脏病发生。

(四)自身抗原

自身组织通常对机体自身的免疫系统无免疫原性,但在下列情况下可以成为自身抗原。

1. 隐蔽的自身抗原　体内某些组织成分如眼晶体蛋白、甲状腺球蛋白和精子等,在正常情况下与免疫系统相对隔绝,然而一旦由于外伤、感染或手术不慎等原因使这些物质进入血液,则可引起自身免疫应答,导致自身免疫性疾病的发生。

2. 修饰的自身抗原　自身组织如果受到物理因素、化学因素或生物因素的影响,使分子结构发生改变,形成新的抗原决定基或使自身物质分子内部的抗原决定基暴露出来,从而具有了免疫原性。这种自身抗原也是引起自身免疫病的重要因素之一。

(五)肿瘤抗原

肿瘤抗原是细胞癌变过程中出现的具有免疫原性的物质的总称。根据肿瘤抗原有无特异性,可将其分为肿瘤特异性抗原和肿瘤相关抗原。

1. 肿瘤特异性抗原　指只存在于某种肿瘤细胞的表面,而不存在于正常细胞表面或其他肿瘤细胞表面的新抗原。如结肠癌、人类黑色素瘤等肿瘤细胞表面已检测到肿瘤特异性抗原存在。

2. 肿瘤相关抗原　这种抗原不仅存在于肿瘤细胞表面,也可存在于正常细胞表面,只是在细胞癌变时其含量明显增加,因此这类抗原只表现为量的变化,而不是肿瘤细胞所特有,故称为肿瘤相关抗原。如甲胎蛋白(AFP)在胚胎期含量高,出生后直至成年血清中含量极微。在原发性肝癌病人血清中可检出高含量的甲胎蛋白,故检测 AFP 已广泛应用于原发性肝癌的辅助诊断和普查。

考点提示:医学上重要的五种抗原

链接　超抗原

超抗原的概念由 White 等于 1989 年首先提出。研究中发现,某些细菌或病毒的产物只需要极微量浓度即可使很高比例的 T 细胞激活。由于这类物质具有强大的激活能力,故被称为超抗原。

超抗原有以下特点:①刺激能力强;②无须抗原处理与提呈;③无 MHC 限制性;④所诱导的 T 细胞免疫应答,其效应并非针对超抗原自身。

超抗原的生物学意义在于:①毒性作用及诱导炎症反应;②导致自身免疫性疾病;③免疫抑制。

五、免疫佐剂

佐剂属于非特异性免疫增强剂。当其与抗原一起注射或预先注入机体时,可增强机体对该抗原的免疫应答或改变免疫应答的类型。

小　结

抗原是一类能刺激机体的免疫系统发生免疫应答,产生抗体或效应 T 细胞,并能与相应的抗体或效应 T 细胞发生特异性结合的物质。抗原具有免疫原性和免疫反应性。根据抗原性能可将其分为完全抗原和半抗原。决定免疫原性的条件有异物性,化学组成与结构的复杂性、特殊性,以及机体因素等。

决定抗原特异性的物质基础是抗原决定基,即暴露于抗原分子表面的特殊化学基团,它与免疫细胞抗原受体结合,诱导机体产生免疫应答,也是抗原与抗体特异性结合的部位。

医学上重要的抗原有异种抗原、同种异型抗原、异嗜性抗原、自身抗原、肿瘤抗原等,这些抗原和临床上某些感染性疾病和免疫性疾病的发生、诊断、防治等有紧密联系。

目标检测

一、名词解释

1. 抗原　2. 抗原决定基

二、填空题

1. 抗原的两种性能是_____、_____。

2. 完全抗原既有_____性,又有_____性;半抗原只有_____性而无_____性。

3. 决定免疫原性的条件是_____、_____、_____。

4. 医学上重要的抗原有_____、_____、_____、_____、_____。

5. 抗原的特异性是由_____决定的。

6. 人类同种异型抗原主要有_____、_____。

三、选择题

1. 抗原的特异性由下列哪一项决定

　A. 抗原的物理性状

B. 抗原分子表面的特殊化学基团

C. 抗原相对分子量的大小

D. 抗原内部结构的复杂性

E. 半抗原与载体结合的程度

2. 关于半抗原的描述下列正确的是

   A. 只有免疫原性,而无免疫反应性

   B. 只有免疫反应性,而无免疫原性

   C. 多数为大分子物质

   D. 既有免疫原性,也有免疫反应性

   E. 以上都不是

3. 存在于不同种属之间的共同抗原是

   A. 异种抗原　　　　B. 同种异型抗原

   C. 自身抗原　　　　D. 异嗜性抗原

   E. 特异性抗原

4. 同种器官移植排斥反应由下列哪一种抗原引起

   A. 异种抗原　　　　B. 同种异型抗原

   C. 自身抗原　　　　D. 异嗜性抗原

   E. 以上都不是

四、简答题

1. 对人来说动物免疫血清为什么既是抗原又是抗体?

2. 列出医学上常见的重要抗原及其医学意义。

第3节 免疫系统

链接

人体防御部队——免疫系统

   我们之所以可以抵抗病原生物等异物的入侵,有赖于我们体内的免疫系统,它就像我们机体的防御指挥部一样,一旦有抗原性异物入侵,在极短的时间内就可以调动数目庞大的免疫部队,从事及其复杂的抵抗,而且各个部队之间既有分工又有合作,无论是感染早期还是后期都有他们的各个分队在奋勇作战,从而保护我们身体的健康。假如没有免疫系统的保护,我们的身体将不堪一击,任何一种简单的感染性疾病都将是致命的。

   免疫系统是机体完成免疫功能的物质基础,由免疫器官、免疫细胞和免疫分子组成(图 3-3)。

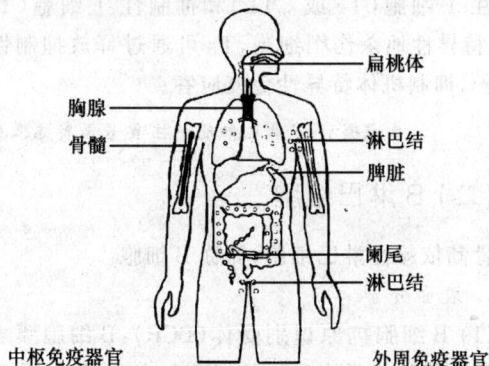

图 3-3　人体的免疫器官和组织

一、免疫器官

   根据免疫器官功能不同,分为中枢免疫器官和外周免疫器官。

(一)中枢免疫器官

   中枢免疫器官是各类免疫细胞发生、分化、成熟的场所。人类及哺乳动物的中枢免疫器官包括骨髓和胸腺。

   1. 骨髓　骨髓是人和哺乳动物的造血器官,是产生各种血细胞的场所,也是各种免疫细胞的发源地。骨髓含有分化潜能很高的多能干细胞,可以分化为髓样干细胞和淋巴干细胞。前者进一步发育为成熟的粒细胞、单核细胞、红细胞、血小板等;后者发育为淋巴细胞。其中部分淋巴干细胞在骨髓微环境中分化成熟为具有免疫功能的骨髓依赖性淋巴细胞,简称 B 淋巴细胞或 B 细胞。禽类的法氏囊(或称腔上囊),是 B 细胞分化成熟的场所。哺乳动物没有法氏囊,骨髓被称为类囊器官。

   2. 胸腺　是位于胸腔前上纵隔,胸骨后方的腺体组织。骨髓所产生的淋巴干细胞部分进入胸腺后,在胸腺微环境中,分化成熟为具有免疫功能的胸腺依赖性淋巴细胞,简称 T 淋巴细胞或 T 细胞。

考点提示:中枢免疫器官的组成和功能

链接

胸腺你了解多少?

   在人体众多的组织器官中,有一个体积不大,也不很引人注目,但却担负着重要免疫功能的器官——胸腺。胸腺位于胸腔前上纵隔,胸骨后方。在胚胎第 6 周起,即已发育为免疫器官,新生儿的胸腺重 10～15g,2 岁到青春期前继续发育,重达 30g 左右,青春期后随年龄增加逐渐萎缩,到老年时多被脂肪组织和结缔组织所代替,但仍有一定的免疫功能。因此,胸腺的免疫功能在生命早期意义重大。

(二)外周免疫器官

   外周免疫器官是 T 细胞和 B 细胞定居和发生免疫应答的场所。外周免疫器官包括脾脏、淋巴结、黏膜相关淋巴组织等。

   1. 淋巴结　淋巴结遍布全身各处,是 T 细胞和 B 细胞定居的场所,也是免疫应答发生的部位,并具有过滤淋巴液、清除病原微生物的功能。

   2. 脾脏　是人体最大的免疫器官。具有与淋巴结类似的免疫功能。在清除抗原异物、清除自身衰老细胞及维持机体内环境的稳定方面具有十分重要的意义。来自中枢免疫器官的 T 细胞、B 细胞在脾脏定居、增殖,接受抗原刺激,发挥免疫效应。

   3. 黏膜相关淋巴组织　主要包括扁桃体、肠系膜淋巴结、肠集合淋巴结、阑尾等,在机体的局部免疫中发挥着非常重要的作用。

考点提示:外周免疫器官的组成和功能

二、免疫细胞

免疫细胞指直接或间接参与免疫应答的细胞。其中 T 细胞和 B 细胞受抗原刺激后可活化、增殖、分化,发生特异性免疫应答,因此被称为免疫活性细胞(彩图 3-1)。

T 细胞和 B 细胞的来源、发育见图 3-4。

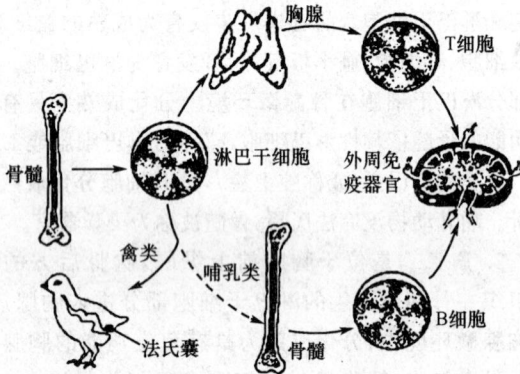

图 3-4　T 细胞和 B 细胞的来源、发育示意图

免疫细胞起始于造血干细胞,在不同的发育阶段,它们的细胞表面出现不同的受体、配体,以此接受外界的信号刺激,并与其他细胞的细胞膜接触黏附。这些结构能被相应抗体所鉴定,被称为分化群抗原,即 CD 分子。人类 CD 的序号已从 CD1 命名到 CD339,根据细胞膜上 CD 分子的种类,可对免疫细胞进行较为准确的分类。

(一) T 淋巴细胞

即胸腺依赖性淋巴细胞,简称 T 细胞。

1. 表面分子

(1) T 细胞抗原识别受体(TCR):T 细胞依赖 TCR 识别特异性抗原。

(2) CD3:CD3 分子与 TCR 紧密结合成一个复合体,使抗原结合信号向细胞质内递送,引起免疫应答(图 3-5)。

(3) 绵羊红细胞受体(CD2):存在于成熟 T 细胞表面,能与绵羊红细胞结合,经染色后,可见红色的绵羊红细胞与中央的淋巴细胞组成玫瑰花环,简称 E 花环。E 花环试验是鉴定 T 细胞的一种简单方法(彩图 3-2)。

(4) CD4:与抗原提呈细胞(APC)表面的 MHC-Ⅱ类分子结合,使 T 细胞接受 APC 提呈的抗原。

(5) CD8:与靶细胞表面的 MHC-Ⅰ类分子结合,使 T 细胞识别靶细胞膜表面的抗原。外周 T 细胞一

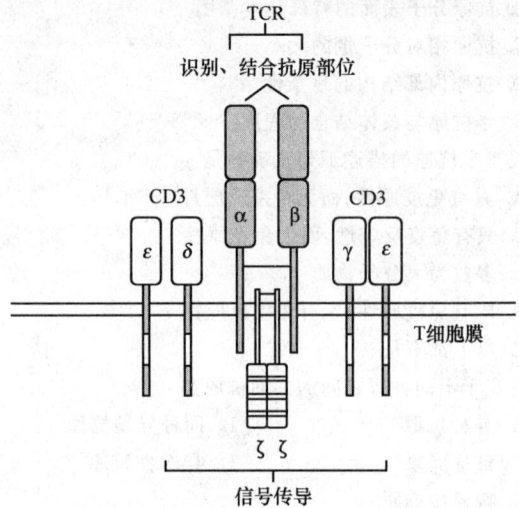

图 3-5　TCR 与 CD3 分子结构模式图

CD3 分子由 6 条肽链组成,与 TCR 形成 TCR-CD3 复合体。TCR 特异性识别、结合抗原后,CD3 分子向细胞质内传导这种识别、结合的信号,导致 T 细胞活化

般只表达 CD4 或 CD8 一种分子,借此可将外周 T 细胞分为 CD4 和 CD8 两个亚群。

(6) 有丝分裂原受体:有丝分裂原指能与细胞上的有丝分裂原受体结合,非特异地刺激静止细胞,使它们进入有丝分裂阶段的物质。细胞上的有丝分裂原受体主要有植物血凝素(PHA)受体、刀豆蛋白 A(ConA)受体等。

2. 分类　T 细胞为最重要的免疫细胞,根据其表面分子和功能的不同,可将其分为不同的亚群。

(1) CD4⁺亚群:占外周血 T 细胞的 2/3 左右,它的膜表面分子为 CD2⁺、CD3⁺、CD4⁺、CD8⁻。这群细胞能分泌干扰素(IFN)、肿瘤坏死因子(TNF)、白细胞介素(IL)等细胞因子,作用于其他细胞,故被称为辅助性 T 细胞(Th)。根据其所产生的细胞因子的种类,分为 Th1 和 Th2 两类。Th1 细胞主要分泌 IFN-γ、IL-2、TNF-β 等;而 Th2 细胞主要分泌 IL-4、IL-5、IL-6 和 IL-10 等。

(2) CD8⁺亚群:占外周血 T 细胞的 1/3 左右,它的膜表面分子为 CD2⁺、CD3⁺、CD4⁻、CD8⁺。包括细胞毒性 T 细胞(Tc 或 CTL)和抑制性 T 细胞(Ts)。Tc 能特异性地杀伤靶细胞,Ts 可通过释放抑制性细胞因子,抑制机体特异性免疫应答。

考点提示:T 淋巴细胞的主要表面标志及分类

(二) B 淋巴细胞

骨髓依赖性淋巴细胞,简称 B 细胞。

1. 表面分子

(1) B 细胞抗原识别受体(BCR):B 细胞膜表面的抗原受体的化学本质为膜表面免疫球蛋白,是 B 细胞的特征性表面标志。B 淋巴细胞依靠膜表面免疫球蛋白来识别抗原(图 3-6)。

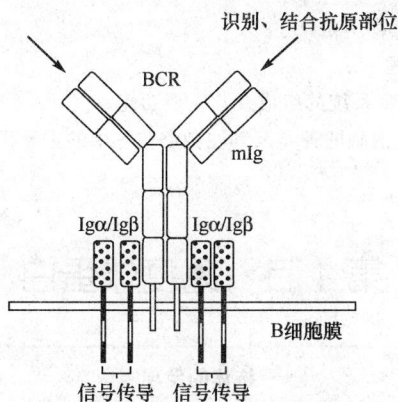

图 3-6 BCR 分子结构模式图

Igα 和 Igβ 是两种不同的肽链,连接成 Igα/Igβ 二聚体。两个 Igα/Igβ 与 mIg 连接成 BCR 复合物,当 BCR 特异性识别、结合抗原后,Igα/Igβ 将这种识别、结合的信号传导至细胞质内,B 细胞活化

(2)参与 B 细胞活化及免疫应答的其他分子:①CD19 和 CD21,为 B 细胞活化辅助受体;②CD32,它能与 IgG 的 Fc 段结合,有利于 B 细胞捕捉抗原;③CD35,为 C3b 受体,能与补体 C3b 片段结合,促使 B 细胞活化。

2. 分类 B 细胞可分为 B1 和 B2 亚群。

考点提示:B 淋巴细胞的主要表面标志

(三)NK 细胞

NK 细胞为自然杀伤细胞(natural killer cell,NK 细胞),它不需要抗原刺激,不经过活化阶段即能杀伤靶细胞。NK 细胞是由骨髓造血干细胞分化发育而来,主要分布于外周血和脾脏中。NK 细胞表面带有 IgG 的 Fc 受体,IgG 与带抗原的靶细胞结合后,NK 细胞借助 Fc 受体与 IgG 结合杀伤靶细胞,发挥抗体依赖性细胞介导的细胞毒作用(ADCC)。NK 细胞杀伤的靶细胞包括肿瘤细胞、病毒或细菌感染的细胞等。NK 细胞具有抗肿瘤、抗感染、免疫调节等功能(图 3-7)。

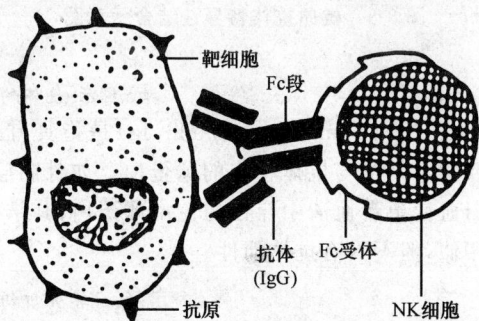

图 3-7 ADCC 作用示意图

考点提示:ADCC 作用的概念

(四)抗原提呈细胞

抗原提呈细胞(antigen presenting cell,APC)是一类能摄取、加工、处理抗原,并把抗原提呈给 T 细胞的免疫细胞。APC 在免疫应答的发生和调节中起重要作用。包括巨噬细胞(macrophage,MΦ)、树突状细胞、B 细胞等。

巨噬细胞不仅具有抗原提呈作用,还具有抗感染、抗肿瘤、分泌生物活性介质,参与免疫应答和免疫调节等作用。

考点提示:抗原提呈细胞的主要作用

(五)其他免疫相关细胞

机体内各种粒细胞、肥大细胞、血小板和红细胞等,也参与免疫应答过程,故也属于免疫细胞。

考点提示:免疫细胞的种类

三、免疫分子

免疫分子包括膜性免疫分子和分泌性免疫分子。前者有 TCR、BCR、MHC 分子、CD 分子和细胞黏附因子,后者包括免疫球蛋白、补体和细胞因子等。

细胞因子(cytokine,CK)是由免疫细胞和某些非免疫细胞(如血管内皮细胞、表皮细胞、成纤维细胞等)经刺激而合成、分泌的具有多种生物学活性的小分子多肽或糖蛋白。CK 主要功能有调节免疫应答、参与免疫细胞分化发育、介导炎症反应等。

根据发挥的功能,细胞因子可分为白细胞介素(IL)、干扰素(IFN)、肿瘤坏死因子(TNF)、集落刺激因子(CSF)和趋化性细胞因子等。

考点提示:免疫分子的种类

小 结

免疫系统的组成及其功能见表 3-2。

表 3-2 免疫系统的组成及功能

组成	功能
1. 免疫器官	
(1)中枢免疫器官	
胸腺	T 细胞成熟的场所
骨髓	B 细胞成熟的场所
(2)外周免疫器官	T 细胞、B 细胞定居和发生免
淋巴结	疫应答的场所
脾脏	
黏膜相关淋巴组织	
2. 免疫细胞	
(1)T 细胞	主要参与细胞免疫
CD4$^+$ 亚群(Th)	
CD8$^+$ 亚群(Tc、Ts)	
(2)B 细胞	主要参与体液免疫
(3)NK 细胞	杀伤靶细胞、ADCC 作用
(4)抗原提呈细胞	摄取、加工、处理提呈抗原、参与免疫调节等
3. 免疫分子	
抗体、补体、细胞因子等	直接或间接排斥抗原

T 淋巴细胞的种类及其在免疫应答中的主要作用(表 3-3)。

表 3-3　T 淋巴细胞的种类及其在免疫应答中的主要作用

亚群	种类	主要作用
CD4$^+$亚群	Th1	主要分泌 IFN-γ、IL-2、TNF-β,调节免疫应答,完成细胞免疫功能
	Th2	主要分泌 IL-4、IL-5、IL-6 和 IL-10,协助 B 细胞完成体液免疫功能
CD8$^+$亚群	Tc	特异性杀伤靶细胞
	Ts	释放抑制性的细胞因子,抑制机体特异性免疫应答

目标检测

一、名词解释

1. 免疫活性细胞　　2. 抗原提呈细胞(APC)

二、填空题

1. 免疫系统由_____、_____和_____组成。

2. 人类中枢免疫器官包括_____和_____,分别是_____细胞和_____细胞产生的场所。

3. 外周免疫器官由_____、_____和_____等组成,是 T 淋巴细胞、B 淋巴细胞_____和发生_____的场所。

4. 免疫活性细胞是指_____细胞和_____细胞。

5. 根据 T 细胞表面分子和功能的不同,可将其分为_____和_____两大亚群。

三、选择题

1. T 细胞和 B 细胞均有的表面标志是

　A. PHA 受体　　　　　　　B. IgGFc 受体

　C. ConA 受体　　　　　　 D. 抗原识别受体

　E. 绵羊红细胞受体

2. 能与绵羊红细胞形成 E 花环的细胞是

　A. T 细胞　　　　　　　　B. B 细胞

　C. 单核细胞　　　　　　　D. NK 细胞

　E. 中性粒细胞

3. 经胸腺成熟的免疫细胞是

　A. T 细胞　　　　　　　　B. B 细胞

　C. 单核细胞　　　　　　　D. NK 细胞

　E. 中性粒细胞

4. 人类 B 细胞分化成熟的场所是

　A. 胸腺　　　　　　　　　B. 脾脏

　C. 淋巴结　　　　　　　　D. 骨髓

　E. 法氏囊

5. 成熟 T 细胞 CD4$^+$亚群的膜表面分子为

　A. CD2$^+$、CD3$^+$、CD4$^+$、CD8$^-$

　B. CD2$^+$、CD3$^+$、CD4$^-$、CD8$^+$

　C. CD2$^+$、CD3$^-$、CD4$^+$、CD8$^-$

　D. CD2$^-$、CD3$^+$、CD4$^+$、CD8$^-$

　E. 以上都不是

四、简答题

1. 简述免疫系统的组成及其主要功能。

2. 简述 T 细胞的种类及其在免疫应答中的主要作用。

(刘建红)

第4节　免疫球蛋白

链接

抗体的发现

　　德国细菌学家埃米尔·贝林给豚鼠注射白喉杆菌后,发现除 2 只存活下来外,其余上百只豚鼠全部死亡。他给这 2 只存活下来的豚鼠注射了更大剂量的白喉杆菌,结果它们安然无恙。这个现象引起了贝林极大的兴趣,他提取了那两只豚鼠的血清,又提取了未经实验的豚鼠的血清,然后把白喉杆菌分别加在这两管血清里混合,再分别注射到另外两只健康豚鼠体内。结果第 1 只豚鼠活下来了,第 2 只豚鼠很快死亡。这就证明经过白喉杆菌和白喉毒素注射实验的豚鼠血清中存在着对抗白喉毒素的物质,它可以中和毒素的毒性作用,这种物质即被称为抗体。

一、抗体与免疫球蛋白的概念

抗体(antibody,Ab)指机体受到抗原刺激后,B 细胞活化、增殖、分化为浆细胞,再由浆细胞合成并分泌能与相应抗原发生特异性结合的球蛋白(图 3-8)。

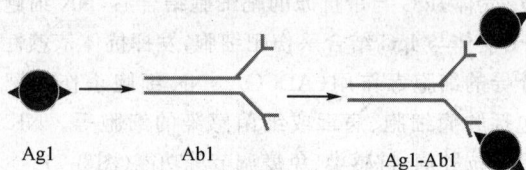

图 3-8　抗原抗体特异性结合示意图

考点提示:抗体的概念

免疫球蛋白(immunoglobulin,Ig)是指具有抗体活性或化学结构与抗体相似的球蛋白。如骨髓瘤、巨球蛋白血症患者血清中存在的免疫球蛋白,其结构与抗体相似,但不具有抗体活性。

考点提示:免疫球蛋白的概念

虽然抗体都是免疫球蛋白,但免疫球蛋白并不都具有抗体活性。抗体是生物学功能的概念,而免疫球蛋白则是化学结构的概念。

考点提示:抗体和免疫球蛋白的关系

免疫球蛋白主要存在于血清、唾液、乳汁等体液或外分泌液中,也可存在于 B 细胞膜上。

二、免疫球蛋白的结构和功能

（一）免疫球蛋白的结构

1. 免疫球蛋白的基本结构 Ig 的基本结构是由二硫键连接两条相同的重链和两条相同的轻链构成的单体,是构成 Ig 的基本单位。其中两条较长的肽链称为重链(H 链)。每条重链由 450～550 个氨基酸残基组成,相对分子质量 50 000～75 000。重链间由二硫键相连。另外两条较短的肽链,称为轻链(L链)。每条轻链大约由 214 个氨基酸残基组成,相对分子质量约为 25 000。轻链以二硫键与重链相连。

考点提示:免疫球蛋白的基本结构

组成免疫球蛋白的每条肽链都有氨基端(N 端)和羧基端(C 端)。靠近 Ig 分子肽链的 N 端,L 链的 1/2 与 H 链的 1/4 或 1/5 区段的氨基酸的组成和排列顺序随 Ig 特异性的不同变化很大,称为可变区(V区);在其羧基端(C 端),L 链的 1/2 和 H 链的 3/4 或 4/5 区段的氨基酸序列则相对稳定,称为恒定区(C区)。根据免疫球蛋白重链恒定区抗原特异性的不同可将 Ig 分为 IgG、IgA、IgM、IgD、IgE 五类。由轻链 N 端到 C 端可将 L 链分为 V_L 和 C_L 两个功能区;由重链的 N 端到 C 端可将 H 链分为 V_H、C_H1、C_H2、C_H3,有些 Ig 还有 C_H4 功能区(图 3-9)。C_H1 和 C_H2 之间的肽链称为铰链区,该区含有较多的脯氨酸和二硫键,富于弹性及伸展性,可展开至 180° 或合拢,使 Ig成为"T"形或"Y"形,利于抗体与不同距离的抗原决定基结合,也利于活化补体(图 3-10)。

考点提示:免疫球蛋白的分类

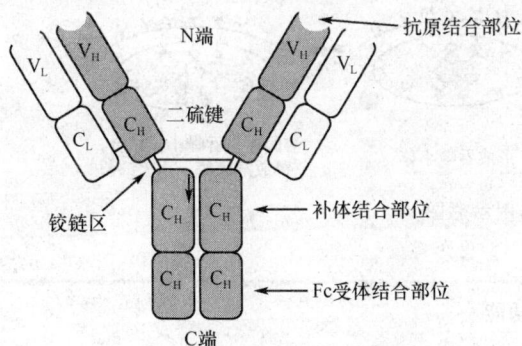

图 3-9 免疫球蛋白基本结构示意图

2. 免疫球蛋白的其他结构

(1)连接链(J 链):由浆细胞合成的多肽链,主要起连接和稳定 Ig 多聚体的作用。IgM 由一条 J 链连接成五聚体,分泌型 IgA 由一条 J 链连接成双聚体。

(2)分泌片(SP):是由黏膜上皮细胞合成和分泌的多肽,是分泌型 IgA(SIgA)分子的辅助成分,主要功能是保护 SIgA 免受环境中蛋白酶的破坏,并将

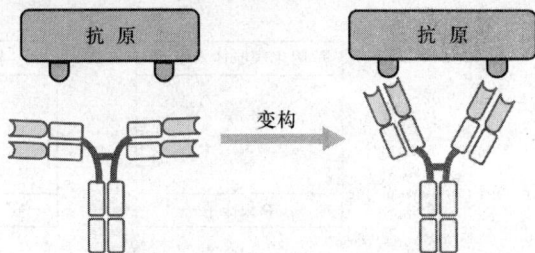

图 3-10 免疫球蛋白变构示意图

SIgA 由黏膜下转运到黏膜表面。

3. 免疫球蛋白的水解片段

(1)木瓜蛋白酶水解片段:用木瓜蛋白酶水解IgG,将 IgG 铰链区 H 链间二硫键近 N 端侧切断,获得 3 个酶解片段:2 个相同的 Fab 片段和 1 个 Fc 片段。Fab 段即抗原结合片段。每个 Fab 段含一条完整的 L链和一条约 1/2 的 H 链(V_H 和 C_H1)。一个完整的Fab 只能结合一个抗原决定基,为单价,故不会产生肉眼可见的沉淀或凝集现象。Fc 段即可结晶片段,包括H 链的二硫键和近 C 端两条约 1/2 的 H 链(C_H2 和C_H3),在低温时易结晶。此区无抗原结合活性,但保留激活补体及与细胞表面 Fc 受体结合的能力(图 3-11)。

考点提示:免疫球蛋白用木瓜蛋白酶水解后的片段

(2)胃蛋白酶水解片段:胃蛋白酶在铰链区连接H 链的二硫键近 C 端水解 IgG,获得一个 $F(ab')_2$ 段和若干小分子多肽碎片 pFc'。$F(ab')_2$ 段具有两个抗原结合部位,故具有双价抗体活性,与相应抗原结合可发生沉淀和凝集反应。pFc' 段为多肽碎片,不具任何生物学活性(图 3-11)。

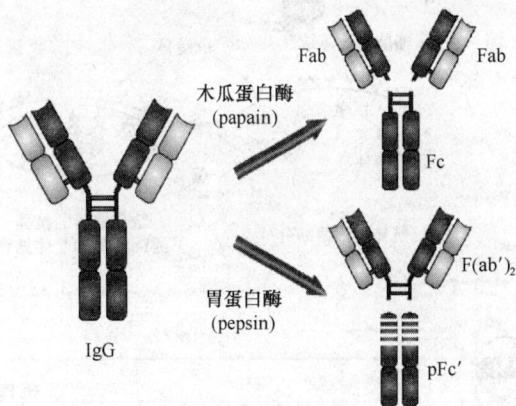

图 3-11 免疫球蛋白水解片段示意图

（二）免疫球蛋白的生物学功能

免疫球蛋白的生物学功能见图 3-12。

1. 特异性结合抗原 抗体通过 V 区特异性识别并结合抗原。抗体与相应外毒素特异性结合后,毒素的毒性被中和;中和病毒的抗体可阻止病毒进入细胞;SIgA 与细菌结合,可阻止细菌黏附黏膜上皮细胞。

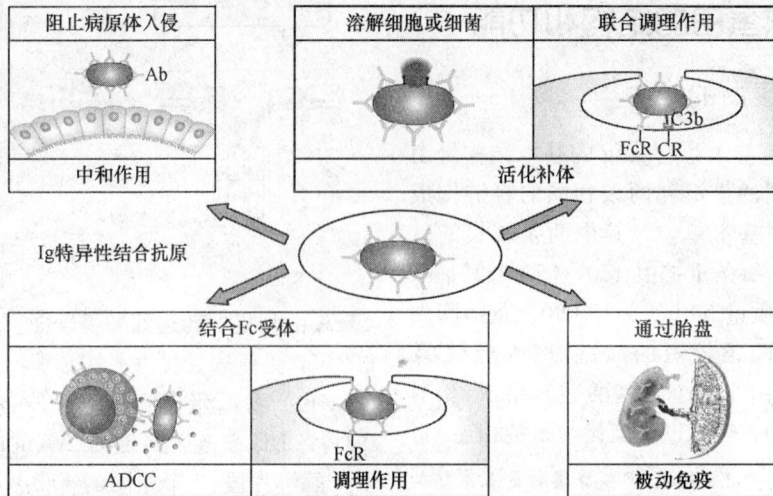

图 3-12   免疫球蛋白的生物学功能示意图

2. 激活补体   当抗体与相应抗原特异性结合后,免疫球蛋白的构型发生改变,补体结合位点暴露,即可通过经典途径激活补体,发挥补体的溶菌、溶胞等作用。补体的裂解片段也有多种生物学作用。

3. 结合细胞上的 Fc 受体

(1) 调理作用:中性粒细胞、巨噬细胞等吞噬细胞表面的 Fc 受体与 IgG 的 Fc 段结合,从而增强其吞噬作用(图 3-13)。

(2) 抗体依赖性细胞介导的细胞毒作用(ADCC):是指表达 Fc 受体的杀伤细胞(主要指 NK 细胞)可通过与 Ig 的 Fc 段相互作用,迅速定向杀伤与抗体特异性结合的靶细胞的作用。

(3) 介导 I 型超敏反应:变应原刺激机体产生的 IgE 其 Fc 段可与肥大细胞和嗜碱粒细胞表面的高亲和力的 IgE 的 Fc 段受体结合。当相同变应原再次进入机体时,可引起 I 型超敏反应。

(4) 通过胎盘和黏膜:IgG 的 Fc 段能与胎儿滋养层细胞可逆性结合,使 IgG 通过胎盘转移给胎儿。这是一种重要的自然被动免疫,对新生儿抗感染具有重要意义。SIgA 可通过消化道、呼吸道等处的黏膜,是黏膜局部免疫的主要因素。

考点提示:免疫球蛋白的生物学功能

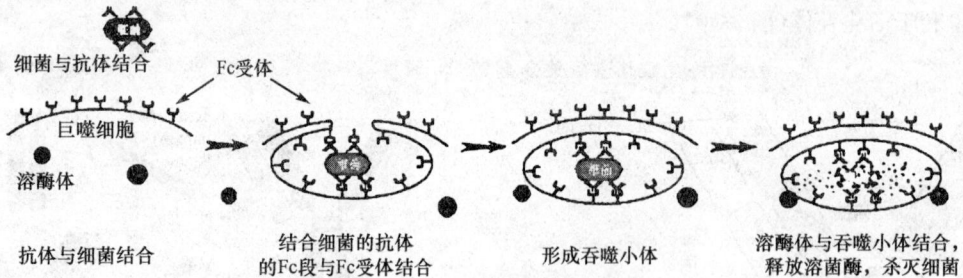

图 3-13   抗体调理作用示意图

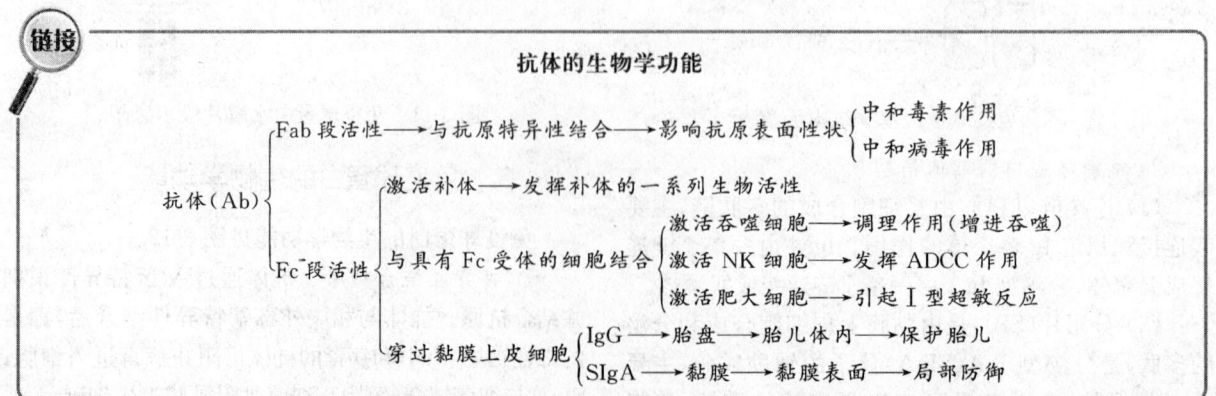

三、各类免疫球蛋白的特性

(一) IgG

IgG 为单体,在血清中含量最高,占血清 Ig 总量的 75%~80%,主要由脾、淋巴结内的浆细胞合成并分泌。IgG 是唯一能通过胎盘的抗体,对新生儿抗感染具有重要作用。于出生后 3 个月开始合成,3~5 岁时接近成人水平。半衰期最长,为 20~23 天。

IgG 为高亲和力抗体,大多数抗毒素、抗菌、抗病毒抗体都属于 IgG 类抗体,是机体抗感染免疫的重要力量。IgG 可激活补体,发挥调理作用、ADCC 作用等。

某些自身抗体以及引起 Ⅱ、Ⅲ 型超敏反应的大多数抗体也属于 IgG。

IgG 有 IgG1、IgG2、IgG3、IgG4 四个亚类。

(二) IgA

胎儿于出生后 3~6 个月开始合成 IgA,4~12 岁时达成人水平。IgA 分血清型和分泌型。血清型 IgA 多以单体存在,分泌型 IgA(SIgA)则由两个单体、一个 J 链和一个分泌片组成(图 3-14)。

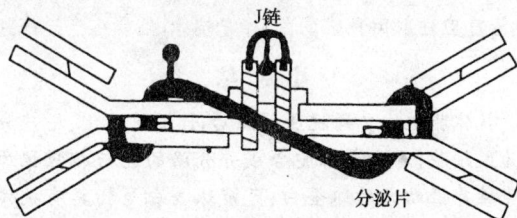

图 3-14　SIgA 的分子结构示意图

SIgA 主要分布于呼吸道、消化道、泌尿生殖道黏膜表面的分泌液、初乳、唾液和泪液中,被称为黏膜抗体。可与相应病原微生物结合,阻止其黏附易感细胞或通过中和毒素等发挥重要的局部抗感染作用。新生儿可从母亲的初乳中获得 SIgA,是一种重要的被动免疫,有利于婴儿防御呼吸道、胃肠道的感染,这也是提倡母乳喂养婴幼儿的原因之一。

血清型 IgA 有中和毒素、调理吞噬作用。

(三) IgM

IgM 为五聚体,相对分子质量最大,故又称巨球蛋白。不能通过血管壁,主要分布于血清中,约占血清 Ig 总量的 10%。在个体发育中 IgM 出现最早,在胚胎发育后期,机体已具备产生 IgM 的能力,故脐带血 IgM 增高提示胎儿有宫内感染。成人感染后,IgM

也是最先产生。因此,IgM 在早期抗感染免疫中具有重要作用。IgM 半衰期短,所以检测 IgM 有助于某些传染病的早期诊断。IgM 的多结合价特性使 IgM 在凝集、活化补体等方面作用强于 IgG。此外,天然血型抗体、类风湿因子等亦属于 IgM(图 3-15)。

IgM 的单体可存在于 B 细胞膜表面(mIgM)。未成熟的 B 细胞表面只有 mIgM,是 B 细胞抗原受体(BCR)的主要成分;而成熟的 B 细胞表面可同时表达 mIgM 和 mIgD。

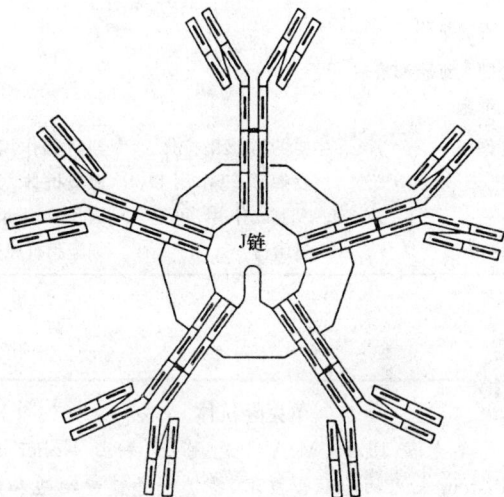

图 3-15　IgM 分子结构示意图

(四) IgD

IgD 为单体,主要由扁桃体、脾等处浆细胞产生,占血清总 Ig 的 1% 以下,浓度很低。半衰期仅 3 天,在个体发育中合成较晚。血清中的 IgD 结构和 IgG 非常相似,但极易被水解,功能尚不清楚。mIgD 是 B 细胞抗原受体(BCR)的重要成分,同时也可作为 B 细胞发育成熟的标志。

(五) IgE

IgE 为单体,是血清中含量最低的 Ig,仅占血清总 Ig 的 0.002%,在个体发育中合成较晚。主要由鼻咽部、扁桃体、支气管、胃肠等处黏膜固有层的浆细胞合成。这些部位也是变应原侵入和 Ⅰ 型超敏反应易发的部位。IgE 为亲细胞抗体,有 4 个 C_H 功能区,其 C_H4 极易与组织中的肥大细胞和血液中的嗜碱粒细胞膜上的高亲和性 IgEFc 受体结合,可引起 Ⅰ 型超敏反应。Ⅰ 型超敏反应发生或寄生虫感染时,血清中或外分泌液中 IgE 含量会明显升高。

各类免疫球蛋白的主要特性和作用归纳为表 3-4。

表 3-4　各类免疫球蛋白的主要特性和作用

特性	IgG	IgM	IgA	IgD	IgE
抗原结合价	2	5	2,4	2	2
占血清总量	75	10	10～20	<1	<0.002
分子构型	单体	五聚体	单体/双体	单体	单体
开始形成时间	生后3个月	胎儿时期	生后3～6个月	较晚	较晚
半衰期(天)	23	5	6	3	2
通过胎盘	+	－	－	－	－
活化补体	+	+	－	－	－
结合吞噬细胞	+	+	+	－	+
结合肥大细胞和嗜碱粒细胞	?	－	－	－	+
免疫作用	主要的抗感染抗体、发挥调理作用和ADCC作用、可通过胎盘	早期防御作用、天然血型抗体、类风湿因子、mIgM为B细胞膜抗原受体	黏膜局部免疫作用	mIgD为成熟B细胞抗原受体,B细胞分化成熟的标记	抗寄生虫感染,介导Ⅰ型超敏反应

考点提示:各类免疫球蛋白的特性

链接

单克隆抗体

　　单克隆抗体(McAb)是1975年由 Koher 和 Milstein 采用细胞融合技术,将小鼠骨髓瘤细胞和经绵羊红细胞免疫的小鼠脾细胞在体外融合,形成杂交瘤细胞而制成。是只针对一种抗原决定基的高度均质性的、单一特异性抗体,被称为第二代人工抗体。

　　单克隆抗体特异性强、纯度高、少或无血清交叉反应,主要用于各类病原体、肿瘤特异性抗原和肿瘤相关抗原、淋巴细胞的表面标志检测以及机体微量成分的测定。在生物学和医学研究领域显示了极大的应用价值。

案例 3-1

　　患儿,男,5岁,近1年反复发生肺炎、扁桃体炎、中耳炎等疾病。最近一段时间左膝关节明显疼痛,入院治疗。

　　检查显示:Ig(γ球蛋白)5.8%(正常参考值11.9%～23.0%);IgG 0.999g／L(正常参考值5.53～13.07g/L);IgM<0.254 g／L(正常参考值0.56～2.18 g／L);IgA<0.034 g／L(正常参考值0.33～1.08g／L);IgE未测出。血中B淋巴细胞(CD19)测定值为0。左膝关节X线片可见关节面毛糙,关节软组织肿胀,呈炎症表现。诊断为X-连锁低丙种球蛋白症。

思考题:

　　1. 此患儿体内的Ig与正常值相比有怎样的特点?

　　2. 针对患儿的病情,医生将如何对症治疗?

案例 3-1 讨论分析

　　该患儿各项Ig指标检查均明显低于正常值。病因是因为X染色体上基因突变或缺失,导致B细胞不能发育成熟,从而不能产生抗体。因此该患儿体内几乎没有抗体清除化脓性细菌等抗原,故反复发生各种感染并难以治愈。因此治疗应注射丙种球蛋白,补充抗体,且需终生治疗。

小　结

　　抗体指机体受到抗原刺激后,B细胞活化、增殖分化为浆细胞,再由浆细胞合成并分泌的能与相应抗原发生特异性结合的球蛋白;免疫球蛋白是指具有抗体活性或化学结构与抗体相似的球蛋白。抗体都是免疫球蛋白,但免疫球蛋白并不都具有抗体活性。

　　Ig由两条相同的重链和两条相同的轻链通过二硫键连接构成。用木瓜蛋白酶水解IgG,得到2个相同的Fab片段和1个Fc片段。Fab可特异性结合抗原;Fc有激活补体、调理作用、ADCC作用、介导Ⅰ型超敏反应、穿过胎盘和黏膜等功能。

　　IgG在血清中含量最高,是唯一能通过胎盘的抗体,半衰期最长。IgG为高亲和力抗体,是机体抗感染免疫的重要力量。

　　SIgA主要分布于呼吸道、消化道、泌尿生殖道黏膜表面的分泌液、初乳、唾液和泪液中,是黏膜局部抗感染的重要因素。新生儿可从母亲的初乳中获得SIgA。

　　IgM相对分子质量最大,出现的最早,在早期抗感染免疫中具有重要作用,是血管内抗感染的主要抗体。

　　IgE是血清中含量最低的Ig,为亲细胞抗体,可引起Ⅰ型超敏反应。

目标检测

一、名词解释

1. 抗体　2. 免疫球蛋白　3. ADCC作用

二、填空题

1. 五类免疫球蛋白分别是_____、_____、_____、_____、_____。

2. 用木瓜蛋白酶水解Ig,可得到两个相同的_____段和一个_____。前者的主要功能是_____;后者的主要功能是_____、_____、_____、_____、_____。

三、选择题

1. 下列哪种说法正确
   A. 免疫球蛋白都是抗体,抗体不一定是免疫球蛋白
   B. 免疫球蛋白和抗体两者不相同也无关
   C. 抗体是免疫球蛋白,而免疫球蛋白也就是抗体
   D. 抗体都是免疫球蛋白,免疫球蛋白不一定是抗体
   E. 以上都对

2. 抗体分子的抗原结合部位在
   A. Fab段　　　　　　　B. Fc段
   C. C_H1　　　　　　　D. C_H3
   E. C_H2

四、简答题

1. 比较各类Ig的结构、特点、功能。
2. 免疫球蛋白有何生物学功能?

第5节 免 疫 应 答

一、免疫应答的概念及基本过程

(一) 免疫应答的概念

免疫应答指免疫系统接受抗原刺激后,免疫细胞(T细胞和B细胞)活化、增殖、分化及产生免疫效应的全过程。可见,免疫应答就是机体免疫系统和抗原相互作用的过程。

考点提示:免疫应答的概念

(二) 免疫应答的类型

根据机体受抗原刺激的反应状态,免疫应答可分为正应答和负应答。正常情况下,机体对"非己"抗原发生正应答,产生排异效应,清除体内的抗原性异物,保持内环境相对稳定;对自身抗原,则产生负应答(即免疫耐受),以保护自身组织器官不受攻击。在异常情况下,过强的免疫应答会造成组织损伤或自身免疫性疾病的发生;同时也可能出现免疫应答功能低下,导致机体抗感染、抗肿瘤功能低下。

根据参与的主要免疫细胞的不同,免疫应答又可分为B细胞介导的体液免疫应答和T细胞介导的细胞免疫应答。根据免疫的方式不同,可分为非特异性免疫应答和特异性免疫应答。本节主要阐述特异性免疫应答。

考点提示:免疫应答的类型

(三) 免疫应答的基本过程

免疫应答可被人为地划分为以下三个阶段(图3-16)。

1. 感应阶段(抗原识别阶段)　指抗原提呈细胞对抗原的摄取、加工、处理、提呈以及免疫活性细胞(T、B细胞)识别抗原的阶段。

2. 反应阶段(活化、增殖、分化阶段)　是T、B细胞识别抗原后,在细胞因子参与下,活化、增殖、分化为效应T细胞或浆细胞的阶段。此阶段中,部分淋巴细胞中途停止分化,转化为静止状态的记忆细胞。记忆细胞可参与淋巴细胞再循环,特别是当记忆细胞与同一抗原再次相遇时,可迅速增殖、分化,产生免疫效应。

3. 效应阶段　是浆细胞分泌抗体和效应T细胞释放细胞因子或发挥特异性的细胞杀伤作用,产生体液免疫和细胞免疫效应的阶段。

考点提示:免疫应答的基本过程

细菌、病毒、血清蛋白质等大多数天然抗原刺激B细胞产生抗体时依赖T细胞辅助,这些抗原称为胸腺依赖性抗原(TD-Ag)。TD-Ag可活化成熟的B细胞,诱导产生IgG类抗体,既能引起体液免疫应答,也能引起细胞免疫应答及回忆应答(再次应答)。

细菌脂多糖、荚膜多糖等少数抗原刺激B细胞产生抗体时不依赖T细胞辅助,称为胸腺非依赖性抗原(TI-Ag)。此类抗原只活化未成熟B细胞,诱导机体产生的抗体仅为IgM类,刺激机体引起体液免疫应答,不引起细胞免疫和回忆应答。

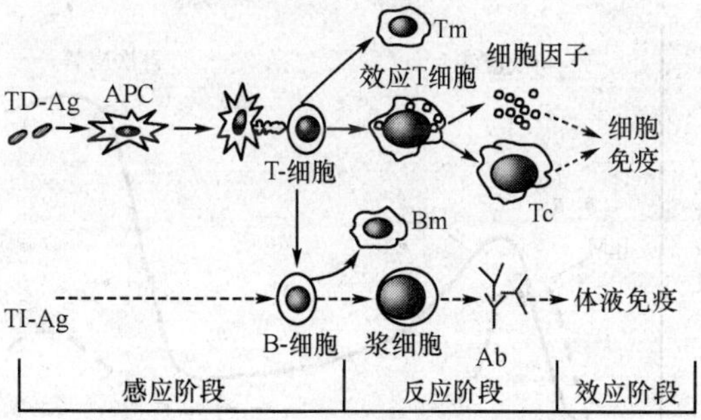

图3-16　免疫应答基本过程示意图

二、体 液 免 疫

体液免疫是指B细胞接受抗原刺激后转化为浆细胞并分泌抗体发挥特异性免疫效应的过程。

考点提示:体液免疫的概念

刺激 B 细胞产生免疫应答的抗原有 TD-Ag 和 TI-Ag 两大类,现简述如下。

(一) TD 抗原诱导的体液免疫应答

TD-Ag 诱导 B 细胞产生抗体时依赖 T 细胞的辅助。抗原提呈细胞(APC)对 TD-Ag 经过加工处理后提呈给 Th 细胞的抗原识别受体(TCR),Th 细胞在活化信号的作用下活化、增殖、分化并产生细胞因子。B 细胞在 Th 细胞和细胞因子辅助下活化、增殖,进一步分化为浆细胞,合成并分泌抗体发挥免疫效应。在 Th 细胞分化过程中,部分 Th 细胞转化为记忆性 T 细胞(Tm)。

(二) TI 抗原诱导的体液免疫应答

B 细胞膜表面的抗原识别受体(BCR)与 TI-Ag 结合后,较强的刺激信号导致 B 细胞活化、增殖、分化为浆细胞,从而合成并分泌抗体发挥免疫效应。由于此应答过程无记忆 B 细胞的产生,所以 TI-Ag 激发的体液免疫应答没有再次应答。

(三) 抗体产生的一般规律

B 细胞对 TD-Ag 的应答可分为初次应答和再次应答(图 3-17)。

1. 初次应答　抗原第一次进入机体引起的免疫应答称初次应答。特点:潜伏期长(抗原进入机体至血清中检出特异性抗体前的阶段),初次应答一般经 1~2 周才在血液中出现抗体;抗体效价低,维持时间短;最先出现 IgM,随后出现 IgG;抗体亲和力低。

2. 再次应答　相同抗原第二次进入机体引起的免疫应答,称再次应答。特点:潜伏期较短(一般 1~2 天);抗体含量高,维持时间长;以高亲和力的 IgG 为主,IgM 与初次应答相似。

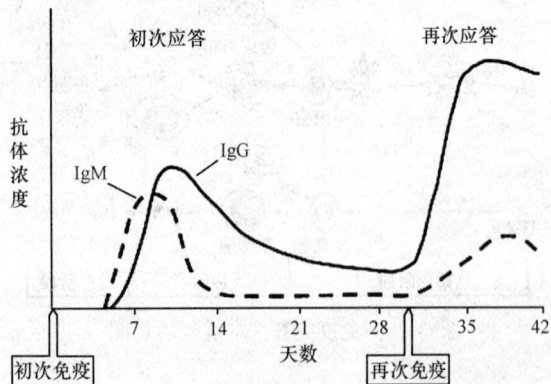

图 3-17　抗体产生的一般规律示意图

掌握免疫应答的这一规律具有重要的实际意义:①指导制订最佳的预防接种方案。疫苗接种之所以一般都要加强免疫,就是通过刺激机体产生再次应答,从而获得对某种传染病更强、更持久的免疫力。②指导

免疫学诊断。IgM 是免疫应答过程中最先出现的抗体,且半衰期短,故 IgM 的检测可作为早期诊断的指标之一。还可根据抗体含量的变化了解患者的病情和评估疾病转归。例如在血清学检查中,检测到抗体的效价比前次增高 4 倍以上者可作为感染的证据。③指导制订最佳的免疫血清制备方案,以获得更高产量的人工抗体。

考点提示:抗体产生的一般规律及意义

链接

乙肝疫苗为何需要注射 3 次?

根据计划免疫要求,我国目前乙肝疫苗按照程序进行全程 3 次免疫接种。即出生 24h 内注射第 1 次,1 个月及 6 个月后分别注射第 2、3 次。第 1 次接种后疫苗抗原刺激免疫系统产生初次应答,约 30%~50% 的人会出现相应抗体,抗体以 IgM 为主,维持时间短,亲和力低;第 2 次接种,机体受到同种抗原的再次刺激产生再次应答,抗体产生迅速、产量高、亲和力较强;第 3 次接种进入加强阶段,此时机体免疫活性细胞处于最佳状态,约 90%~95% 的被接种者可出现抗体。通常 3 次全程注射后,抗体可以维持 3~5 年。目前国内多数学者建议免疫后 3~5 年再加强 1 次为好。

(四) 体液免疫效应

1. 中和作用　抗体能通过与细菌外毒素或病毒结合发挥中和作用,具有重要的抗感染意义。

2. 调理作用　当抗体与病原体抗原特异性结合后,其 Fc 段可与吞噬细胞表面的 Fc 段受体结合,从而促进吞噬细胞的吞噬作用。

3. 溶解作用　通过激活补体引发溶菌、溶细胞等效应。

4. ADCC 作用　当抗体的 Fc 段与 NK 细胞等细胞表面的 Fc 段受体结合后,可迅速杀伤肿瘤细胞或被病毒感染的靶细胞。

5. 参与免疫病理损伤　在特定情况下,抗体可能参与 Ⅰ、Ⅱ、Ⅲ型超敏反应,造成机体组织损伤和/或生理功能紊乱。

考点提示:体液免疫的生物学效应

三、细 胞 免 疫

细胞免疫是指 T 细胞介导的免疫应答。由于主要是效应 T 细胞及单核细胞、巨噬细胞产生的免疫效应,故把 T 细胞介导的免疫应答称为细胞免疫(图 3-18)。

考点提示:细胞免疫的概念

(一) CD4⁺ Th1 细胞介导的效应

$CD4^+$ Th1 细胞是活化的 $CD4^+$ Th 细胞在细胞因子的作用下形成的,Th1 细胞介导的细胞免疫,在抵

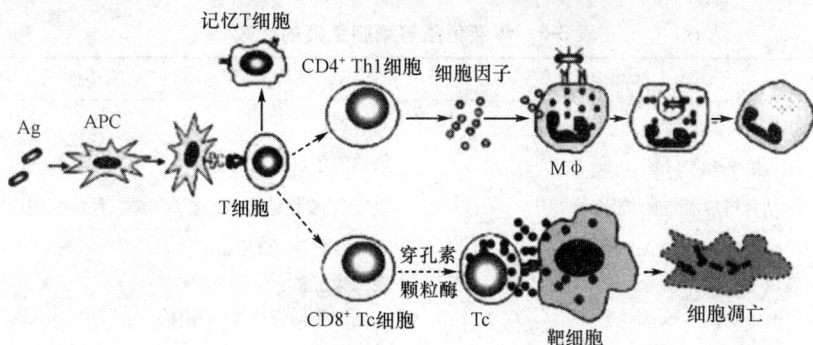

图 3-18　细胞免疫应答的基本过程示意图

御细胞内病原菌感染及抗肿瘤免疫中发挥重要作用。抗原提呈细胞（APC）将抗原加工处理后提呈给 Th1 细胞的抗原识别受体（TCR），Th1 细胞活化、增殖、分化为效应 Th1 细胞，再次接受抗原刺激后，可释放多种细胞因子，并通过细胞因子使局部组织产生以单核细胞、巨噬细胞及淋巴细胞浸润为主的炎症，从而发挥细胞免疫效应。细胞因子的活性极强，可作用于不同细胞产生多种不同的生物学效应。CD4+ Th1 细胞释放的主要细胞因子及其作用见表 3-5。

表 3-5　Th1 细胞释放的主要细胞因子及其生物学作用

细胞因子种类	生物学作用
IL-2	刺激 CD8+ Tc 细胞增殖，分化为效应 Tc 细胞
	刺激 CD4+ T 细胞增殖、分化，分泌 IL-2、IFN-γ 和 TNF-β
	增强 NK 细胞、Mφ 的杀伤活性
IFN-γ	活化、增强 Mφ 的吞噬杀伤活性
	活化 NK 细胞，增强杀灭肿瘤细胞和抗病毒作用
	产生炎症作用和杀伤靶细胞
	增强 MHC-Ⅱ/Ⅰ类分子的表达，提高抗原提呈能力
TNF-β	抗病毒作用
	激活中性粒细胞、Mφ，释放 IL-1、IL-6、IL-8

（二）CD8+ Tc 细胞的直接杀伤作用

CD8+ Tc 细胞的抗原识别受体（TCR）与靶细胞膜上特异性抗原结合后，增殖并分化成效应 Tc 细胞，部分细胞转变成记忆细胞。效应 Tc 细胞与靶细胞再次接触可通过两种杀伤机制造成靶细胞不可逆转的损伤：①分泌型杀伤机制（谋杀机制）。即效应 Tc 细胞通过向靶细胞释放细胞毒性蛋白（穿孔素和颗粒酶），使靶细胞裂解或凋亡。穿孔素曾被称为溶细胞素，可使靶细胞膜上形成跨膜通道。颗粒酶是一组丝氨酸蛋白酶，进入靶细胞，可降解靶细胞和细胞内感染病毒的 DNA。②非分泌型杀伤机制（诱导"自杀"机制）。效应 Tc 细胞通过膜分子 FasL 与靶细胞膜分子 Fas 结合，通过转导"自杀"信号，引起靶细胞程序性死亡，又称凋亡。

Tc 细胞在杀伤靶细胞时的主要特点是：①具有抗原特异性；②具有高效性，可以连续杀伤多个靶细胞，还可通过增殖，繁殖出许多具有同样杀伤功能的 Tc 细胞，放大免疫效应。

（三）细胞免疫效应

1. 对胞内寄生性病原体的抗感染作用　主要针对细胞内感染的病原体发挥作用，包括胞内寄生菌（如结核分枝杆菌、伤寒沙门菌、麻风分枝杆菌等）、病毒、真菌及寄生虫。

2. 抗肿瘤作用　Tc 细胞可直接特异性杀伤带有相应抗原的肿瘤细胞；CD4+ Th1 释放的细胞因子在抗肿瘤免疫中也有一定作用。

3. 免疫损伤作用　在某些情况下，效应 T 细胞可参与Ⅳ型超敏反应。

考点提示：细胞免疫的生物学效应

> **链接**
>
> **免疫应答中的 MHC 限制性**
>
> 在 T 细胞表面的抗原受体（TCR）特异性地识别抗原肽的同时，必须识别抗原提呈细胞上与抗原肽形成复合物的主要组织相容性抗原（MHC 分子），这种现象称为 MHC 限制性。
>
> 人类 MHC 分子包括两类：MHC-Ⅰ类分子和 MHC-Ⅱ类分子。MHC-Ⅰ类分子广泛存在于体内各种有核细胞表面。MHC-Ⅱ类分子主要存在于抗原提呈细胞和活化的 T 细胞表面。MHC 分子是参与抗原加工、提呈和免疫调节过程的重要分子。
>
> 例如，只有在双方 CD4 分子与 MHC-Ⅱ类分子相匹配的情况下，APC 提呈抗原肽给 T 细胞才能成功，因此 CD4+ T 细胞的活化及发挥作用受 MHC-Ⅱ类分子的约束或限制。而 CD8+ T 细胞的活化与发挥作用受 MHC-Ⅰ类分子的限制。
>
> 在免疫应答中，APC 与 Th 细胞、Th 细胞与 B 细胞、Th 细胞与 Tc 细胞、Tc 细胞与靶细胞之间的相互作用均有 MHC 分子的参与和限制作用。同时在免疫细胞间、免疫细胞和靶细胞间相互作用时，要求有相同的 MHC 遗传背景。

表 3-6　体液免疫与细胞免疫的比较

项目	体液免疫	细胞免疫
主要参与的细胞	B 细胞	T 细胞
释放的免疫物质	IgG、IgA、IgM、IgD、IgE	细胞因子(IL、TNF、IFN)
排斥抗原的方式	Ig 结合排斥相应的抗原	效应 T 细胞结合杀伤相应抗原;释放细胞因子排斥抗原
排斥的抗原(免疫效应)	小颗粒抗原(TD-Ag 与 TI-Ag)	大颗粒抗原(TD-Ag)
	表现为三抗:	表现为三抗:
	抗毒素	抗细胞内寄生的病原体
	抗病毒	抗肿瘤
	抗细菌	抗异体细胞

四、免疫耐受

免疫耐受是指机体免疫系统接受某种抗原作用后产生的对该抗原的特异性免疫无应答状态,也称负免疫应答。对某抗原已经形成免疫耐受的机体,再次接触相同的抗原没有应答,而对其他抗原仍可产生正常的应答。因此,免疫耐受具有特异性,不同于免疫抑制或免疫缺陷。

免疫耐受的形成与抗原的种类、理化性质、作用剂量和输入机体的途径及机体的年龄等因素有关。

生理条件下的免疫耐受对保证免疫系统的稳定及维持机体正常生理功能具有重要的意义,而免疫耐受异常则可导致多种疾病的发生。因此,研究免疫耐受在理论和实践中均有重要意义。

1. 维持自身稳定　正常情况下,免疫系统能识别"自己"和"非己"。由于在胚胎期对自身物质建立了免疫耐受,对自身物质不排斥;而对"非己"物质产生应答并清除。

2. 研究自身免疫性疾病的发病机制　自身免疫病的发生与自身耐受的破坏有关。在某些因素作用下,机体自身组织抗原性质发生了改变,可导致免疫耐受的终止,继而发生自身免疫病。

3. 人工诱导免疫耐受　免疫耐受的诱导、维持和终止可以影响许多疾病的发生、发展和转归。例如,诱导和维持免疫耐受,可防止超敏反应、自身免疫病和移植排斥反应;终止对病原微生物和肿瘤抗原的免疫耐受,有利于激发机体抗感染和抗肿瘤的免疫应答能力。

链接

**天然免疫耐受现象的发现和
人工免疫耐受的诱导**

1945 年,Owen 观察到遗传基因不同、血型不同的异卵双生小牛的胎盘血管融合,血液相互交流,呈天然连体共生。出生后,每一孪生个体均含有对方不同血型的血细胞而不发生排斥,彼此间进行植皮也不发生排斥反应,Owen 称之为天然免疫耐受。1953 年,Medawar 等成功地复制了胚胎期免疫耐受的动物模型,他们将 CBA 系黑鼠的脾细胞注入 A 系白鼠的胚胎或新生鼠体内,该 A 系白鼠成长后可接受 CBA 系黑鼠的皮肤移植,但不接受其他品系小鼠的皮肤移植;未进行相同处理的 A 系小鼠接受 CBA 系黑鼠的皮肤移植后则发生排斥反应。

小结

免疫应答指免疫系统接受抗原刺激后,免疫细胞(T 细胞和 B 细胞)活化、增殖、分化及产生免疫效应的全过程。这个过程可人为划分为三个阶段:感应阶段、反应阶段和效应阶段。

机体的特异性免疫包括 B 细胞介导的体液免疫和 T 细胞介导的细胞免疫。二者的比较见表 3-6。

抗体产生的一般规律已被广泛应用于传染病的预防和治疗。

目标检测

一、名词解释

1. 免疫应答　2. 体液免疫　3. 细胞免疫

二、填空题

1. 免疫应答一般分为三个阶段:_____、_____、_____。

2. 免疫应答包括两种类型即 B 细胞介导的_____和 T 细胞介导的_____。

三、选择题

1. 发挥体液免疫效应的物质主要是
   A. 细胞因子　　　　　　B. 抗体
   C. 干扰素　　　　　　　D. 补体
   E. 乙型溶素

2. 发挥细胞免疫效应的是
   A. 抗体　　　　　　　　B. 补体
   C. 效应 T 细胞　　　　　D. 干扰素
   E. 溶菌酶

四、简答题

1. 简述免疫应答的基本过程。

2. 分析抗体产生的一般规律及其实际意义。

3. 比较体液免疫和细胞免疫在生物学效应方面的异同。

第6节 抗感染免疫

抗感染免疫是机体建立的针对病原生物感染的防御机制,包括非特异性免疫和特异性免疫。在抗感染过程中,非特异性免疫可以看做是"先头部队",先发挥抗感染作用;特异性免疫则是"后续部队",特异性免疫不仅对抗原产生更强烈的免疫应答,同时也加强了非特异性免疫的作用。

考点提示:抗感染免疫的概念和组成

一、非特异性免疫

非特异性免疫(固有免疫、机体的天然防御机能或先天性免疫),是人类在长期种系发育和进化过程中逐渐建立起来的针对病原生物的天然防御功能。其特点:①生来就有,相对稳定,可以遗传给后代;②无明显个体差异;③作用无特异性,对各种病原体都有一定的防御能力;④无记忆性,再次接触相同抗原效果不增强也不减弱;⑤效应作用具有及时性和准确性。

考点提示:非特异性免疫的概念

机体的屏障结构、吞噬细胞和体液中的免疫分子构成了非特异性免疫的物质基础。

(一) 屏障结构

1. 皮肤与黏膜屏障

(1)机械性阻挡与排除作用(物理屏障作用):完整的皮肤与黏膜可以阻挡病原体的侵入;黏液的冲刷、黏膜上皮细胞纤毛的定向运动及肠蠕动等可有效地加快机体排除病原体。

(2)分泌杀菌物质(化学屏障作用):皮肤和黏膜可分泌多种杀菌物质,如皮肤汗腺分泌乳酸、皮脂腺分泌脂肪酸,黏膜分泌的黏液、唾液、泪液、胃酸、溶菌酶及多种水解蛋白酶等,都有杀灭病原体的作用。

(3)正常菌群的拮抗作用(生物屏障作用):正常皮肤、黏膜表面存在着的正常菌群通过与病原生物竞争受体和营养物质以及在代谢过程中产生抗菌物质,阻止病原生物在上皮细胞表面黏附和生长。例如:口腔中的唾液链球菌产生的过氧化氢可杀灭白喉杆菌

和脑膜炎奈瑟菌;肠道中的大肠埃希菌可抑制金黄色葡萄球菌、痢疾杆菌的生长。

2. 血-脑屏障

由软脑膜、脉络丛毛细血管壁和壁外的星形胶质细胞形成的胶质膜所组成,能阻挡血液中的病原微生物及其他有害物质从血液进入脑组织和脑脊液,从而保护中枢神经系统(图3-19)。婴幼儿的血-脑屏障发育尚不成熟,较易发生脑炎和脑膜炎。

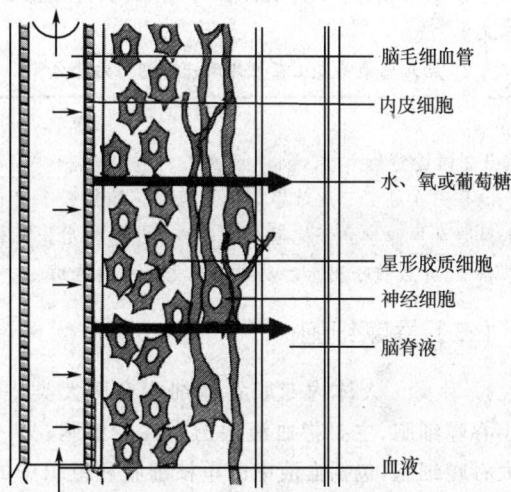

图 3-19 血-脑屏障组成模式图

脑毛细血管壁以及包裹在外的星形胶质细胞胶质膜组成血-脑屏障,水、氧、葡萄糖等小分子物质容易通过该屏障,但血液中病原生物及其他大分子物质则无法通过

3. 胎盘屏障

由母体子宫内膜形成的基蜕膜和胎盘绒毛膜组成(图3-20)。可阻挡母体中的病原生物及其他有害物质进入胎儿体内,对胎儿起保护作用。但妊娠3个月内,胎盘屏障尚未发育完善,此时若母体感染某些病毒(风疹病毒、巨细胞病毒等)及应用某些药物时,这些病毒或药物则可通过胎盘屏障影响胎儿,导致流产、胎儿畸形或死亡。因此,在妊娠早期,应尽量避免感染,遵照医生指导谨慎用药。

考点提示:屏障结构的组成和作用

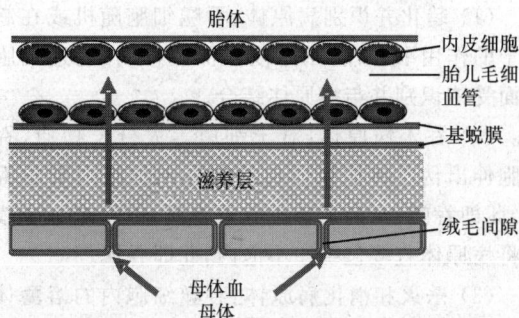

图 3-20 胎盘屏障示意图

患者，女，27 岁，妊娠 5 周。近日全身出现粟粒大小红色丘疹，伴耳后淋巴结肿大，检测风疹病毒抗体 IgM 效价增高。初步诊断：风疹。后来此孕妇入院分娩，足月顺产，新生儿体检发现患有先天性心脏病。结合孕妇早期病史，分析由于风疹病毒感染胎儿发生先天性风疹综合征引起畸形。

思考题：

1. 风疹病毒突破了此孕妇的哪种防御屏障感染了胎儿？

2. 胎儿感染易发生在妊娠哪一时期？为什么？

案例 3-2 讨论分析

该孕妇在妊娠 5 周时感染风疹病毒。胎龄 3 个月内的胎儿因胎盘屏障建立不完善发生感染，引起胎儿先天性风疹综合征，导致孩子出生后发现患有先天性心脏病。

（二）吞噬细胞

1. 种类　人体内专职吞噬细胞有两大类：一类是小吞噬细胞，主要指血液中的中性粒细胞；另一类是大吞噬细胞，包括血液中的单核细胞和组织中的巨噬细胞，即单核-巨噬细胞系统。

当病原体穿过皮肤或黏膜后，首先被小吞噬细胞吞噬杀灭，少数未被吞噬的病原体由淋巴结、血液、组织器官中大吞噬细胞吞噬杀灭（彩图 3-3）。

链接

吞噬细胞是谁发现的？

俄国生物学家梅契尼柯夫在 1885 年的实验中，用玫瑰刺扎海星观察海星的反应。他发现在被扎海星的组织周围马上出现了体积较大的细胞，这些细胞可以变形，还具有吞噬能力。以后他历经 25 年的长期探究，在其他哺乳动物里也发现了这类细胞，后来命名为巨噬细胞。鉴于他对巨噬细胞研究的重大贡献获得了 1908 年诺贝尔奖。

2. 吞噬过程　吞噬细胞的吞噬过程可分为趋化并识别、吞噬、杀灭等环节（图 3-21）。

（1）趋化并识别病原体：吞噬细胞随机或在趋化因子的作用下，向病原体侵入部位移动，通过细胞膜表面受体识别并与病原体结合。

（2）吞入病原体：对于细菌等大分子物质，吞噬细胞伸出伪足将病原体包绕并摄入细胞内形成吞噬体，此即吞噬；对病毒等小分子物质，由吞噬细胞膜内陷将病原体直接包绕在小泡内，此即吞饮。

（3）杀灭和消化病原体：吞噬细胞内的溶酶体与吞噬体融合形成吞噬溶酶体，溶酶体内的各种酶可杀灭病原体，然后进一步溶解消化，并将不能消化的残渣排出细胞外。

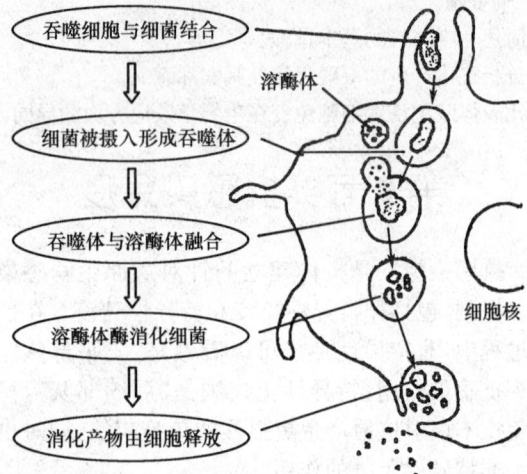

图 3-21　吞噬细胞吞噬和杀菌过程示意图

3. 吞噬结果　①完全吞噬。病原体被吞噬后被杀死消化。②不完全吞噬。部分细菌（结核分枝杆菌、麻风分枝杆菌等）被吞噬后不能被杀死、消化，反而在吞噬细胞内生长繁殖，还可随吞噬细胞游走扩散到全身的其他部位。

考点提示：吞噬细胞的种类、吞噬过程和结果

（三）体液因素

正常人体中，含有多种抗微生物的物质，主要包括：干扰素、补体、溶菌酶、防御素、乙型溶素等。

1. 干扰素　是指病毒或其他干扰素诱生剂作用于细胞后所产生的一种小分子糖蛋白。干扰素具有间接的广谱抗病毒作用，即通过进入未感染病毒细胞使之产生抗病毒蛋白而发挥作用。其机制是抑制病毒蛋白质的合成，干扰病毒的组装和释放。干扰素还可通过激活 NK 细胞和巨噬细胞而增强其抗感染作用。

2. 补体　补体是存在于人和动物血清中一组具有酶活力的球蛋白，由三十余种成分组成，故称为补体系统。补体的性质不稳定，易受理化因素作用失去活性，56℃经 30min 可使补体中大部分组分失去活性，称灭活。

（1）补体的组成：按生物学功能分为三大类。①固有成分。包括 C1 至 C9、D 因子、B 因子、MBL、丝氨酸蛋白酶等，其中 C1 又分为 C1q、C1r 和 C1s 三个亚单位。②补体调节蛋白（包括体液中的调节蛋白和膜结合蛋白）。参与补体激活的调控，主要包括 I 因子、H 因子、备解素等。③补体受体。补体必须与各种细胞膜上相应受体结合才能发挥作用，如 CR1-CR5 等。

（2）补体的激活：在生理情况下，补体以酶原（无活性）的形式存在，当有刺激物存在或在特定的固相表

表 3-7 补体的生物学活性

生物学活性	补体分子	作用机制
溶菌、溶细胞作用	C1 至 C9	形成攻膜复合体,溶解靶细胞
调理作用	C3b、C4b	与吞噬细胞相应受体结合,促进吞噬
炎症介质作用		
激肽活性	C2a	增强血管通透性
过敏毒素	C3a 、C5a	刺激肥大细胞或嗜碱粒细胞脱颗粒,引起过敏反应
趋化作用	C3a、C5a 、C567	炎症介质作用,吸引粒细胞和吞噬细胞向反应部位聚集,造成炎症反应。
清除免疫复合物	C3b	与红细胞、血小板等表面受体结合后,使免疫复合物被黏附、吞噬与清除
中和溶解病毒	C1 至 C4	增加抗体对病毒的中和作用,促进某些包膜病毒的溶解

面上,各补体成分按一定顺序,以级联的酶促反应方式依次活化,有些补体经活化后分为 a、b 两个片段,如 C3b、C3a 等。激活后的聚合物或片段有多种生物学效应。补体的激活途径主要有三条:①经典途径(传统途径)。IgM、IgG 与抗原结合后形成的免疫复合物激活经典途径,为补体激活的主要途径,激活顺序为 C1、C4、C2、C3、C5 至 C9。②旁路途径(替代途径)。细菌酯多糖、酵母多糖以及凝聚的 IgA 可通过旁路途径直接激活补体。在 D 因子、B 因子的作用下,C3、C5 至 C9 依次被激活。旁路途径在机体早期抗感染免疫中具有重要意义。③MBL(甘露糖结合凝集素)途径。MBL 途径与经典激活途径的过程类似,但其激活起始于炎症期产生的 MBL 与病原体结合之后。

(3) 补体的作用:补体激活后的主要生物学作用见表 3-7。

考点提示:补体的概念、激活途径和生物学作用

链接

补体的发现

比利时细菌学家和免疫学家 Jules Bordet,通过实验证实了血清中存在不耐热的杀菌物质,在抗体的存在下能使细菌溶解,因此于 1919 年获得诺贝尔奖。后来,Ehrlich 把这种物质称为补体。

3. 溶菌酶 是一种碱性蛋白质,广泛存在于各种体液中(如血液、唾液、泪液等)和吞噬细胞溶酶体中,作用于革兰阳性菌细胞壁的肽聚糖,破坏细胞壁导致革兰阳性菌溶解。

4. 防御素 是由上皮细胞、中性粒细胞和某些小肠细胞产生的一类富含精氨酸的小分子多肽,对胞外菌、真菌和包膜病毒有直接杀伤作用。主要是通过改变细胞壁、细胞膜、包膜的通透性导致病原体裂解死亡。

5. 乙型溶素 是一种主要来源于血小板的耐热的碱性蛋白,可损伤除链球菌以外的革兰阳性菌的细胞膜,导致细菌死亡。但作用不如溶菌酶彻底。

考点提示:非特异性免疫的组成

二、特异性免疫

特异性免疫(适应性免疫、获得性免疫或后天免疫)是个体在后天生活过程中,由特异性抗原刺激机体所建立的针对该抗原的免疫应答能力。其特点:①后天获得;②有明显的个体差异;③有特异性,只针对接触过的相应病原体起作用;④有记忆功能,再次接触相同抗原,免疫力可增强;⑤效应作用具有放大性。

特异性抗感染免疫包括体液免疫和细胞免疫。

考点提示:特异性免疫的概念和组成

(一) 体液免疫

病原体刺激机体后,机体针对病原体抗原的性质、侵入途径的不同将产生多种不同的抗体,从而发挥抗菌、抗病毒、抗毒素作用。

1. 抗菌免疫 主要的抗菌抗体为 IgG、IgM 和分泌型 IgA(SIgA)。IgG、IgM 与细菌结合后激活补体,导致细菌的溶解;IgG 还可通过发挥调理作用和 ADCC 作用破坏细菌;SIgA 能抑制细菌对黏膜上皮细胞的黏附,防止病原体的侵入。体液免疫主要针对胞外感染菌起作用。

2. 抗毒素免疫 主要的抗毒素抗体为 IgG。抗体与细菌外毒素结合后,阻止外毒素与细胞上特异性受体结合,使毒素无法发挥毒性作用,称为中和毒素作用。抗毒素只能中和游离的外毒素。

3. 抗病毒免疫 IgG、IgM 和 SIgA 可与血液中和黏膜表面的病毒抗原结合,降低和消除病毒侵入细胞的能力,发挥中和病毒作用;IgG 还可通过 ADCC 作用破坏受病毒感染的靶细胞和有包膜的病毒体。由于 IgG 能通过胎盘,故在防止婴幼儿病毒感染中起主要作用。

(二) 细胞免疫

细胞免疫在清除胞内菌、病毒及寄生虫等方面发挥主要作用。

表 3-8　非特异性免疫和特异性免疫的比较

名称	来源	作用对象	遗传性	构成种类		主要功能
非特异性免疫	天然存在	各种抗原	可遗传	屏障结构：		
					皮肤黏膜屏障	阻挡外界病原体入侵
					血-脑屏障	阻挡血液病原体入侵
					胎盘屏障	阻挡母血病原体入侵
				吞噬细胞：		
					中性粒细胞	吞噬杀灭胞外病原体
					单核细胞	吞噬杀灭胞内病原体
					巨噬细胞	吞噬杀灭胞内病原体
				体液中免疫分子：		
					干扰素	抗病毒、抗肿瘤等
					补体	被激活后溶解细菌等
					溶菌酶	抗革兰阳性菌
					防御素	杀灭胞外菌、有包膜病毒
					乙型溶素	杀灭革兰阳性菌
特异性免疫	需抗原刺激才产生	特异性抗原	不可遗传	细胞免疫		效应 T 细胞和细胞因子排斥抗原，抗胞内病原体
				体液免疫		抗体和抗原结合，抗胞外病原体

1. 抗胞内菌免疫　结核分枝杆菌、伤寒沙门菌等胞内寄生菌感染后，主要寄生在细胞内或造成不完全吞噬，细菌可以逃避体液中抗菌物质的杀伤而被保护。可通过效应 Tc 细胞直接杀伤作用或 Th1 细胞释放细胞因子激活并促进吞噬细胞的吞噬作用来清除。

2. 抗病毒免疫　抗细胞内病毒的细胞免疫主要是通过 Th1 细胞、效应 Tc 细胞介导的特异性免疫来实现的。

小　结

机体的抗感染免疫由非特异性免疫和特异性免疫共同完成。两者相互配合，相互促进。非特异性免疫首先发挥作用，包括屏障结构的屏障作用、吞噬细胞的吞噬作用和体液因素的作用。补体作为存在于人和动物血清中一组具有酶活力的球蛋白，被激活后可体现多种生物学活性。

特异性免疫更强烈、更有效，包括细胞免疫和体液免疫。细胞免疫在抗胞内寄生病原体时发挥作用，主要由 Th1 细胞、效应 Tc 细胞介导完成。而体液免疫主要针对体液中的有害物质起反应，参与的成分主要为IgG、IgM 和 SIgA。

非特异性免疫和特异性免疫的比较见表 3-8。

目标检测

一、名词解释

1. 非特异性免疫　2. 特异性免疫　3. 完全吞噬
4. 不完全吞噬　5. 补体

二、填空题

1. 机体的屏障结构主要有＿＿＿＿、＿＿＿＿、＿＿＿＿。
2. 大吞噬细胞指血液中的＿＿＿＿和组织中的＿＿＿＿，小吞噬细胞是血液中的＿＿＿＿。
3. 正常体液中的免疫分子有＿＿＿＿、＿＿＿＿、＿＿＿＿、＿＿＿＿等。
4. 补体的主要激活途径有＿＿＿＿、＿＿＿＿、＿＿＿＿。

三、选择题

1. 下列为皮肤黏膜在抗感染过程中起的作用，但应除外
   A. 阻挡作用　　　　　B. 杀菌作用
   C. 吞噬作用　　　　　D. 拮抗作用
   E. 清除作用
2. 下列不属于非特异性免疫的物质是
   A. 补体　　　　　　　B. 溶菌酶
   C. IgG　　　　　　　 D. 干扰素
   E. 乙型溶素
3. 下列具有过敏毒素作用的补体片段是
   A. C1 至 C9　　　　　B. C3b
   C. C3a、C5a　　　　　D. C567
   E. C56789
4. 下列易形成不完全吞噬的病原体是
   A. 结核分枝杆菌　　　B. 破伤风梭菌
   C. 脑膜炎奈瑟菌　　　D. 大肠埃希菌
   E. 葡萄球菌

四、简答题

1. 说出补体的生物学作用。
2. 简述非特异性免疫的组成。

（路转娥）

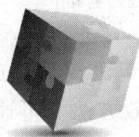

第4章 临床免疫

第1节 超敏反应

超敏反应(hypersensitivity)又称为变态反应,是指机体再次接受相同抗原刺激时,发生的以组织损伤和/或生理功能紊乱为主的特异性免疫应答。

超敏反应不是疾病名称,而是病理性的免疫应答,是一些疾病的组织损伤机制或发病机制。引起超敏反应的抗原称为变应原(allergen)。根据超敏反应的发生机制,可分为四型,包括由抗体介导的Ⅰ型、Ⅱ型、Ⅲ型超敏反应及致敏 T 细胞介导的Ⅳ型超敏反应。

考点提示:超敏反应的概念和类型、变应原的概念

一、Ⅰ型超敏反应

Ⅰ型超敏反应主要由特异性 IgE 抗体介导产生。机体内已存在针对某变应原的 IgE,再次接触相同变应原时迅速发生反应,又称为速发型超敏反应。

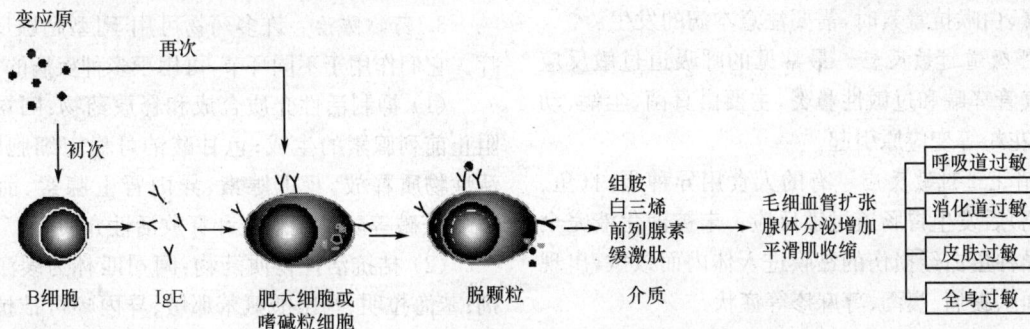

(一) 发生机制

Ⅰ型超敏反应的发生可分为致敏和发敏两个阶段(图 4-1)。

1. 致敏阶段　变应原进入体内后,刺激 B 细胞分化增殖形成浆细胞,产生 IgE 抗体。IgE 可高亲和力结合肥大细胞或嗜碱粒细胞表面的 IgE Fc 受体,使机体处于致敏状态。IgE 在细胞表面可停留数月至数年。此过程为致敏阶段。

2. 发敏阶段　致敏机体再次接触相同变应原,变应原与肥大细胞或嗜碱粒细胞表面的 IgE 分子结合,并发生交联,启动激活信号,使肥大细胞或嗜碱粒细胞脱颗粒,释放出组胺、前列腺素 D_2、白三烯、缓激肽、血小板活化因子等活性介质,导致平滑肌收缩,腺体分泌增加,毛细血管扩张,通透性增加,并引起一系列临床症状。该过程在接触变应原几秒到几小时发生,称为发敏阶段。

考点提示:Ⅰ型超敏反应的发生机制

(二) 特点

1. 反应的发生和消退较快,可表现为局部反应或全身反应,一般不引起组织损伤。

2. 参与的抗体为 IgE,效应细胞以嗜碱粒细胞及肥大细胞为主,补体系统不参与。

3. 有显著个体差异及遗传倾向。

考点提示:Ⅰ型超敏反应的特点

图 4-1　Ⅰ型超敏反应发生机制示意图

（三）常见疾病

1. 过敏性休克　是Ⅰ型超敏反应导致的严重疾病。由于全身小静脉和毛细血管迅速扩张，通透性增强，使有效循环血量减少，引起头晕、胸闷、脉搏细速等一系列症状，严重的休克和喉头水肿可以危及生命。过敏性休克多在使用某些药物或血清后发生。

（1）药物过敏性休克：由青霉素引起的该病最为常见。青霉素降解产物如青霉烯酸、青霉噻唑醛酸等为半抗原，进入体内和蛋白质结合成完全抗原，诱导机体产生IgE而致敏。再次应用即可发生过敏性休克。除青霉素以外，头孢菌素类、链霉素、普鲁卡因、有机碘等也可能引起本病。

案例 4-1
初次青霉素皮试过敏

患儿，男，3岁，因支气管肺炎入院。治疗措施中，医嘱给予青霉素40万U肌内注射，2次/日。用药前向家长询问患儿病史，既往体健，无青霉素应用史。在右前臂皮内注射青霉素皮试液，20min后观察结果，局部出现明显红晕、皮疹，测量直径1.8cm，确定皮试阳性。停用青霉素，改用其他抗生素治疗。

思考题：

1. 为什么患儿初次青霉素皮试阳性？
2. 患儿处于何种状态？
3. 患儿体内有无特异性IgE？

案例 4-1 讨论分析

青霉素过敏属于Ⅰ型超敏反应，临床上在再次应用时发生过敏。该患儿初次皮试即出现过敏，可能与先前无意中接触过青霉素或青霉素类似物有关。患儿处于致敏状态，体内含有特异性的IgE抗体。

（2）血清过敏性休克：再次注射相同来源的抗体或抗毒素时，可能发生过敏性休克。临床上应用破伤风抗毒素、白喉抗毒素时，需要注意本病的发生。

2. 呼吸道过敏反应　最常见的呼吸道过敏反应包括支气管哮喘和过敏性鼻炎，主要由真菌、尘螨、动物皮毛、花粉等变应原引起。

3. 消化道过敏反应　有的人食入异种蛋白（鱼、虾、蛋、奶）后发生胃肠道过敏反应。未被消化液完全分解的异种蛋白经损伤的黏膜进入体内而致敏，出现恶心、呕吐、腹痛、腹泻、荨麻疹等症状。

4. 皮肤过敏反应　主要表现为荨麻疹、湿疹和血管神经性水肿。可由药物、食物、蚊虫叮咬等诱发，某些物理性因素（如寒冷）也可导致局部症状。多数有家族史。

考点提示：Ⅰ型超敏反应的常见疾病

（四）防治原则

1. 查找并避免接触变应原　为预防Ⅰ型超敏反应发生的最有效方法。可通过询问过敏史、家族史找出可疑变应原。临床上使用可能引起过敏反应的药物时需做皮肤试验，出现阳性反应时禁止使用（彩图4-1）。对必须使用者可用脱敏治疗。

2. 脱敏治疗

（1）异种免疫血清脱敏治疗：在异种免疫血清（如抗毒素）皮试阳性但必须使用时，可将其小剂量、短间隔（20～30min）、多次注射进行脱敏治疗。其原理是小量多次注射的抗毒素使体内的致敏肥大细胞、嗜碱粒细胞分批释放少量活性物质如组织胺，可及时被体内水解酶水解，而不至于引起严重反应，最终解除致敏状态。此时大剂量注射抗毒素不会发生超敏反应。应注意脱敏治疗仅有短期疗效，以后注射仍需做皮试。

链接
破伤风抗毒素（TAT）脱敏治疗

TAT皮试结果为阳性反应，应用脱敏注射。

将 TAT 分为 4 次，即 0.1ml、0.2ml、0.3ml、0.4ml，每次都用 0.9％氯化钠溶液稀释至1ml，用肌内注射方法给药，每次观察 20 min，无反应即注射下一次，如有反应，反应轻微则减少每一次 TAT 注射的药量，增加注射次数；反应重者，出现过敏性休克症状者，立即停止注射TAT，并按过敏性休克抢救。

（2）特异性变应原脱敏治疗：又称减敏治疗，对于已查明但难以避免接触的变应原，通过小剂量、长间隔（1周左右）、反复皮下注射变应原进行脱敏治疗。该疗法可用于治疗过敏性鼻炎、支气管哮喘、荨麻疹等疾病。其原理是通过皮下注射变应原，诱导体内产生IgG并与变应原结合，阻止变应原同IgE的结合。这种IgG又称为阻断抗体或封闭抗体。

3. 药物防治　许多药物可用于Ⅰ型超敏反应的治疗。它们作用于不同环节，可用于多种疾病的治疗。

（1）抑制活性介质合成和释放药物：阿司匹林可阻止前列腺素的生成；色甘酸钠可稳定细胞膜，阻止活性物质释放，肾上腺素、异丙肾上腺素、前列腺素E、氨茶碱等防止脱颗粒和释放活性介质。

（2）拮抗活性物质药物：阿司匹林为缓激肽拮抗剂；苯海拉明、马来酸氯苯那敏、异丙嗪可拮抗组胺的作用，是常用的抗过敏药。

（3）改善效应器官反应性的药物：肾上腺素可缓解支气管痉挛，减少腺体分泌；葡萄糖酸钙、氯化钙、维生素C可解除痉挛，并降低毛细血管通透性、减少渗出。

考点提示：Ⅰ型超敏反应的防治原则

二、Ⅱ型超敏反应

Ⅱ型超敏反应是 IgG 和 IgM 类抗体与靶细胞表面相应抗原结合后,通过补体、吞噬细胞、NK 细胞使靶细胞溶解或组织损伤的过程,又称为细胞溶解型或细胞毒型超敏反应。

(一)发生机制

1. 变应原　引起Ⅱ型超敏反应的变应原主要有以下几类:

(1)与某些外源性抗原(如微生物)有相同抗原成分的正常组织细胞。

(2)同种异型抗原,如 ABO、Rh 血型抗原,HLA 抗原等。

(3)被感染或理化因素改变的自身抗原。

(4)吸附了外来抗原、半抗原的组织细胞。

2. 抗体　为靶细胞或微生物等刺激机体产生的 IgG、IgM 抗体。

3. 发生机制　抗体与靶细胞表面的相应抗原结合后,可通过三条途径溶解靶细胞(图 4-2)。

(1)IgG、IgM 与靶细胞表面抗原结合后,激活补体经典途径溶解细胞。

(2)IgG 的 Fc 段与吞噬细胞上的 Fc 受体结合,补体裂解片段 C3b 与吞噬细胞 C3b 受体结合,起到调理吞噬作用。

(3)IgG 的 Fc 段与 NK 细胞的 Fc 受体结合,NK 细胞发挥 ADCC 作用破坏靶细胞。

(二)特点

1. 反应造成组织损伤,靶细胞多为血细胞。

2. 参与的抗体为 IgG、IgM,效应细胞为吞噬细胞、NK 细胞,补体参与反应,以细胞毒作用为主。

3. 有一定个体差异。

4. 变应原主要是靶细胞表面抗原。

(三)常见疾病

1. 输血反应　多由 ABO 血型不合输血引起,也可由 Rh 血型不合的输血引起。输入的红细胞被 ABO 血型不合受血者抗体结合,经补体作用而溶解,此为溶血性输血反应。

2. 新生儿溶血症　见于母子血型不符时。Rh 血型不合更为严重,多发生于 Rh^- 母亲第二次怀有 Rh^+ 胎儿。初次妊娠时,少量 Rh^+ 红细胞进入母体,诱导抗 Rh IgG 类抗体产生。再次妊娠仍为 Rh^+ 胎儿时,抗体进入胎儿体内,可导致红细胞溶解,引起溶血。

> ### 案例 4-2
> #### Rh 血型不合输血导致溶血反应
> 患者,男,43 岁,因吐血入院。血常规:红细胞(RBC)1.94×10^{12}/L,血红蛋白(Hb)52g/L,血型 AB 型。分两次输入 AB 型 Rh 阳性血共 600ml,1 周后病情无明显好转。再次检查:RBC 1.67×10^{12}/L,Hb 38g/L,总胆红素 $45.4\mu mol$/L,有血红蛋白尿。血型:AB 型,Rh 阴性。做抗体检测:产生 Rh 抗 D 抗体。作交叉配血,输入相合的 AB 型 Rh 阴性血液。再次查血:RBC 2.24×10^{12}/L,Hb 52g/L,总胆红素 $18.5\mu mol$/L,血红蛋白尿消失。经过对症治疗,患者病情逐渐缓解。
>
> **思考题:**
>
> 1. 为什么患者第一次输血后,红细胞反而下降?机制是什么?
>
> 2. ABO 血型相合输血,是否仍有可能发生溶血反应?

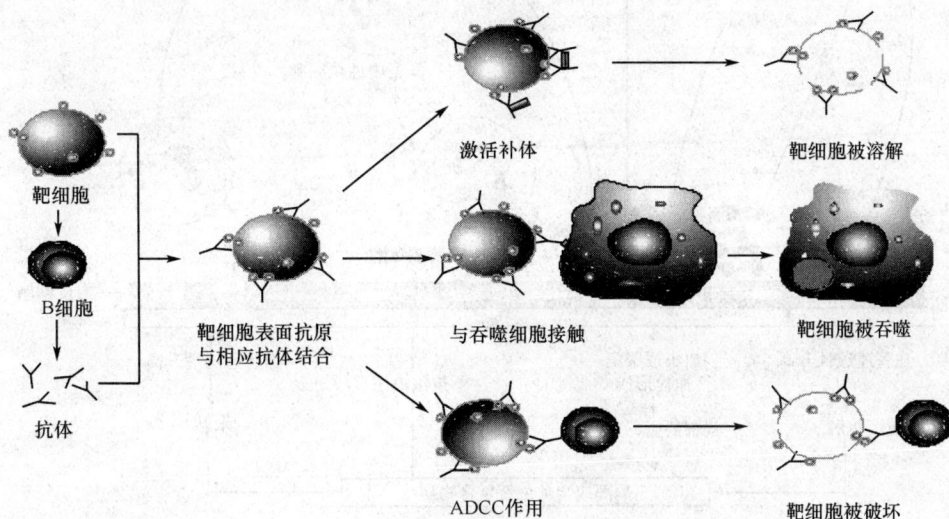

图 4-2　Ⅱ型超敏反应发生机制示意图

患者第一次输血分 2 次进行,红细胞下降是因为出现了溶血反应,其机制是 Ⅱ 型超敏反应,由于 Rh 阴性个体两次输入了 Rh 阳性血导致,第 1 次 Rh$^+$ 红细胞进入机体,诱导机体产生 Rh 抗体,第 2 次再次有 Rh$^+$ 红细胞进入,即与体内已有的 Rh 抗体结合,导致溶血。ABO 血型相合输血,也可发生其他血型系统不合引起的溶血反应,充分说明交叉配血试验的重要性。

3. 过敏性血细胞减少症 某些药物如青霉素、奎宁等可作为半抗原,与血细胞膜或血浆中蛋白结合为完全抗原,诱导机体产生抗体,发生 Ⅱ 型超敏反应,使血细胞溶解。

考点提示:Ⅱ 型超敏反应的常见疾病

三、Ⅲ 型超敏反应

Ⅲ 型超敏反应又称免疫复合物型超敏反应、血管炎型超敏反应,为中等大小可溶性免疫复合物沉积于毛细血管基膜,通过激活补体及白细胞、血小板的参与,引起以中性粒细胞浸润为主要特征的血管炎症及组织损伤。

(一) 发生机制(图 4-3)

1. 免疫复合物的形成 可溶性抗原进入体内后,诱导机体产生 IgG、IgM 抗体。当抗原的量远多于抗体时,可形成小分子免疫复合物,易通过肾小球随尿液排出。如抗原抗体比例合适,可形成大分子免疫复合物,易被吞噬细胞清除。但在抗原的量略多于抗体时,则形成中等大小免疫复合物,可随血液长期循环在体内。

2. 免疫复合物的沉积 循环免疫复合物易沉积于毛细血管迂回曲折、血流缓慢且血压较高部位(如肾小球基膜、关节滑膜等)的血管内皮细胞间隙中。

3. 引起组织损伤 免疫复合物的沉积激活补体系统,引起组织损伤。

(1) 补体激活:沉积的免疫复合物通过经典途径激活补体系统。裂解片段 C3a、C5a 具有过敏毒素作用,导致肥大细胞、嗜碱粒细胞释放活性介质,引起局部血管扩张和通透性增高,出现水肿。

(2) 白细胞浸润:C3a、C5a、C567 具有趋化作用,吸引中性粒细胞到免疫复合物沉积处,并发挥吞噬作用,同时释放溶酶体酶,引起局部组织损伤。

(3) 血小板活化:损伤的血管壁暴露胶原纤维,使血小板聚集。聚集的血小板释放血管活性物质,加剧局部渗出和水肿;同时形成血栓,使局部缺血、组织坏死。

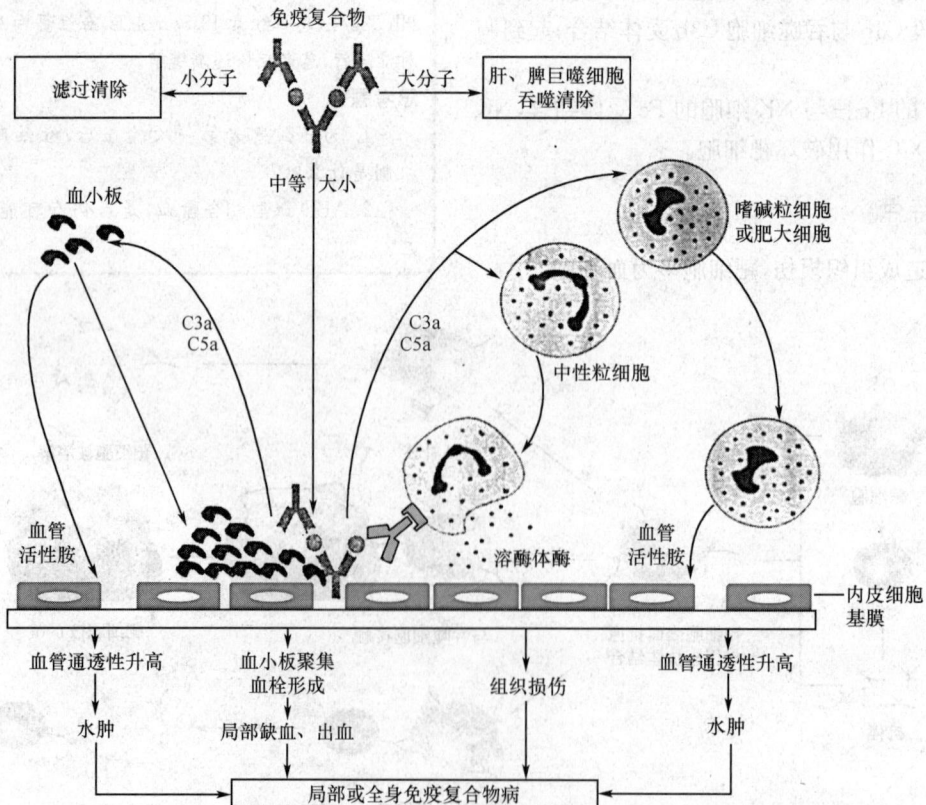

图 4-3 Ⅲ 型超敏反应发生机制示意图

（二）特点

1. 反应造成组织损伤,有中等大小可溶性免疫复合物沉积。

2. 参与的抗体主要为 IgG、IgM,效应细胞主要为中性粒细胞。补体参与反应,主要发挥过敏毒素作用和趋化作用。

3. 有一定个体差异。

4. 变应原主要是可溶性抗原。

（三）常见疾病

1. **局部免疫复合物病** 胰岛素依赖型糖尿病患者,反复注射胰岛素后,机体可产生相应的 IgG 类抗体,并形成免疫复合物沉积于注射部位,发生红肿、坏死等反应。长期吸入真菌等抗原,肺泡间质出现免疫复合物沉积,导致间质性肺炎,又称为"农民肺"。

2. **全身免疫复合物病**

（1）血清病:多发生于初次大剂量注射异种免疫血清后 1~2 周。患者体内产生的抗体与异种动物免疫血清形成中等大小免疫复合物,引起组织损伤,表现为发热、皮疹、关节肿痛、一过性蛋白尿等。大剂量使用青霉素、磺胺等也会产生类似反应,称为药物热。

（2）急性肾小球肾炎:多发生于 A 族溶血性链球菌感染后 2~3 周。体内产生的抗体与微生物可溶性抗原形成循环免疫复合物沉积于肾小球基膜,引起肾小球肾炎。临床上表现为急性起病,以血尿、蛋白尿、水肿、高血压为特点。

（3）类风湿性关节炎:某些因素导致体内 IgG 分子发生变性,刺激体内产生抗自身 IgG 抗体。这些抗体主要为 IgM,又称类风湿因子（RF）。类风湿因子与变性的 IgG 结合形成的免疫复合物沉积在关节滑膜、皮下组织等处引起类风湿性关节炎。

案例 4-3 讨论分析

该患者可能是急性肾小球肾炎。该病的发病机制属于Ⅲ型超敏反应。

考点提示:Ⅲ型超敏反应的常见疾病

四、Ⅳ型超敏反应

Ⅳ型超敏反应又称迟发型超敏反应。是效应 T 细胞与相应抗原接触后介导的以单个核细胞浸润和组织损伤为主要特征的病理性免疫应答。

（一）发生机制（图 4-4）

1. **致敏阶段** 引起Ⅳ型超敏反应的抗原主要是病毒、胞内寄生菌、真菌、移植细胞抗原及某些化学物质。T 细胞受到抗原刺激后活化增殖,分化为特异性 $CD4^+$ Th1 细胞和 $CD8^+$ Tc 细胞。

2. **效应阶段** 致敏的 $CD4^+$ Th1 细胞再次识别相应抗原后,释放 IFN-γ、TNF、IL-2、趋化因子等。趋化因子吸引单核巨噬细胞、淋巴细胞聚集到局部;TNF 可直接对靶细胞和组织产生细胞毒作用;IL-2、IFN-γ 等可增强淋巴细胞、巨噬细胞的功能,从而形成单个核细胞浸润和组织损伤的炎症反应。

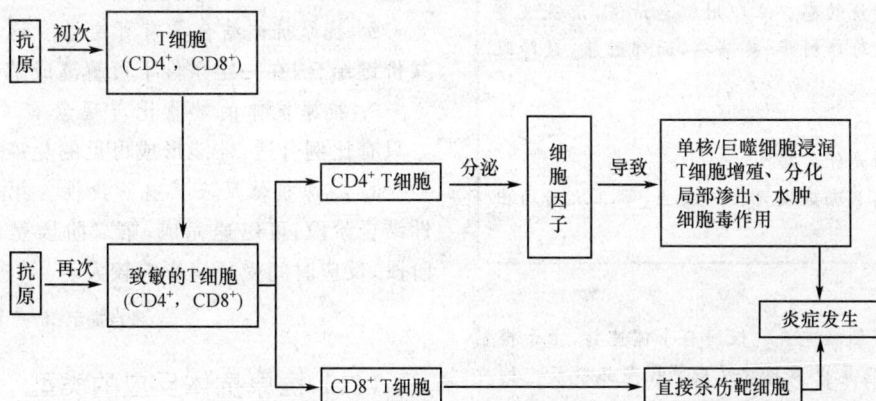

图 4-4　Ⅳ型超敏反应发生机制示意图

致敏 CD8$^+$ Tc 细胞识别靶细胞表面抗原后,释放穿孔素,在靶细胞膜表面穿一孔隙,继而释放颗粒酶,使靶细胞死亡;也可通过表面的 FasL 与靶细胞表面 Fas 结合,向细胞内传递凋亡信号,使靶细胞凋亡。

细胞免疫应答和 Ⅳ 型超敏反应是同一过程的两个方面。前者表现为抗原被清除,机体得到保护;后者表现为机体损伤。

(二) 特点

1. 反应发生缓慢,在接触变应原 48~72h 后发生,造成局部组织损伤。特点是以单个核细胞浸润为主的炎症反应。

2. 由 T 细胞介导,抗体和补体系统不参与。

3. 一般无个体差异(接触性皮炎除外)。

4. 变应原主要是胞内病原体、移植细胞抗原或某些化学物质。

(三) 常见疾病

1. 传染性迟发型超敏反应　胞内病原体抗原导致机体发生 Ⅳ 型超敏反应。由于此反应发生在感染过程中,故称为传染性迟发型超敏反应。在此过程中,T 细胞可释放出细胞因子,诱导纤维增生和胶原合成,形成肉芽肿和瘢痕。例如结核病的干酪样坏死、结节,麻风病皮肤损害等都与 Ⅳ 型超敏反应有关。

2. 接触性皮炎　机体接触一些化学物质,如化妆品、染料、药物,可与蛋白质结合成完全抗原,使机体致敏。再次接触则发生 Ⅳ 型超敏反应,导致皮肤损伤,表现为红肿、皮疹、水疱等,严重者出现剥脱性皮炎(彩图 4-1)。

案例 4-4

患者,女,60 岁。染发后面部肿胀、灼痛 12h 就诊。既往曾 3 次染发,前 2 次均无任何反应,3 个月前第 3 次染发后,头皮有刺痒和灼热感,未经任何治疗,2~3 日后症状消失。12h 前第 4 次染发,接触染发剂约 2h 即有头皮刺痛和烧灼感。立即用肥皂清洗,清洗液溜至面、颈部,引起局部刺痒、疼痛感,面部肿胀,致睁眼困难。

思考题:

1. 考虑患者是什么病?

2. 为什么前 2 次染发无任何反应,第 3 次后均出现反应?

案例 4-4 讨论分析

考虑患者是接触性皮炎。该病有个体差异,由于接触染发剂导致,其原理是 Ⅳ 型超敏反应。Ⅳ 型超敏反应的发病机制分为致敏阶段和发敏阶段,前 2 次染发虽无反应,但使其机体处于致敏状态,第 3 次染发后的反应属于发敏阶段,故均出现反应。

---

3. 移植排斥反应　异体之间组织器官移植时,不相容的 HLA 可引起 Ⅳ 型超敏反应。急性排斥反应主要由 T 细胞介导,使移植器官遭到损伤。

考点提示:Ⅳ 型超敏反应的常见疾病

第 2 节　免疫学检测

免疫学检测是基于免疫学原理,与细胞生物学、分子生物学和计算机技术相互结合而发展起来的技术。它可用于检测抗体、抗原、免疫细胞、细胞因子等免疫相关物质及体液中其他微量物质。近年来,免疫学检测技术快速发展,在基础医学、临床医学、药学等领域得到广泛应用。

生物制品:生物制品是以微生物、细胞、动物或人源的组织和体液等为原料,应用传统技术或现代生物技术制成,用于人类疾病的预防、治疗和诊断的制品。

一、抗原抗体反应

(一) 抗原抗体反应的原理

抗原与相应的抗体特异性结合,在一定条件下能呈现肉眼可见的现象或用仪器定量检测,因此可以用已知的抗原或抗体检测相应的抗体或抗原,称抗原抗体反应或抗原抗体检测。检测用抗体多来自血清,因此抗原抗体检测反应又称为血清学试验。

考点提示:抗原抗体反应的原理

抗原抗体反应的特点如下。

1. 抗原抗体结合具有特异性　这是抗原抗体反应最重要的基础。需要注意的是,天然抗原物质表面可以带有多个抗原决定基,当两种不同的抗原物质具有相同抗原决定基时,能与彼此相应的抗体产生交叉反应,对检测结果有干扰作用。

2. 抗原抗体结合具有可逆性　这种结合是以非共价键结合,在一定条件下可解离成游离抗原、抗体。

3. 抗原抗体的数量比与现象有关,具有比例性　只有比例合适,才能形成可见的免疫复合物。

4. 抗原抗体反应具有阶段性　第一阶段为特异性结合阶段,可迅速完成;第二阶段是出现可见现象阶段,反应时间受环境影响较大。

考点提示:抗原抗体反应的特点

(二) 抗原抗体反应的类型

1. 凝集反应　颗粒性抗原(如细菌、细胞)与相应抗体结合,在一定条件下出现肉眼可见的凝集现象,称为凝集反应。该类反应可检测到 $1\mu g/ml$ 水平的抗体。

考点提示:凝集反应的概念

(1)直接凝集反应:是用颗粒性抗原与抗体直接结合。常用方法有两种。

1)玻片凝集试验:颗粒性抗原与抗体在玻片上结合,出现可见的凝集现象。常用于定性检测抗原,如 ABO 血型检测、菌种鉴定等。

2)试管凝集试验:在试管中进行抗原抗体反应,一般可将待检血清在一系列试管中稀释成不同浓度,加入已知抗原观察凝集现象。此方法可用于定量检测抗体,如诊断伤寒的肥达反应、诊断立克次体病的外斐试验等。

链接

间接凝集抑制试验

在间接凝集试验的基础上,若先将标本与已知抗体混合,再加入以相应抗原致敏的颗粒,如标本中已有抗原,则会抑制后加入的致敏颗粒凝集,称为间接凝集抑制试验。目前临床上常用的妊娠免疫早期诊断法,就是根据此原理设计的。

(2)间接凝集反应(图 4-5):将可溶性抗原吸附在免疫无关颗粒(O 型红细胞、乳胶颗粒)上,成为免疫载体颗粒,再与相应抗体反应出现凝集现象。此无关颗粒又称为载体。也可将抗体吸附于颗粒上用于检测抗原,称为反向间接凝集反应。如使用金黄色葡萄球菌作为载体并吸附 IgG 抗体用于检测,称为协同凝集试验。类风湿因子检测、诊断风湿的抗"O"试验都属于间接凝集反应。

2.**沉淀反应** 可溶性抗原与相应抗体特异性结合,在一定条件下出现肉眼可见的沉淀现象称为沉淀反应。该类反应可检测 $20\mu g/ml$ 至 $2mg/ml$ 水平的抗体或抗原。

考点提示:沉淀反应的概念

(1)单向琼脂扩散(图 4-6):常用于测定血清免疫球蛋白及补体含量。将一定量已知抗体均匀混入琼脂凝胶中制成琼脂板,在适当位置打孔后加入不同浓度待测抗原溶液,使其在凝胶中扩散,在抗原抗体比例合适的位置形成沉淀环,大小与浓度正相关。

(2)双向琼脂扩散(图 4-7):将含抗原抗体的溶液分别加入琼脂凝胶的小孔中,在凝胶中自由扩散,抗原抗体相遇且比例合适时形成沉淀。此法常用于定性检测抗原抗体。

(3)免疫电泳:将区带电泳与双向免疫扩散相结合。在琼脂电泳带侧面槽加入抗体,以出现的沉淀线为标志,可进行抗原、抗体种类分析。

(4)免疫比浊法:抗原、抗体直接在液相中反应,利用浊度计测量反应液浊度,通过浊度曲线测得待测物浓度。此法易于实现自动化、定量检测。临床上补体 C3、C4 常用免疫比浊法测定。

3.**免疫标记技术** 是用荧光素、酶、放射性核素、化学荧光剂等示踪剂标记抗原或抗体,与未标记的待测物进行抗原抗体反应,是目前应用最广泛的免疫学检测技术。其优点是灵敏度高,可以定量、定位测量。

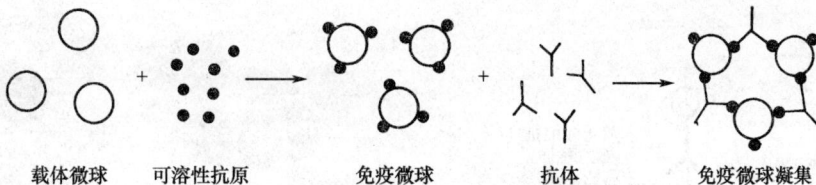

载体微球　可溶性抗原　免疫微球　　抗体　　免疫微球凝集

图 4-5 间接凝集反应原理示意图

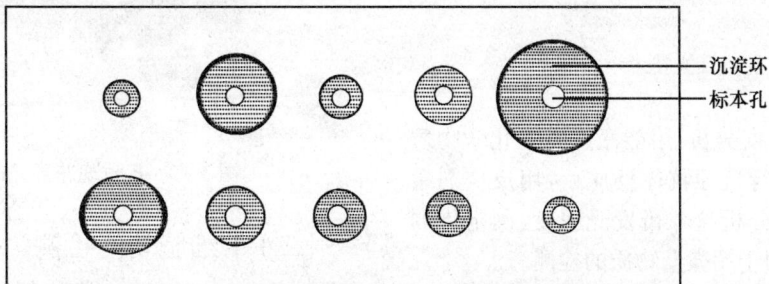

沉淀环
标本孔

琼脂板中含已知抗体。上排孔内含被测抗原,下排孔内含已知递减浓度的抗原

图 4-6 单向琼脂扩散结果示意图

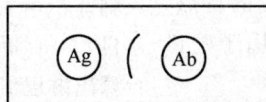

Ag　　Ab

图 4-7 双向琼脂扩散结果示意图

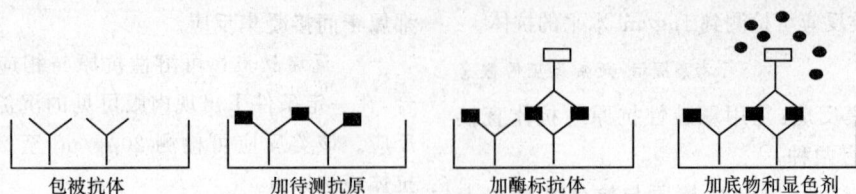

| 包被抗体 | 加待测抗原 | 加酶标抗体 | 加底物和显色剂 |

图 4-8　ELISA 双抗体夹心法示意图

（1）酶免疫技术（EIA）：用酶标记抗原或抗体，进行抗原抗体反应。酶与抗原抗体复合物结合，可作用于底物，在显色剂的作用下使其显色。根据显色的程度判断待测物的含量。酶免疫分析中，目前应用最广的是酶联免疫吸附试验（ELISA）（图 4-8）。

ELISA 现在应用于多种病原生物所引起的传染病以及非传染性疾病等方面的免疫诊断。该法敏感性高，操作简便，结果稳定，特异性强，易于自动化操作，适合大批量检测，可用于分析多种病原体的抗原或抗体（如乙肝五项检测）。

（2）放射免疫技术（RIA）：用放射性核素标记抗原或抗体，通过测定产物的放射活性判断结果。此方法可进行超微量分析，灵敏度高，多用于人体微量蛋白质、激素、药物和肿瘤标志物的定量分析。缺点是放射性核素对人具有一定危害，需要特殊设备。

（3）免疫荧光技术：以荧光素标记特异性抗体，与待检样本中抗原反应后，置荧光显微镜下观察，用于定性和定位检查（图 4-9）。此法可用于细菌、螺旋体、病毒性疾病诊断，也可鉴定免疫细胞表面分子和自身抗体。

链接

免疫标记技术——检测高手

如果一个人感染了艾滋病，我们如何诊断？用显微镜检查病毒很难做到，但是用免疫标记技术却可以很容易地检测到患者体内的微量抗体；如果运动员在比赛中服用了兴奋剂如何检测？常规方法也难以测出，因为兴奋剂在体内含量极微，同样也可以用免疫标记技术进行检测。免疫标记技术具有敏感性高、特异性强、重复性好、检测方法易规范化和自动化等优点，是检测领域的高手。

二、细胞免疫功能测定

（一）T 细胞数量检测

传统的方法是 E 玫瑰花环（图 4-10）计数法。T 细胞在体外一定条件下，可与绵羊红细胞结合，形成花环状细胞团即 E 玫瑰花环。计算花环形成率即可反映外周血 T 细胞数量。正常值为 $60\%\sim80\%$，花环形成减少代表细胞免疫功能降低。

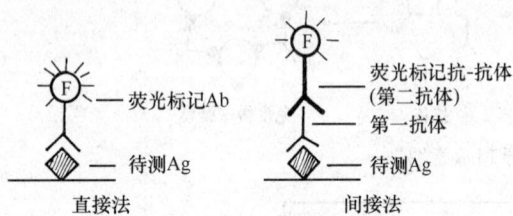

| 荧光标记Ab |
| 待测Ag |

直接法

| 荧光标记抗-抗体（第二抗体） |
| 第一抗体 |
| 待测Ag |

间接法

图 4-9　免疫荧光技术示意图

（4）化学发光免疫分析：用能激发光的化学物质标记抗原或抗体，进行抗原抗体反应后，用反应剂激活发光，以自动发光分析仪分析发光强度，确定待测物含量。该法也常用于超微量物质的检测。

（5）免疫印迹法：将标本中成分电泳使其分散，再转印到硝酸纤维膜上，最后用酶标记或放射标记抗体进行检测。此法具有高分辨力、高敏感度的特点，广泛用于分析抗原组分及活性，临床上常用于确诊 HIV 感染。

考点提示：抗原抗体反应的类型

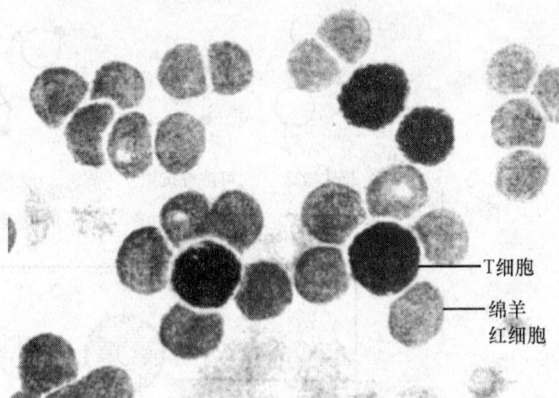

T细胞
绵羊红细胞

图 4-10　E 玫瑰花环显微照片图

（二）T 细胞功能检测

1. 淋巴细胞转化试验　T 淋巴细胞受到有丝分裂原（如植物血凝素、刀豆蛋白 A）刺激发生转化，细胞体积增大，能发生有丝分裂，称为淋巴母细胞（图 4-11）。将细胞培养染色并置于显微镜下观察，可计算出淋巴细胞转化率。淋巴细胞转化率反映细胞免疫功能，正常值为 70% 左右。

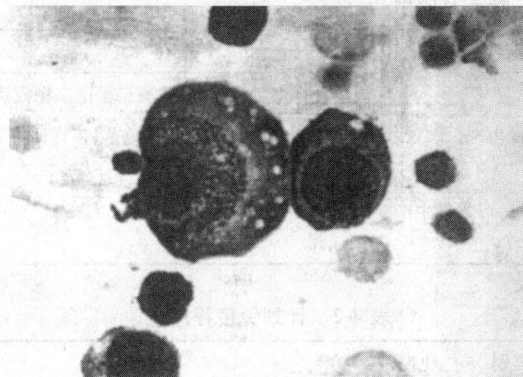

图4-11 淋巴母细胞显微照片图

2. 体内法 皮肤试验是临床上常用的简便测定方法。采用能引起细胞免疫应答的抗原(如旧结核菌素)皮内注射,经48～72h观察结果。如注射部位出现红肿、硬结、甚至坏死为阳性反应(彩图4-1)。细胞免疫功能缺陷、低下者,试验多为阴性或弱阳性反应。

(三) T细胞亚群检测

T细胞亚群检测对于了解机体的免疫功能,诊断某些疾病具有非常重要的意义。常用方法为免疫荧光法。不同T细胞亚群带有不同的CD分子,可与相应的荧光抗体结合,在荧光显微镜下即可区分不同的T细胞亚群。另外,采用流式细胞仪也可对免疫细胞进行快速准确鉴定和分类,临床上可用来对艾滋病患者$CD4^+$、$CD8^+$淋巴细胞计数。

第3节 免疫学防治

免疫学防治包括免疫预防和免疫治疗,是利用免疫学原理对疾病采取的预防和治疗措施。免疫学防治一直是对抗传染性疾病的有效手段,近年来在肿瘤治疗、自身免疫性疾病防治、器官移植等领域也得到了广泛运用。

一、免疫学预防

机体可通过两条途径获得免疫保护。经感染病原体,或通过其他自然途径(如胎盘、母乳)获得免疫保护,称为自然免疫。以人工方式给机体接种抗原或输入抗体(抗毒素、免疫球蛋白)等免疫物质,使机体获得免疫保护,称为人工免疫。人工免疫可分为人工自动免疫和人工被动免疫两种。

考点提示:人工免疫的类型

(一) 人工自动免疫

人工自动免疫是指给机体接种具有免疫原性的物质,诱导机体产生抗体或效应T细胞,从而获得免疫力。人工自动免疫需要通过机体免疫应答发挥作用,因此具有起效慢、维持时间长的特点。人工自动免疫常用的生物制品有疫苗、类毒素、联合疫苗等。

考点提示:人工自动免疫的概念

链接

疫苗发现的意义

疫苗的发现可谓是人类发展史上一件具有里程碑意义的事件。因为从某种意义上来说人类繁衍生息的历史就是人类不断向疾病和自然灾害斗争的历史,控制传染性疾病最主要的手段就是预防,接种疫苗被认为是最行之有效的措施。而事实证明也是如此,威胁人类几百年的天花病毒在牛痘疫苗出现后便被彻底消灭了,迎来了人类用疫苗向战病毒的第一个胜利,也更加证实了疫苗在控制和消灭传染性疾病方面的巨大作用。此后200年疫苗家族不断扩大发展,目前用于人类疾病防治的疫苗有二十多种,根据技术特点分为传统疫苗和新型疫苗。传统疫苗主要包括减毒活疫苗和灭活疫苗,新型疫苗则以基因疫苗为主。

1. 常用生物制品

(1) 疫苗:疫苗是将病原微生物(如细菌、立克次体、病毒等)及其代谢产物,经过人工减毒、灭活或利用基因工程等方法制成的用于预防传染病的自动免疫制剂。包括灭活疫苗、减毒活疫苗和近年来研制成的许多新型疫苗。

1) 灭活疫苗:又称死疫苗,是将免疫原性强的病原体经人工大量培养后,用理化方法灭活制成的疫苗。灭活疫苗的优点是易保存,无毒力返祖危险。缺点是不能在体内繁殖,接种剂量大,常需多次接种,不良反应大。常用的灭活疫苗有百日咳疫苗、乙脑疫苗、霍乱疫苗、流脑疫苗、狂犬疫苗、伤寒疫苗等。

2) 减毒活疫苗:是用减毒或无毒力的活病原微生物制成的疫苗。活疫苗进入机体可生长繁殖,接种剂量小,一般只需1次接种。但活疫苗难以保存,而且有毒力返祖的危险,对制备和储存的要求较高。常用的活疫苗有卡介苗、麻疹疫苗、风疹疫苗、脊髓灰质炎疫苗等。

3) 新型疫苗:见表4-1。

表 4-1　新型疫苗的成分、特点及应用

新型疫苗	成分	特点	应用
亚单位疫苗	保留有效免疫原成分,去除无关成分	不良反应较少	流感杆菌多糖疫苗、脑膜炎奈瑟菌多糖疫苗
合成肽疫苗	人工合成抗原多肽,与脂质体载体结合	安全,便于大量生产	疟疾疫苗、肿瘤疫苗、HIV 疫苗(还在研究阶段)
基因工程疫苗	通过基因工程技术,使另一生物表达所需抗原并制成疫苗	高效,安全性好,可大量生产	DNA 重组乙肝疫苗等

(2) 类毒素:细菌外毒素经 0.3%～0.4%甲醛溶液处理制成的无毒毒素。类毒素失去毒性但保留免疫原性,能诱导机体产生抗毒素。常用的类毒素有白喉类毒素、破伤风类毒素。

(3) 联合疫苗:联合疫苗是指将 2 种以上疫苗和类毒素混合配制而成的疫苗,用于预防多种疾病。如百白破三联疫苗含百日咳死疫苗、白喉类毒素和破伤风类毒素,同时预防百日咳、白喉和破伤风 3 种疾病;再如麻风腮三联疫苗是麻疹疫苗、风疹疫苗和腮腺炎疫苗制成的混合疫苗,可同时预防麻疹、风疹和流行性腮腺炎 3 种疾病。

考点提示:人工自动免疫常用的生物制品

2. 用途

(1) 预防和治疗感染:预防接种是目前防控传染病的最有效方法。同时,某些疾病可用疫苗进行治疗,如利用乙型肝炎疫苗治疗乙型肝炎等。

(2) 抗肿瘤:通过防止病毒感染,阻止某些与病毒关系密切的肿瘤的发生。如接种 EB 病毒疫苗可预防鼻咽癌,接种单纯疱疹病毒疫苗预防宫颈癌等。

(3) 治疗免疫相关疾病:使用人工合成的变应原疫苗可以预防超敏反应发生,对于过敏性鼻炎、支气管哮喘有一定疗效。

链接

自体肿瘤疫苗

取结肠癌患者切除的瘤块,经消毒、灭活并加入佐剂,制成自体肿瘤疫苗,给患者注射,同时辅以免疫因子治疗。治疗后患者对肿瘤抗原的免疫反应明显改善,特异性效应 T 细胞功能增强,血清 IFN-γ 水平升高;而对自体正常细胞的反应无明显改变。所有患者耐受性良好,无皮肤溃疡及严重不良反应。自体肿瘤疫苗对于术后减少复发率,延长无瘤生存期,有重要意义,是一种有前途的治疗方法。

3. 注意事项

(1) 接种对象:易感人群及按规定接受计划免疫的儿童(表 4-2)。

表 4-2　计划免疫程序表

类别	免疫月(年)龄	接种疫苗
基础免疫	出生时	卡介苗,乙型肝炎疫苗 1
	1 个月	乙型肝炎疫苗 2
	2 个月	脊髓灰质炎疫苗 1
	3 个月	脊髓灰质炎疫苗 2,百白破疫苗 1
	4 个月	脊髓灰质炎疫苗 3,百白破疫苗 2
	5 个月	百白破疫苗 3
	6 个月	乙型肝炎疫苗 3
	8 个月	麻疹疫苗
加强免疫	1.5～2 岁	百白破疫苗 4,麻疹疫苗
	4 岁	脊髓灰质炎疫苗 4
	6 岁	麻疹疫苗,白喉破伤风类毒素

注:数字为接种次数

(2) 接种剂量和时间:活疫苗可以繁殖,只需接种 1 次,剂量小。类毒素与死疫苗需用较大剂量并反复接种,每次间隔 4～6 周左右。

(3) 接种途径:死疫苗通过皮下注射接种;活疫苗可用皮肤划痕、皮内注射、口服或吸入接种。

(4) 接种反应:灭活疫苗接种可出现局部红肿、疼痛、淋巴结肿大、发热、头痛等症状,一般持续数日,无需处理。活疫苗接种反应轻微。如免疫功能严重低下者,接种活疫苗后会引起严重感染,个别人可出现超敏反应。因此免疫接种需严格掌握接种对象。

(5) 禁忌证:高热、严重心血管病、恶性肿瘤、急性传染病、肾病、活动性结核、活动性风湿病、甲状腺功能亢进(甲亢)、糖尿病、免疫缺陷患者不宜接种。怀孕期间应暂缓接种。

(二) 人工被动免疫

人工被动免疫是指将抗体或免疫细胞、细胞因子输入机体,直接发挥免疫作用。其特点为生效快、维持时间短,常用于疾病的治疗或紧急预防。

考点提示:人工被动免疫的概念

1. 常用生物制品

（1）抗毒素：是用细菌外毒素或类毒素反复免疫动物（一般为马）制备的免疫血清。免疫血清含有大量特异性抗体，有中和细菌外毒素毒性的作用，可用于外毒素所致疾病的治疗和紧急预防。常用的有破伤风抗毒素、白喉抗毒素、肉毒抗毒素等。

（2）人免疫球蛋白制剂：从胎盘提取的胎盘球蛋白和从正常人血浆提取的丙种球蛋白含有多种抗体，常用于麻疹、脊髓灰质炎、甲型肝炎的紧急预防和治疗。从传染病恢复期患者血浆中提取的特异性免疫球蛋白，可用于特定感染的紧急预防和治疗。

考点提示：人工被动免疫常用生物制品

2. 注意事项

（1）预防超敏反应：动物免疫血清对人体属异种抗原，可能引起严重超敏反应。注射前需询问病史，并做皮肤试验。皮试阳性应使用脱敏注射。

（2）早期足量：抗毒素只能中和游离外毒素，对已与细胞结合的外毒素无效。

（3）注意适应症，不宜滥用。

考点提示：人工自动免疫和人工被动免疫的比较

二、免疫学治疗

免疫功能异常可导致多种疾病，如感染、自身免疫性疾病和肿瘤等。采用某些手段来改变免疫功能状态，达到治疗疾病的目的称为免疫治疗。除人工被动免疫可用于疾病治疗外，还包括免疫调节和免疫重建2种方法。

1. 人工被动免疫 使用抗毒素和人免疫球蛋白制剂可用来对疾病进行特异性治疗。

链接

神奇的"血清疗法"

2003年SARS流行期间，解放军302医院教授姜素椿在给SARS患者治疗期间感染了SARS病毒，用广州康复患者的血清给自己注射，很快痊愈并重返工作岗位。康复患者的血清里含有特异性抗体，这种治疗方法就是"血清疗法"。

1891年12月10日，在柏林大学附属诊疗所的儿科病房，医生给一位病危的白喉病患儿注射了一种血清，这种血清里含有白喉抗毒素。第2天，患儿的病情明显好转。这是医学史上的一个重要里程碑，人类防治传染病的重要方法———"血清疗法"诞生了。取得这一历史成就的是德国医生埃米尔·贝林。贝林因血清疗法防治白喉、破伤风，得到理论上和临床上的成功，得到全世界医学界的肯定，于1901年12月10日获第一届诺贝尔生理学或医学奖。

2. 免疫调节 是指通过药物或其他措施调节机体免疫应答状态。常用制剂见表4-3。

3. 免疫重建 是指给免疫缺陷患者移植正常人的造血干细胞或淋巴细胞，恢复其免疫功能。免疫重建主要手段有骨髓移植和胚胎干细胞移植。

（1）骨髓移植：分为异基因骨髓移植和自体骨髓移植，是将异体或自体的骨髓植入患者体内，使其恢复造血、免疫功能。骨髓移植常用于对放、化疗敏感肿瘤及严重造血系统疾病、免疫系统疾病的治疗。异体骨髓移植需要供受者HLA配型相合，以减少排斥反应的发生。

（2）胚胎干细胞移植：胎肝和脐带血中含有大量造血干细胞，可用于免疫重建。临床上胎肝细胞输注可用于治疗再生障碍性贫血；脐血干细胞移植可部分代替异基因骨髓移植。

表4-3 常用免疫调节药物

项目	分类	常用药物	应用
免疫增强剂	化学合成药物	左旋咪唑、西咪替丁	治疗传染病、肿瘤
	多糖制剂	灵芝多糖、香菇多糖	
	微生物制剂	卡介苗、短小棒状杆菌	
	免疫因子	转移因子、免疫核糖核酸、胸腺素	
	中药	灵芝、冬虫夏草、黄芪	
免疫抑制剂	化学合成药物	环磷酰胺、硫唑嘌呤	治疗自身免疫性疾病、抗移植排斥反应
	糖皮质激素	泼尼松、地塞米松	
	微生物产物	环孢素A、FK-506	
	生物制剂	单克隆抗体、抗淋巴细胞球蛋白	
	中药	雷公藤、青蒿素	

表 4-4　Ⅰ~Ⅳ型超敏反应比较

项目	Ⅰ型超敏反应	Ⅱ型超敏反应	Ⅲ型超敏反应	Ⅳ型超敏反应
变应原	种类繁多	靶细胞表面抗原	可溶性抗原	胞内病原体、移植细胞抗原等
组织损伤	一般不引起	常损害血细胞	以中性粒细胞浸润为主的炎症反应	以单个核细胞浸润为主的炎症反应
抗体	IgE	IgG、IgM	IgG、IgM	无
补体	不参与	细胞毒作用	过敏毒素和趋化作用	无
效应细胞	嗜碱粒细胞、肥大细胞	吞噬细胞、NK 细胞	肥大细胞、嗜碱粒细胞、血小板、中性粒细胞	单核/巨噬细胞、淋巴细胞
常见疾病	过敏性休克 呼吸道过敏反应 消化道过敏反应 皮肤过敏反应	输血反应 新生儿溶血症 过敏性血细胞减少症	局部免疫复合物病 全身免疫复合物病 血清病 急性肾小球肾炎 类风湿性关节炎	传染性迟发型超敏反应 接触性皮炎 移植排斥反应
个体差异	显著	有	有	一般无

小　结

　　超敏反应又称为变态反应,是指机体再次接受相同抗原刺激时,发生的以组织损伤和/或生理功能紊乱为主的特异性免疫应答(表 4-4)。

　　Ⅰ型超敏反应的发生机制分为致敏阶段和发敏阶段两个阶段。防治原则:查找变应原并避免再接触;必要时采用脱敏治疗;进行药物防治。

　　抗原抗体反应的原理是抗原与相应抗体在一定条件下特异性结合,出现各种不同的现象;特点:特异性、可逆性、比例性和阶段性;常见的抗原抗体反应包括凝集反应、沉淀反应和免疫标记技术。

　　细胞免疫功能包括 T 细胞数量检测、T 细胞功能检测和 T 细胞亚群检测。

　　免疫学防治包括免疫预防和免疫治疗,是利用免疫学原理对疾病采取的预防和治疗措施,是对抗传染性疾病的有效手段。

　　人工自动免疫是指给机体接种具有免疫原性的物质,诱导机体产生抗体或效应 T 细胞,从而获得免疫力。常用的生物制品有疫苗、类毒素和联合疫苗;人工被动免疫是指将抗体或免疫细胞、细胞因子输入机体,直接发挥免疫作用。常用的生物制品有抗毒素、人免疫球蛋白制剂。

目标检测

一、名词解释

1. 超敏反应　2. 变应原　3. 凝集反应　4. 沉淀反应
5. 人工自动免疫　6. 人工被动免疫

二、填空题

1. 过敏性血细胞减少症由_____型超敏反应引起。能够与肥大细胞结合的 Ig 是_____。
2. 免疫复合物病的发病机制是_____型超敏反应。
3. 抗原抗体反应的类型有_____、_____、_____。

4. 人工自动免疫的常用制剂有_____、_____、_____。
5. 人工被动免疫常用制剂包括_____、_____。

三、选择题

1. 参与Ⅱ型超敏反应的免疫球蛋白是
   A. IgM/IgA
   B. IgM/IgG
   C. IgE/IgD
   D. IgM/IgD
   E. IgM/IgE
2. 介导Ⅳ型超敏反应的免疫细胞是
   A. 肥大细胞
   B. 中性粒细胞
   C. 嗜酸粒细胞
   D. T 细胞
   E. 嗜碱粒细胞
3. 属于Ⅲ型超敏反应性疾病的是
   A. 接触性皮炎
   B. 支气管哮喘
   C. 过敏性鼻炎
   D. 血清病
   E. 血细胞减少症
4. 注射破伤风抗毒素(TAT)的目的是
   A. 杀灭伤口中繁殖的破伤风梭菌
   B. 对可疑或确诊的破伤风患者进行紧急预防或治疗
   C. 中和与神经细胞结合的毒素
   D. 主要用于儿童的预防接种
   E. 用于受伤者的预防接种
5. 初次注入大量抗毒素的马血清所引起血清病的发病机制属于
   A. Ⅰ型超敏反应
   B. Ⅱ型超敏反应
   C. Ⅲ型超敏反应
   D. Ⅳ型超敏反应
   E. 不属于超敏反应
6. Ⅲ型超敏反应重要病理学特征是
   A. 巨噬细胞浸润
   B. 淋巴细胞浸润
   C. 嗜酸细胞浸润
   D. 中性粒细胞浸润
   E. 嗜碱粒细胞浸润

四、简答题

1. 比较Ⅰ~Ⅳ型超敏反应在临床上的常见疾病。
2. 简述Ⅰ型超敏反应的特点、发生机制和防治原则。
3. 简述抗原抗体反应的原理、特点及种类。
4. 免疫预防有哪两种途径?试比较它们的不同点。

(路转娥)

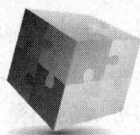

第5章 常见病原菌

病原菌是能使人或动植物发生疾病的细菌。常见的病原菌有化脓性球菌、肠道杆菌、弧菌、厌氧性细菌、分枝杆菌等。

第1节 化脓性球菌

病原性球菌主要引起化脓性炎症,又称为化脓性球菌。根据革兰染色性不同分为两类:革兰阳性的葡萄球菌、链球菌、肺炎链球菌和革兰阴性的脑膜炎奈瑟菌、淋病奈瑟菌等。

考点提示:常见的化脓性球菌

一、葡萄球菌属

葡萄球菌属因常堆积成葡萄串状而得名。广泛分布在自然界,是最常见的化脓性细菌,80%以上的化脓性疾病由它引起。病原性葡萄球菌一般存在于人的皮肤和鼻咽部,正常人群鼻咽部带菌率可达20%~50%,医务人员带菌率高达70%,是医院内交叉感染的重要传染源。

(一) 生物学特性

1. 形态与染色 革兰染色阳性,球形或略呈椭圆形,大小 0.4~1.2μm,呈葡萄串状排列,在脓汁或液体培养基中常成双或短链状排列,无鞭毛,无芽孢(彩图5-1)。

2. 培养特性 为需氧或兼性厌氧菌。最适温度为37℃,最适 pH 为7.4。营养要求不高,在普通琼脂平板培养基上可形成圆形、凸起、表面光滑、湿润、边缘整齐、不透明、中等大小的菌落,因菌株不同可产生不同颜色的脂溶性色素,使菌落呈现金黄色、白色、柠檬色。在血琼脂平板培养基上,多数致病菌株的菌落周围可形成透明的溶血环。

3. 抗原结构 有30余种,最重要的是葡萄球菌 A 蛋白(SPA)。SPA 是葡萄球菌细胞壁上的一种蛋白质,90%以上的金黄色葡萄球菌有此抗原结构。SPA 一方面具有抗吞噬作用,与细菌的致病性有关;另一方面可与 IgG Fc 段结合,介导协同凝集试验。

4. 分类 根据色素及生化反应的不同可将葡萄球菌分为三种,即金黄色葡萄球菌、表皮葡萄球菌和腐生葡萄球菌。其中金黄色葡萄球菌多为致病菌,表皮葡萄球菌偶尔致病,腐生葡萄球菌一般不致病。三种葡萄球菌的主要生物学性状见表5-1。

表 5-1 三种葡萄球菌的主要生物学性状

性状	金黄色葡萄球菌	表皮葡萄球菌	腐生葡萄球菌
色素	金黄色	白色	白色或柠檬色
血浆凝固酶	+	-	-
耐热核酸酶	+	-	-
溶血毒素	+	-	-
甘露醇发酵	+	-	-
SPA	+	-	-
致病性	强	弱或无	无

考点提示:葡萄球菌的分类

5. 抵抗力 葡萄球菌是无芽孢细菌中抵抗力最强的细菌。对干燥及热的抵抗力强,在干燥的脓汁、痰液中可存活数月;80℃经 30min 才能被杀死。耐盐性强,在含 10%~15%NaCl 的培养基上仍能生长。对甲紫敏感。对青霉素、头孢菌素、红霉素等多种抗生素敏感,但易产生耐药性。

(二) 致病性

1. 致病物质 金黄色葡萄球菌在代谢过程中可产生多种毒素和酶。主要有以下几种。

(1)血浆凝固酶:是一种致病性葡萄球菌产生的

能使含抗凝剂的人或兔血浆发生凝固的酶,是鉴定葡萄球菌有无致病性的重要指标。血浆凝固酶能使血浆中的纤维蛋白原转变成纤维蛋白,沉积在菌体表面,阻碍吞噬细胞对细菌的吞噬,有利于细菌生长繁殖。

考点提示:鉴定葡萄球菌有无致病性的重要指标

(2)溶血素:是一种外毒素,能溶解多种哺乳动物的红细胞。对白细胞、血小板、成纤维细胞、肝细胞等多种组织细胞均有损伤作用。

(3)杀白细胞素:能破坏中性粒细胞和巨噬细胞,有增强细菌侵袭力的作用。

(4)肠毒素:由金黄色葡萄球菌的某些菌株产生的一种外毒素,耐煮沸 30min,可抵抗胃肠蛋白酶的水解。其作用是刺激呕吐中枢引起以呕吐为主要症状的食物中毒。

考点提示:葡萄球菌的致病物质

2. 所致疾病

(1)化脓性炎症:葡萄球菌可通过呼吸道、消化道、皮肤等多种途径侵入机体,引起局部或全身化脓性炎症。

1)局部化脓性炎症:由于致病性葡萄球菌产生的血浆凝固酶的作用,限制了细菌向周围组织扩散,故葡萄球菌形成的病灶比较局限,脓汁黏稠。常见的局部感染有毛囊炎、疖、痈、鼻炎、鼻窦炎、中耳炎、乳突炎、脑膜炎、咽喉炎、气管炎、支气管炎、肺炎、脓胸等。

2)全身化脓性炎症:如果原发病灶处理不当,葡萄球菌也可侵入血流,引起全身中毒症状,如败血症;还可转移到肝、肾、肺、脾等器官引起多发性脓肿即脓毒血症。

(2)食物中毒:食入被葡萄球肠毒素污染的食物后 1～6h,出现胃肠炎,以呕吐为主要症状,伴腹痛、腹泻。一般发病急,病程短,1～2 天内可恢复。

(3)假膜性肠炎:也称伪膜性肠炎。由于不合理使用抗生素,引起肠道菌群失调症,正常菌群被抑制,耐药的葡萄球菌趁机大量繁殖,产生肠毒素,导致葡萄球菌性肠炎。其特点是肠黏膜被炎性假膜覆盖,此假膜由炎性渗出物、肠黏膜坏死块和细菌组成。

考点提示:葡萄球菌的感染途径及所致疾病

(三) 微生物学检查

1. 标本的采集　根据不同的病情采集不同的标本。化脓性炎症取脓汁、渗出液;败血症、脓毒血症取血液;食物中毒取可疑食物、呕吐物、粪便;肠炎取粪便。

2. 形态学检查　取标本涂片,革兰染色后镜检,通过形态、排列、染色性作初步诊断。

3. 分离培养和鉴定　取标本接种在血琼脂平板培养基上,挑选可疑的菌落,通过形态学、毒素、酶、色素等检查进行鉴定。

4. 葡萄球菌肠毒素的鉴定　①动物试验。将可疑食物、呕吐物培养后的肉汤培养液过滤,注射在 6～8 周龄的幼猫腹腔中,4h 左右出现呕吐、腹泻、死亡等症状,提示有肠毒素存在。②免疫学试验。应用 ELISA、琼脂扩散等试验查肠毒素,用 DNA 基因探针杂交技术检查产生肠毒素的菌株。

(四) 防治原则

1. 注意个人卫生,严格执行无菌操作,防止医院内交叉感染。

2. 加强食品卫生监督管理,防止葡萄球菌引起的食物中毒。

3. 合理使用抗生素,必要时做药物敏感试验,防止耐药菌株的出现和菌群失调症的发生。

二、链球菌属

链球菌属是引起化脓性炎症的另一大类常见的病原性球菌。

(一) 生物学特性

1. 形态与染色　革兰染色阳性,直径 $0.5～1.0\mu m$,呈链状排列。无鞭毛,无芽孢(彩图5-2)。

2. 培养特性　兼性厌氧菌,营养要求较高,需在含血液或血清的培养基中方可生长。在血琼脂平板培养基上,形成灰白色、凸起、表面光滑、边缘整齐的细小菌落,且不同菌株的菌落周围出现不同的溶血现象,如透明溶血(β溶血)、草绿色溶血(α溶血)和不溶血。

3. 分类　链球菌的分类,常用以下两种方法。

(1)根据溶血现象分为三类:①甲型溶血性链球菌。菌落周围有狭窄的草绿色溶血环,又称草绿色链球菌,为条件致病菌。②乙型溶血性链球菌。菌落周围形成宽大透明的溶血环,又称溶血性链球菌,其致病性强,可引起多种疾病。③丙型链球菌。菌落周围无溶血环,又称为不溶血性链球菌,无致病性。

(2)根据抗原结构分类:因链球菌细胞壁中多糖抗原结构的不同,可将其分为 A、B、C、D 等 20 多个群,其中对人致病的 90% 属于 A 群。A 群链球菌多为乙型溶血性链球菌。

考点提示:链球菌的分类

4. 抵抗力 链球菌的抵抗力不强。60℃经30min可被杀死,在干燥的尘埃中可存活数月。敏感的抗生素有青霉素、红霉素、磺胺等药物,通常首选青霉素。

案例 5-1

患者女性,7岁,畏寒、发热1天,次日出现皮疹。疑为猩红热。

思考题:

1. 下列哪项检查有确诊价值?
   A. 血常规化验
   B. 尿常规化验
   C. 咽拭子细菌培养
   D. 皮疹穿刺液涂片检查细菌
2. 进行病原学治疗首选的药物是什么?

(二) 致病性

1. 致病物质 A群链球菌具有较强的侵袭力,产生多种外毒素和酶。

(1) 菌体表面物质:①M蛋白。是A群链球菌细胞壁上的表面蛋白成分。一方面具有抗吞噬、抗消化的作用,另一方面与机体发生的超敏反应性疾病有关。②脂磷壁酸。能与细胞表面相应受体结合,增强其黏附力。

(2) 毒素

1) 链球菌溶血毒素:具有溶解红细胞、破坏白细胞、损伤血小板的作用。主要有:溶血毒素O(SLO)和溶血毒素S(SLS)两种。SLO易被氧化,但免疫原性强。链球菌感染机体后,85%以上患者产生SLO抗体,病愈后可持续数月至数年。临床上测定患者血清中SLO抗体含量的试验称为抗链球菌溶血毒素O试验(ASO),简称抗"O"试验,可作为链球菌新近感染或风湿热及其活动性的辅助诊断。SLS对氧气稳定,但免疫原性差,与血琼脂平板培养基上出现的溶血环有关。

考点提示:抗"O"试验的全称及意义

2) 致热外毒素:又称猩红热毒素、红疹毒素,是引起猩红热的主要物质。

(3) 侵袭性酶

1) 透明质酸酶:又称扩散因子,能破坏细胞间质的透明质酸,使细菌易在其中蔓延扩散。

2) 链激酶:又名链球菌溶纤维蛋白酶,可使血液中的纤维蛋白酶原转变为纤维蛋白酶,溶解血块或阻止血液凝固,帮助细菌蔓延扩散。

3) 链道酶:又名脱氧核糖核酸酶,能溶解黏稠血液中具有高度黏性的DNA,使脓汁稀薄,有利于细菌在其中蔓延扩散。

上述酶的作用,使链球菌的感染容易扩散且脓汁稀薄。

考点提示:链球菌的致病物质

2. 所致疾病

(1) 乙型溶血性链球菌所致疾病:90%以上的链球菌感染由该类细菌引起,传染源是患者或带菌者,主要通过空气、飞沫、皮肤等途径侵入机体。引起的疾病可分为化脓性炎症、中毒性疾病和超敏反应性疾病三类。

1) 化脓性炎症:①局部化脓性炎症。由皮肤伤口侵入,引起皮肤及皮下组织化脓性炎症,如疖、痈、丹毒、蜂窝织炎等;经呼吸道侵入,常有鼻炎、鼻窦炎、急性扁桃体炎、咽喉炎、气管炎、细支气管炎、肺炎,并蔓延至周围引起中耳炎、脑膜炎等;经产道感染,引起"产褥热"。链球菌引起的化脓性病灶有明显扩散的倾向,脓汁稀薄带血。②全身性感染。细菌可沿淋巴管或血液扩散,引起败血症、脓毒血症等全身感染。

2) 中毒性疾病即猩红热:是一种儿童急性呼吸道传染病,经飞沫传播,主要症状为发热、咽炎、皮疹。

3) 超敏反应性疾病:①急性肾小球肾炎。临床表现为蛋白尿、水肿、高血压等。发病机制有:某些A群链球菌和人肾小球基底膜有共同抗原从而导致交叉反应造成机体损伤,属于Ⅱ型超敏反应;链球菌M蛋白与相应抗体形成中等大小免疫复合物,导致血管炎症,属于Ⅲ型超敏反应。②风湿热。临床表现以心肌炎和关节炎为主,发病机制不清,可能与链球菌感染后引起Ⅱ型、Ⅲ型超敏反应有关。

(2) 甲型溶血性链球菌所致疾病:甲型溶血性链球菌是人类口腔、鼻咽部的正常菌群。当口腔内有伤口时,如拔牙、摘除扁桃体等,细菌侵入血液,到达心脏时,若其心内膜有损伤,该菌就在损伤处生长繁殖,引起亚急性细菌性心内膜炎。

考点提示:链球菌的感染途径及所致疾病

(三) 防治原则

1. 讲究卫生,及时治疗患者和带菌者,减少传染源。

2. 彻底治疗咽峡炎、扁桃体炎,以防止急性肾小球肾炎、风湿热、亚急性细菌性心内膜炎。

3. 治疗链球菌感染性疾病首选氨苄西林。

案例 5-1 讨论分析

患者已出现皮疹,故皮疹穿刺液涂片检查细菌有确诊价值。进行病原学治疗首选药物是氨苄西林。

三、肺炎链球菌

肺炎链球菌常寄居于正常人体的鼻咽腔中,只有少数可以致病,主要引起大叶性肺炎。

（一）生物学特性

1. 形态与染色　革兰染色阳性。菌体为矛头状或瓜子仁形,成双排列,钝端相对,尖端相背。无鞭毛,无芽孢,可形成荚膜(彩图 5-3)。

2. 培养特性　兼性厌氧,营养要求较高,在含血液或血清的培养其上才能生长,最适温度 37℃,最适 pH 为 7.4～7.6。在血琼脂平板培养基上形成圆形略扁、灰白色的细小菌落,如果培养时间超过 48h,因肺炎链球菌可产生自溶酶而使菌落中央自溶形成脐状菌落,菌落周围有草绿色溶血环。

3. 生化反应　甲型溶血性链球菌和肺炎链球菌在血琼脂平板培养基上都能形成草绿色溶血环,鉴别二者可通过胆汁溶菌试验和菊糖分解试验。肺炎链球菌胆汁溶菌试验阳性,菊糖分解试验阳性;而甲型溶血性链球菌均为阴性。

4. 抵抗力　对理化因素的抵抗力弱,56℃经 20min 可被杀死。有荚膜的菌株对干燥的耐受性好,在干燥的痰中可存活 1～2 个月。对消毒剂,青霉素、红霉素等敏感。

（二）致病性

正常人群一般不致病,只形成带菌状态。由于某些因素导致机体免疫功能降低时可引起疾病,属内源性感染。肺炎链球菌的主要致病物质是荚膜,引起大叶性肺炎。患者突然发病,临床表现有高热、恶寒、胸痛、咳嗽、铁锈色痰,并可继发细菌性心内膜炎、中耳炎、胸膜炎、脑膜炎等,老年人、儿童易感。

考点提示:肺炎链球菌的致病物质、感染途径及所致疾病

（三）防治原则

1. 积极锻炼身体,平衡膳食,提高机体的免疫力。
2. 接种疫苗。目前国外用肺炎链球菌的荚膜多糖疫苗给儿童、老年人和慢性感染者接种,有较好的效果。
3. 治疗可用青霉素、林可霉素等。

四、其他常见的化脓性球菌

案例 5-2

他为什么尿道流脓?

患者,男,30 岁,3 周前去外地出差,有不洁性生活史,近 2 天尿道口红肿、瘙痒,并有少量脓性分泌物溢出。

思考题:
1. 该病人最可能患的是什么疾病?
2. 该病的发生可能与什么细菌感染有关?

（一）脑膜炎奈瑟菌

脑膜炎奈瑟菌是流行性脑脊髓膜炎(简称流脑)的病原体。

1. 生物学特性　革兰染色阴性,肾形或豆形,成双排列,凹面相对(彩图 5-4)。

大小 0.6～0.8μm,有菌毛和荚膜。营养要求较高,需在含血液或血清等培养基中才能生长。常使用巧克力色培养基培养。为专性需氧菌,初次分离培养时需提供 5%～10%CO$_2$,最适温度 37℃,最适 pH 为 7.4～7.6,37℃培养 24h 形成似露滴状菌落,培养超过 48h 也可产生自溶酶。脑膜炎奈瑟菌的抵抗力弱,对干燥、热、寒冷、紫外线、消毒剂等都敏感,对磺胺、青霉素等药物也敏感。

考点提示:培养脑膜炎奈瑟菌的培养基

2. 致病性与免疫性　引起流行性脑脊髓膜炎。传染源为患者或带菌者,经飞沫传播,致病物质主要是内毒素。病原菌通过菌毛黏附于鼻咽部的黏膜细胞表面生长繁殖,引起局部感染,出现轻微的上呼吸道感染症状。若免疫力降低时,病原菌进一步侵入血液,引起菌血症或败血症,出现恶寒、发热、皮疹等症状,少数患者因细菌突破血-脑屏障作用于脑脊髓膜,引起化脓性炎症。患者出现头痛、恶心、喷射状呕吐、脑膜刺激征等,严重者发生内毒素休克、DIC,危及生命。

成人对脑膜炎奈瑟菌有较强免疫力,感染后仅 1%～2%出现脑膜炎。儿童免疫力较弱,感染后发病率较高。由于母体内抗体可传给胎儿,故 6 个月以内婴儿患流脑很少。

考点提示:脑膜炎奈瑟菌的主要致病物质、感染途径及所致疾病

链接

脑膜炎常识

脑膜炎可累及硬脑膜、软脑膜和蛛网膜。硬脑膜炎多继发于颅骨感染,较少见。软脑膜炎包括软脑膜和蛛网膜的炎症,较多见。通常所说的脑膜炎就是指软脑膜炎。

3. 防治原则

（1）发现患者及时隔离治疗,以控制传染源。

（2）对儿童注射流脑荚膜多糖疫苗,进行特异性预防;疾病流行期间口服磺胺类药物进行预防。

（3）治疗可选用氨苄西林、红霉素等。

（二）淋病奈瑟菌

淋病奈瑟菌又称淋球菌,是人类淋病的病原体。淋病是我国目前发病率最高的性传播疾病。

淋球菌形态染色类似于脑膜炎奈瑟菌。培养条

件较高,需含血液或腹水等的培养基培养,专性需氧,初次分离需 $5\% \sim 10\% CO_2$,对寒冷、高热、干燥、消毒剂均敏感,对青霉素、新青霉素、博来霉素、磺胺等药物也敏感,但易产生耐药性。

人类是淋球菌的唯一宿主,通过性接触传播。细菌侵入泌尿生殖系统,潜伏期 $2 \sim 5$ 天,由菌毛、外膜蛋白、IgA酶、脂多糖经复杂的致病机制,在局部引起化脓性感染。男性发生尿道炎,女性出现尿道炎、阴道炎,如果进一步扩散,尚可累及生殖系统。胎儿经产道娩出时可发生感染,引起新生儿淋球菌性眼结膜炎(新生儿脓漏眼)。

考点提示:淋病奈瑟菌主要致病物质、感染途径及其所致疾病

案例5-2 讨论分析

根据患者的不洁性生活史和症状,分析该患者最可能患的是淋病。该病的发生可能与淋病奈瑟菌感染有关。

人群对淋球菌缺乏免疫力,普遍易感,目前无有效的特异性疫苗。因而积极开展卫生宣传教育,禁止卖淫嫖娼,防止不正当的两性关系是预防淋病的重要措施。治疗选用青霉素、新青霉素、博来霉素等药物。为了避免耐药菌株的形成,必要时做药敏试验指导选择药物。

新生儿出生时,不论母亲有无淋病,都用 1% 硝酸银眼药水滴眼,以预防新生儿淋球菌性眼炎的发生。

小 结

化脓性球菌主要有革兰阳性的葡萄球菌、链球菌、肺炎链球菌;革兰阴性的脑膜炎奈瑟菌、淋病奈瑟菌等,其形态和排列具有鉴别意义。

临床上90%以上的化脓性疾病由葡萄球菌引起。葡萄球菌根据它产生的色素及生化反应的不同分为三种,金黄色葡萄球菌是最常见的致病菌,其致病性强,可引起化脓性感染、食物中毒等疾病。其病灶较局限,脓汁黏稠。

链球菌有3种20多个群,使人致病的主要是乙型溶血性链球菌或A群链球菌。因菌体表面物质、产生的毒素和侵袭性酶的作用,可引起化脓性感染、中毒性疾病和超敏反应性疾病。感染容易扩散,脓汁稀薄。

肺炎链球菌、脑膜炎奈瑟菌主要通过呼吸道侵入机体,分别引起大叶性肺炎、流行性脑脊髓膜炎。淋病奈瑟菌主要通过性接触传播,引起淋病。

目标检测

一、名词解释

1. 血浆凝固酶　2. 抗"O"试验

二、填空题

1. 化脓性球菌主要包括革兰阳性球菌如 _____、_____、_____ 和革兰阴性球菌如 _____、_____。

2. _____ 试验阳性是致病性葡萄球菌的重要标志。

3. 按溶血现象链球菌可分为 _____、_____、_____ 三大类。

4. 培养脑膜炎奈瑟菌常用的培养基是 _____。

5. 脑膜炎奈瑟菌致病物质主要是 _____,所致疾病为 _____。

6. 肺炎链球菌的致病物质为 _____,可引起 _____;淋病奈瑟菌以 _____ 方式传播,引起 _____。

三、选择题

1. 下列哪种疾病通常不是由葡萄球菌引起的

   A. 败血症　　　　　　B. 猩红热

   C. 痈　　　　　　　　D. 伪膜性肠炎

   E. 脓胸

2. 下列哪种物质不是致病性链球菌产生的

   A. 透明质酸酶　　　　B. 链激酶

   C. 溶血毒素　　　　　D. 红疹毒素

   E. 血浆凝固酶

3. 可增强链球菌扩散的物质是

   A. DNA酶　　　　　　B. 红疹毒素

   C. 血浆凝固酶　　　　D. M蛋白

   E. 以上都是

四、简答题

葡萄球菌、链球菌在引起局部化脓性感染时各有何特点?为什么?

第2节 肠道杆菌

肠道杆菌是一群寄居在人或动物肠道中生物学特性相似的革兰阴性杆菌。广泛分布在自然界,大多数是肠道的正常菌群,只有在特定条件下才可致病。少数是致病性细菌,如致病性大肠埃希菌、志贺菌、沙门菌等。

肠道杆菌生物学特性相似,具有以下共同特点。

1. 形态与染色　两端钝圆的杆菌,大小 $(0.5 \sim 1.0)\mu m \times (1.0 \sim 3.0)\mu m$,散在排列。大多数细菌有鞭毛和菌毛,无芽孢。革兰染色阴性。

2. 培养特性　需氧或兼性厌氧,营养要求不高,普通培养基上可生长。

3. 生化反应　生化反应活泼,能分解多种蛋白质和糖,产生不同的产物,以此可鉴别细菌。如致病性沙门菌、志贺菌不能分解乳糖,非致病性的大肠埃希菌能分解乳糖,因而能否分解乳糖可作为肠道杆菌有无致病性的初步鉴定依据。

考点提示:肠道杆菌有无致病性的初步鉴定依据

4. 抗原结构　主要有三种:菌体抗原(O抗原)、鞭毛抗原(H抗原)、表面抗原(K、Vi抗原),常与细菌的分类、分型有关。

5. 抵抗力　不强,对热、一般消毒剂敏感,但在水、粪便中存活的时间较长。对链霉素、庆大霉素、磺

胺、利福平等药物敏感。

一、大肠埃希菌

大肠埃希菌又名大肠杆菌,胎儿出生后数小时进入肠道并伴随其终生,是肠道中的正常菌群。一般情况下对人体无害,并合成维生素 B、维生素 K 等营养物质供机体吸收利用,产生大肠菌素抑制致病菌等。但当机体免疫力降低或其侵入肠道外组织时,可引起肠道外感染。另外,少数致病的强毒株能直接引起肠道内感染。

(一) 生物学特性

中等大小杆菌(图 5-1),有周鞭毛,能运动,多数有菌毛。能分解乳糖产酸,因而在肠道鉴别培养基上使指示剂变色,形成有颜色的菌落,以此和沙门菌、志贺菌等进行区别。

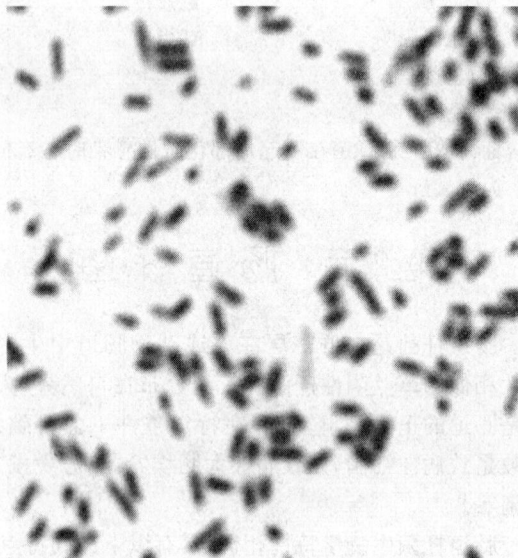

图 5-1　大肠埃希菌

大肠埃希菌有 O 抗原、H 抗原、K 抗原三种抗原结构,与其分群和分型有关。

(二) 致病性

1. 致病物质

(1) 定居因子:又名黏附素,为特殊菌毛,具有很强的黏附黏膜细胞的能力。

(2) 肠毒素:是外毒素,有两种:耐热肠毒素和不耐热肠毒素。能引起腹泻,是产毒性大肠埃希菌的主要致病物质。

(3) 内毒素:细胞壁的脂多糖,其类脂 A 具有毒性作用,O 特异性多糖能抵抗宿主的防御功能。

(4) K 抗原:具有抗吞噬作用。

考点提示:大肠埃希菌的致病物质

2. 所致疾病

(1) 肠外感染:为内源性感染,女性泌尿系统感染最多见,如尿道炎、膀胱炎、肾盂肾炎。也可引起胆囊炎、腹膜炎、阑尾炎、手术切口感染、老年人败血症、新生儿脑膜炎等。

(2) 肠内感染:主要表现为腹泻。引起肠内感染的大肠埃希菌有以下五种类型。

1) 肠致病性大肠埃希菌(EPEC):是婴幼儿腹泻的主要病原菌,成人少见。

2) 肠产毒性大肠埃希菌(ETEC):5 岁以下婴幼儿及旅游者易感。临床表现轻重不一,严重者类似霍乱样腹泻。

3) 肠侵袭性大肠埃希菌(EIEC):引起痢疾样腹泻。较大儿童和成人易感。

4) 肠出血性大肠埃希菌(EHEC):5 岁以下儿童易感。初为水样便,继而呈血水便,痉挛性腹痛伴恶心、呕吐。

5) 肠集聚性大肠埃希菌(EAEC):引起婴幼儿持续性腹泻。

考点提示:致病性大肠埃希菌的分类

3. 卫生细菌学意义

大肠埃希菌存在于人和动物的肠道中,不断随粪便排出,可污染周围环境、食物、水,样品中检出越多,说明污染越严重,致病菌感染的可能性就越大。因此,卫生细菌学常以大肠菌群数作为饮水、食品等被粪便污染的指标之一。我国卫生标准规定,每升饮水中大肠菌群数不得超过 3 个;每 100ml 瓶装汽水、果汁中不得超过 5 个。

考点提示:大肠埃希菌的卫生细菌学意义

二、沙门菌属

沙门菌属是一群生物学特性相似的革兰阴性杆菌。其种类繁多,少数可使人致病,如伤寒沙门菌和甲、乙、丙型副伤寒沙门菌;还有一些对动物致病,偶尔也感染人的如鼠伤寒沙门菌、猪霍乱沙门菌、肠炎沙门菌等。

> **案例 5-3**
>
> 患者,男,31 岁,发热 12 天,体温 38.5～39.5℃,伴腹胀及食欲缺乏。查体:体温 39.5℃,脉率 87 次/分,腹部有红色皮疹,肝肋下 1.5cm,脾肋下 2.0cm。实验室检查:白细胞 $5×10^9/L$,中性粒细胞 0.5,淋巴细胞 0.46;肥达反应"O"1:80,"H"1:160;ALT 200U/L(正常小于 40U/L)
>
> **思考题:**
>
> 1. 患者可能被什么菌感染?
>
> 2. 要确诊最好做什么检查?

（一）生物学特性

沙门菌属具有肠道杆菌的共同特性。多数有周鞭毛，能运动，有菌毛，无荚膜和芽孢（彩图5-5）。不发酵乳糖，在选择、鉴别培养基上形成无色半透明的菌落，可与非致病菌区别。

沙门菌属的抗原结构主要有O抗原和H抗原，与细菌分群和分型有关。少数细菌还有表面抗原，具有抗吞噬作用，与毒力（Vi）有关，故称其为Vi抗原。

（二）致病性与免疫性

1. 致病物质

（1）侵袭力：其菌毛有黏附作用，Vi抗原具有抗吞噬作用，它们构成了细菌的侵袭力。

（2）内毒素：沙门菌死亡后释放出的内毒素，可使宿主体温升高，白细胞数降低，甚至发生休克、DIC。

（3）肠毒素：个别沙门菌如鼠伤寒沙门菌可产生类似ETEC的肠毒素，主要引起腹泻。

考点提示：沙门菌属的致病物质

2. 所致疾病

（1）肠热症：包括伤寒沙门菌引起的伤寒，甲、乙、丙型副伤寒沙门菌引起的副伤寒。它们的致病机制和临床表现相似，但病程长短不一，伤寒的自然病程3～4周，副伤寒约1～3周。以伤寒的发病过程为例：一定量的伤寒沙门菌经口感染，在肠壁的淋巴组织中生长繁殖，1周左右释放入血形成第1次菌血症，患者出现发热、全身酸痛、乏力等中毒症状。细菌随血流入肝、胆、脾、肾、骨髓等器官，在其中大量生长繁殖，发病的2～3周，再次入血引起第2次菌血症，患者持续高热，肝脾大，相对缓脉，胸腹部皮肤出现玫瑰疹，外周血白细胞数减少。胆囊中的细菌随胆汁排入肠腔，部分随粪便排出体外，部分再次进入肠壁淋巴组织，引起迟发型超敏反应，导致局部坏死、形成溃疡。此时，如果饮食不当，易出现肠穿孔、肠出血。3周后，机体免疫功能增强，病原菌逐渐被清除，患者逐渐康复。

病愈后，部分患者可继续排菌3周至3个月，称为恢复期带菌者。少数患者排菌可达1年以上，称为无症状带菌者，是重要的传染源。

（2）食物中毒：沙门菌引起的食物中毒最多见。由食入肠炎沙门菌、鼠伤寒沙门菌、猪霍乱沙门菌等污染的食物而引起。有发热、头痛、恶心、呕吐、腹痛、腹泻等症状。一般2～4天可恢复。

（3）败血症：多见于儿童或免疫功能低下的人群。常由鼠伤寒沙门菌、猪霍乱沙门菌、丙型副伤寒沙门菌、肠炎沙门菌等穿过肠黏膜进入血液引起。主要症状为寒战、高热、乏力、贫血等。

考点提示：沙门菌属的感染途径及所致疾病

链接

伤寒Mary——危险的带菌者

20世纪初，Mary是纽约的一名厨师，她曾被许多家庭、组织雇佣，并使多人染上伤寒。经检查发现她胆囊中含有大量的伤寒沙门菌，这些细菌不断从胆囊分泌到肠道，经粪便排出，但她本人并不发病。这使她成为"健康带菌者"，而成为危险的传染源。为了阻止她再度成为传染源，当地卫生部门对她进行隔离，隔离于3年后解除。随后，她隐姓埋名，依旧为饭店和宾馆做厨师，再次引起了多起伤寒病的发生。5年后，她再次被隔离，于1938年去世。

3. 免疫性

伤寒和副伤寒沙门菌为胞内寄生菌，机体对病原菌的杀灭和清除主要依靠细胞免疫，病后可获得牢固的免疫力。

（三）微生物学检查

1. 标本

伤寒和副伤寒因病程的不同采集的标本也不同。病程第1周，取外周血；第2～3周，取粪便、尿液；第1～3周，取骨髓。食物中毒取可疑食物或呕吐物、粪便；败血症取血液。

考点提示：不同疾病、不同时期标本的采集

2. 分离培养和鉴定

将标本接种于选择或鉴别培养基上，37℃培育24h，挑选无色半透明的菌落作为可疑菌落，进行生化反应或免疫学试验加以鉴定。

3. 血清学试验

最常用的是肥达反应。用已知的伤寒沙门菌的O抗原、H抗原，甲、乙、丙型副伤寒沙门菌的H抗原，与患者血清做定量凝集试验，测定受检者血清中有无相应的抗体及其效价，以辅助诊断伤寒或副伤寒。正常值一般是伤寒沙门菌O抗体的凝集效价<1:80，H抗体的凝集效价<1:160，副伤寒沙门菌H抗体的凝集效价<1:80。H与O抗体的诊断意义见表5-2。

表5-2 H与O抗体的诊断意义

O抗体（IgM）	H抗体（IgG）	意义
↑	↑	伤寒或副伤寒的可能性大
↓	↓	伤寒或副伤寒的可能性小
↑	↓	感染早期或其他沙门菌感染
↓	↑	预防接种或非特异性回忆反应

注：↑表示大于或等于标准值；↓小于标准值

分析结果还应注意动态观察，若效价逐次递增或恢复期效价为初次检查效价的4倍以上时可确诊。

4. 伤寒带菌者的检出

粪便中分离出病原体，血清中查出Vi抗体，且其效价≥1:10。

考点提示：肥达反应的概念和意义

(四)防治原则

1. 早发现、早隔离、早治疗患者和带菌者。

2. 做好水源和食品的卫生管理,切断传播途径;接种疫苗进行特异性预防。

3. 治疗可用环丙沙星、氨苄西林、复方三甲氧烯胺等。

案例5-3 讨论分析

根据患者的症状及检查结果分析,该患者可能被伤寒杆菌感染;确诊最好取标本做病原体检查。

三、志贺菌属

志贺菌属又名痢疾杆菌,是细菌性痢疾的病原体。

案例5-4

吃不洁食物的教训

患者,男,20岁,发热1天,腹泻6~8次,初为稀便,后转为黏液脓血便,伴腹痛、里急后重。病前生吃过未洗的黄瓜。大便常规检查:黏液便,红细胞、白细胞满视野,可见巨噬细胞。

思考题:

1. 该男性有可能感染了什么细菌?

2. 如何进一步明确病因?

(一)生物学特性

本菌无鞭毛、无芽孢、无荚膜,有菌毛(彩图5-6)。除宋内志贺菌缓慢分解乳糖外,其他志贺菌均不发酵乳糖,在肠道选择培养基上形成无色半透明的菌落。

考点提示:肠道杆菌中无动力的细菌

志贺菌属有O抗原和K抗原。O抗原具有群的特异性,可将志贺菌属分为4群:痢疾志贺菌(A群)、福氏志贺菌(B群)、鲍氏志贺菌(C群)和宋内志贺菌(D群),其中毒性最强的是A群,最弱的是D群,B、C群介于两者之间。我国以B、D群多见,但近年A群有增加的趋势。

志贺菌的抵抗力比其他肠道杆菌弱,加热60℃经10min可被杀死。对酸和消毒剂敏感。粪便中,由于其他肠道杆菌代谢过程中产生的酸足以杀死本菌,故粪便标本应及时送检。对诺氟沙星、链霉素、庆大霉素、利福平等药敏感,但易产生耐药性。

(二)致病性与免疫性

1. 致病物质

(1)菌毛:具有黏附作用,构成了细菌的侵袭力。

(2)内毒素:内毒素作用于肠黏膜,一方面使肠黏膜的通透性增高,进一步促进内毒素的吸收,引起发热等中毒症状;另一方面能破坏肠黏膜,在局部形成炎症、溃疡,使患者出现黏液脓血便。内毒素还可作用于肠壁的自主神经,使肠功能发生紊乱,引起腹痛、腹泻、里急后重。

(3)外毒素:痢疾志贺菌能产生外毒素,也称志贺毒素。能损伤中枢神经系统、肠黏膜细胞、肝细胞等,导致神经麻痹、细胞变性坏死、水样腹泻。

考点提示:志贺菌属的致病物质

2. 所致疾病 志贺菌属引起细菌性痢疾,简称菌痢。传染源是患者或带菌者,通过消化道传播,一年四季均可发生,夏季较多。常见的痢疾杆菌感染有三种类型。

(1)急性细菌性痢疾:起病急,病程短,主要症状有腹痛、腹泻、里急后重、黏液脓血便。

(2)慢性细菌性痢疾:病程超过2个月。多因急性菌痢治疗不彻底或症状不典型误诊所致。

(3)中毒性细菌性痢疾:儿童多见。起病急,常首先表现为全身中毒症状,如高热、谵妄、惊厥、昏迷等,继而出现消化系统症状。病情凶险,病死率高。

考点提示:志贺菌属的感染途径及所致疾病

3. 免疫性 抗志贺菌感染的免疫以肠黏膜表面的SIgA为主,免疫力短暂,易反复感染。

(三)微生物学检查

1. 标本 取黏液脓血便做标本,粪尿不能混合,采集后立即送检。若不能及时送检,宜将标本保存在30%甘油盐水缓冲液中。疑似中毒性菌痢者取肛拭子。

2. 分离培养鉴定 标本接种在肠道选择或鉴别培养基上,37℃孵育24h,取无色半透明菌落,通过生化反应、免疫学试验鉴定。

3. 快速诊断法 可采用免疫染色法、快速荧光球法、协同凝集试验、PCR技术等方法快速诊断。

(四)防治原则

1. 及时发现患者和带菌者进行治疗,以控制传染源。

2. 加强饮食卫生的监督和管理,防蝇灭蝇。春夏流行季节口服减毒活疫苗进行特异性预防,有一定的免疫效果。

3. 治疗可用诺氟沙星、庆大霉素、链霉素、利福平、磺胺等药。本菌易产生耐药性,必要时做药敏试验,减少用药的盲目性,提高疗效。

案例 5-4 讨论分析

根据饮食特点和检查结果及症状,分析该男性有可能患了细菌性痢疾。

进一步明确病因,还需取黏液脓血便进行分离培养和鉴定。

小　结

肠道杆菌是一群寄居在人或动物肠道中生物学特性相似的革兰阴性杆菌。能分解多种糖、蛋白质,其中乳糖发酵试验常作为鉴别肠道杆菌有无致病性的初步依据。抗原结构复杂,用来鉴定细菌或对细菌分群、分型。

大肠埃希菌是肠道正常菌群,在特定条件下可引起肠外感染。致病性大肠埃希菌(EPEC、ETEC、EIEC、EHEC、EAEC)也能引起肠内感染。

沙门菌经消化道传播,能起肠热症、食物中毒、败血症等。常用肥达反应辅助诊断肠热症。

志贺菌属引起细菌性痢疾,通过消化道感染。细菌性痢疾是常见的肠道感染性疾病。致病物质主要是菌毛、内毒素、外毒素。预防需控制患者和带菌者;加强食品、水源的卫生监督和管理,消灭昆虫媒介。

目标检测

一、名词解释

肥达反应

二、填空题

1. 肠道杆菌中的多数非致病菌能迅速分解_____,而大多数致病菌却不能分解,故此试验成为初步鉴别致病菌与非致病菌的重要依据。

2. 致病性大肠埃希菌分为_____、_____、_____、_____、_____五型。

3. 疑似肠热症患者,做病原体分离培养采集标本时,发病1周,取_____,2~3周取_____、_____。

三、选择题

1. 我国卫生标准规定:瓶装汽水、果汁等饮料100ml中大肠埃希菌不得超过

　A. 3个　　　　　　　B. 5个

　C. 10个　　　　　　D. 50个

　E. 100个

2. 肠道杆菌中无动力的是

　A. 大肠埃希菌　　　　B. 伤寒沙门菌

　C. 副伤寒沙门菌　　　D. 肠炎沙门菌

　E. 痢疾杆菌

四、简答题

1. 简述肠道杆菌的共同特性。

2. 试述痢疾杆菌的致病特点及防治原则。

第3节　弧菌属

弧菌属是一群菌体短小、弯曲成弧状的革兰阴性细菌。广泛分布在自然界,尤其在水中居多。其种类较多,但常使人致病的主要是霍乱弧菌、副溶血性弧菌。

一、霍乱弧菌

霍乱弧菌是霍乱的病原菌。霍乱是一种烈性消化道传染病,传播快,波及面大。历史上先后发生过7次世界性大流行,死亡人数达数百万,是我国法定的甲类传染病。

> **案例 5-5**
>
> **他为什么剧烈腹泻?**
>
> 患者,男,40岁,剧烈腹泻水样便伴呕吐1天。无腹痛,里急后重。查体:疲倦面容,皮肤、唇舌干燥,眼窝内陷。血压80/60mmHg。
>
> **思考题:**
>
> 首先应进行何种检查来进行初步诊断
>
> A. 尿常规
>
> B. 便常规
>
> C. 取耳垂血立即用悬滴法检查
>
> D. 取粪便标本立即用悬滴法检查
>
> E. 接种于碱性蛋白胨水

(一) 生物学特性

1. **形态与染色**　霍乱弧菌呈弧形或逗点状,大小$(1\sim3)\mu m \times (0.5\sim1.5)\mu m$,有单鞭毛,运动活泼。有菌毛,无芽孢。革兰染色阴性(彩图5-7)。

2. **培养特性**　专性需氧菌,营养要求不高,普通培养基上生长良好,最适宜pH为8.8~9.0,常用碱性蛋白胨水或碱性琼脂平板培养基培养,分别形成菌膜和圆形、凸起、光滑的菌落。

考点提示:霍乱弧菌最适宜的pH和培养基

3. **抗原结构与分型**　霍乱弧菌有O抗原和H抗原。根据O抗原的不同将其分为200多个血清群,其中O_1群和O_{139}群能引起霍乱。O_1群因表型的不同又可分为两个生物型:古典生物型和El Tor生物型,古典生物型不溶解羊红细胞,而El Tor生物型则相反。

4. **抵抗力**　对热、干燥、酸、消毒剂敏感。湿热环境中55℃经15min可被杀死。在胃酸中仅能存活4min。用1:4含氯石灰水溶液对患者呕吐物或排泄物消毒需1h可达消毒目的。El Tor生物型在自然界

中的生存能力较古典生物型强,在河水、井水、海水中可存活 2 周以上。敏感的药物有链霉素、氯霉素、四环素等,对庆大霉素耐药。

(二)致病性与免疫性

1. 致病物质

(1)菌体结构:①鞭毛。运动活泼的鞭毛有助于细菌穿过肠黏膜表面的黏液层,作用于肠黏膜细胞。②菌毛。借助菌毛使细菌黏附在黏膜表面。

(2)霍乱肠毒素:是一种外毒素,由一个 A 亚单位和 5 个 B 亚单位组成。B 亚单位与肠黏膜表面相应的受体结合后将 A 亚单位导入肠黏膜细胞内,A 亚单位被裂解为 A1 和 A2,A1 可激活腺苷环化酶,使细胞内 ATP 不断转变成 cAMP,致 cAMP 水平升高,肠黏膜上皮细胞分泌功能亢进,引起严重的腹泻、呕吐。

考点提示:霍乱弧菌的致病物质

2. 所致疾病　霍乱。传染源是患者和带菌者,人类是霍乱弧菌的唯一易感者。霍乱弧菌由污染的食品和水源经消化道感染,到达小肠后黏附在肠黏膜细胞表面,在细菌生长繁殖的过程中,产生的霍乱肠毒素引起剧烈的腹泻、呕吐。排泄物以水、电解质为主,称之为米泔水样粪便。由于短时间内丢失大量水、Na^+、Cl^-、HCO_3^-,造成水、电解质、酸碱平衡紊乱,患者出现典型的脱水症状,若不能及时救治,可因酸中毒、微循环障碍、低容量休克而死亡。

考点提示:霍乱弧菌的感染途径及所致疾病

3. 免疫性　病后可获得牢固的免疫力,以体液免疫为主,再感染者少见。

> **🔍链接**
>
> **霍乱与迷信**
>
> 　霍乱是世界Ⅱ号病,历史上发生过 7 次世界大流行,死亡人数众多。
>
> 　霍乱始发于气候炎热的印度。目前认为,印度恒河下游三角洲是古典型霍乱的地方性疫源地。霍乱在印度的高发流行除了病原体的存在外,还和人们的愚昧无知以及盲目迷信有关。印度的恒河在当时被人们认为是“圣河”,传言如果喝了河里的水会长生不老,在里面洗浴会百病不侵,所以人们不断地饮用恒河之水,蜂拥在河里洗浴。很快,霍乱弧菌开始在这些人群之间蔓延、传播。

(三)微生物学检查

1. 标本　取病人呕吐物或粪便作标本。采集标本时要做到:尽早采样,及时送检或放入 Cary-Blair 保存液密封,专人运送;粪尿不能混合。

2. 直接镜检　悬滴法检查,细菌呈穿梭样运动;染色后为鱼群状排列的革兰阴性弧菌有助诊断。

3. 分离培养鉴定　先在碱性蛋白胨水中增菌培养,再接种到 TCBS 选择培养基中分离培养,最后挑选可疑菌落通过生化反应或免疫学试验鉴定。

案例 5-5 讨论分析

　根据患者的典型症状,考虑可能是霍乱。故首先应取粪便标本立即用悬滴法检查来进行初步诊断。

(四)防治原则

1. 及时发现、隔离、治疗患者和带菌者,以控制传染源。

2. 讲究个人卫生、环境卫生,加强食品、水源、粪便管理,切断传播途径;接种疫苗,提高人群免疫力。

3. 治疗应及时补液,纠正水、电解质、酸碱平衡紊乱,同时使用四环素、多西环素、呋喃唑酮等抗生素。

二、副溶血性弧菌

　副溶血性弧菌是一种嗜盐性弧菌,存在于近海岸的海水、海底沉积物及鱼、贝等海产品中。

　本菌呈弧形、杆状、球状等多种形态,有单鞭毛,运动活泼,无芽孢和荚膜。革兰染色阴性。营养要求不高,但需在含 3.5% NaCl、pH7.5～8.5 的培养基上才能生长。对热、酸敏感,56℃经 5min、1% 醋酸经 5min 死亡。海水中存活 47 天以上,淡水中不超过 2 天。

　人类因食用本菌污染的海产品或盐腌制的食品如咸菜、咸蛋等而被感染,引起食物中毒。主要表现为腹痛、腹泻、呕吐、发热等症状,粪便多为水样或糊状。病程短,恢复快。病后免疫力不强,可重复感染。

　预防要注意食品卫生,对海产品、盐腌制品煮熟再吃,凉拌食品必须清洗干净,并用食醋调味杀菌。治疗可选用庆大霉素、诺氟沙星、磺胺等药物。

小　结

　霍乱是烈性消化道传染病,其病原体霍乱弧菌为革兰阴性弧形单毛菌,通过消化道侵入机体,在小肠黏膜表面生长繁殖,产生霍乱肠毒素,使肠黏膜上皮细胞分泌功能亢进,引起严重的腹泻、呕吐。要早发现、隔离、治疗患者和带菌者,注意饮食卫生。治疗患者需及时补液,纠正水、电解质、酸碱平衡紊乱,同时使用抗生素。

目标检测

一、名词解释

霍乱肠毒素

二、填空题

1. 霍乱弧菌有两个生物型即_____和_____,悬滴法检查霍乱标本,可见细菌呈_____样运动。
2. 完整的霍乱肠毒素由_____与_____结合而成,其中_____是其毒性亚单位。

三、选择题

1. 下列哪种培养基有利于霍乱弧菌生长
   A. 含有10%～15%NaCl的培养基
   B. 含有3%～5%NaCl的培养基
   C. 血琼脂平板培养基
   D. pH 7.2～7.6蛋白胨水培养基
   E. pH 8.8～9.0蛋白胨水培养基
2. 霍乱患者剧烈腹泻的机制是
   A. 内毒素引起肠细胞分泌功能增加
   B. 肠毒素激活腺苷环化酶引起肠细胞分泌增加
   C. 肠毒素使cGMP升高,引起肠黏膜细胞分泌增加
   D. 细菌产生的酶引起肠黏膜损害和炎症
   E. 细菌产生的毒素引起肠黏膜损害和炎症

四、简答题

简述霍乱弧菌的致病机制及防治原则。

第4节 厌氧性细菌

厌氧性细菌是一群在无氧环境下才能生长繁殖的细菌。根据能否形成芽孢,将其分为两大类:厌氧芽孢梭菌和无芽孢厌氧菌。

厌氧芽孢梭菌是一群专性厌氧、有芽孢的革兰阳性菌。因其形成的芽孢直径多数宽于菌体,使菌体膨大呈梭形而得名。常见的致病菌有破伤风芽孢梭菌(破伤风梭菌)、产气荚膜芽孢梭菌(产气荚膜梭菌)和肉毒芽孢梭菌(肉毒梭菌)。

一、破伤风梭菌

破伤风梭菌存在于人和动物肠道中,随粪便排出体外,污染土壤,经创口感染引起破伤风。

> **案例5-6**
> **警惕外伤引起的破伤风**
> 患者,男,10岁,左脚被碎玻璃扎伤,妈妈予以简单包扎。半个多月后,患者头痛、出汗,误认为是感冒,用抗感冒药治疗无效。次日,颜面部肌肉抽搐,继而全身肌肉不停地抽搐,身体不自主地往后仰,并伴有高热,送县医院后经抢救无效而死亡。
> **思考题:**
> 请你分析患者最有可能的死亡原因。

(一) 生物学特性

革兰阳性的细长杆菌,大小(4～8)μm×(0.3～0.5)μm,有周鞭毛和芽孢,芽孢为圆形,位于菌体一端,芽孢直径宽于菌体,使细菌呈"鼓槌状",为本菌的形态特征(彩图5-8)。专性厌氧菌,常用疱肉培养基培养。芽孢的抵抗力强,在干燥的土壤中可存活数十年;100℃经1h可被破坏。对氨苄西林等药物敏感。

考点提示:破伤风梭菌的形态特征

(二) 致病性

1. **致病条件** 本菌经创口感染,局部形成厌氧环境时方可使人感染。伤口的厌氧微环境是致病的重要条件,如伤口深而窄,混有泥土或异物,同时有坏死组织和较多凝血块,合并需氧菌或兼性厌氧菌感染等。

考点提示:破伤风梭菌的致病条件

2. **致病物质** 本菌能产生破伤风痉挛毒素和破伤风溶血毒素。破伤风痉挛毒素是引起破伤风的主要致病物质,是一种外毒素,对神经系统毒性极强,对人的致死量小于1μg。用甲醛处理后形成的类毒素,是预防破伤风的有效生物制品。

考点提示:破伤风梭菌的致病物质

3. **所致疾病** 破伤风梭菌经伤口感染,在局部厌氧的环境中生长繁殖,产生破伤风痉挛毒素,作用于脊髓前角细胞和脑干神经细胞,封闭脊髓前角的抑制性突触,阻止抑制性神经细胞释放抑制性递质及抑制性神经元的反馈调节,受刺激时屈肌与伸肌同时强烈收缩,肌肉强直性痉挛,引起破伤风特有的牙关紧闭、苦笑面容、角弓反张等症状。甚至因中枢神经系统功能紊乱,引起心律不齐,血压波动,呼吸困难,乃至死亡。

本病潜伏期平均7～14天,感染部位距离中枢神经系统越近,潜伏期越短,病死率越高。

考点提示:破伤风梭菌的感染途径及所致疾病

案例5-6 讨论分析
根据患者的受伤情况以及典型症状,分析患者是因破伤风导致死亡。

(三) 防治原则

1. 对于容易受外伤的人群,接种破伤风类毒素进行特异性预防。其方法为:第1年注射2次(间隔4～6周)作基础免疫,1年后加强免疫1次。对6个月至6岁的儿童注射百白破三联疫苗,注射3次,间隔4～6周。

2. 创伤较深污染严重的人,对伤口进行清创、扩创,避免局部形成厌氧环境,同时肌内注射1500～3000U破伤风抗毒素(TAT)作紧急预防。

3. 破伤风患者使用抗生素和 TAT 治疗。使用 TAT 的原则是早期、足量,一般是 10 万~20 万 U。

考点提示:破伤风的防治原则

二、产气荚膜梭菌

产气荚膜梭菌广泛存在于土壤、人和动物肠道中,能引起人和动物的多种疾病。

(一) 生物学特性

产气荚膜梭菌是粗大的革兰阳性菌,有荚膜和芽孢,无鞭毛。芽孢为椭圆形,不宽于菌体,位于菌体的中央或次极端(彩图 5-9)。专性厌氧菌。能分解多种糖和蛋白质产酸产气。将其接种在牛奶培养基中,因分解乳糖产生的酸能使其中的酪蛋白凝固,随后分解酸产生的大量气体又能将凝固的酪蛋白冲成蜂窝状,此现象气势凶猛,称为"汹涌发酵"现象,为本菌的培养特点。

考点提示:"汹涌发酵"现象

(二) 致病性

1. 致病物质 产气荚膜梭菌能产生多种毒素和酶。

(1) α毒素:即卵磷脂酶,毒性最强,能分解细胞膜上的磷脂酰胆碱,溶解红细胞、内皮细胞等,导致溶血、水肿、局部组织坏死。

(2) 侵袭性酶:有胶原酶、蛋白酶、透明质酸酶、DNA 酶等,有助细菌蔓延扩散。

(3) 肠毒素:不耐热,能增加肠黏膜细胞的通透性,引起腹泻。

2. 所致疾病

(1) 气性坏疽:多见于创口感染,致病条件与破伤风梭菌相同。细菌经创口感染,在生长繁殖的过程中,产生卵磷脂酶、胶原酶、透明质酸酶等,损伤组织细胞,同时分解组织中的糖、蛋白质,产生大量气体,引起局部组织水肿、气肿、出血、坏死,并伴有恶臭。表现为局部组织剧烈疼痛,触摸有捻发感。若坏死组织中的毒性物质被吸收入血,则引起毒血症、休克、死亡。

气性坏疽常由几种细菌混合感染,主要是产气荚膜梭菌,此外还有水肿杆菌、败毒杆菌、溶组织杆菌等。

(2) 食物中毒:产生肠毒素的菌株污染食物可引起食物中毒。潜伏期短,表现为腹痛、腹胀、水样腹泻等,1~2 天后自愈。

考点提示:产气荚膜梭菌的感染途径及所致疾病

(三) 防治原则

1. 及时清创、扩创,避免厌氧环境的形成。

2. 发病早期大剂量使用青霉素等抗生素以杀灭病原菌。有条件时尚可使用多价抗血清、高压氧舱治疗。

三、肉 毒 梭 菌

肉毒梭菌分布在土壤和动物的粪便中。污染食物后在厌氧环境中可产生肉毒毒素,食入引起食物中毒。

(一) 生物学特性

革兰阳性杆菌,散在分布,有芽孢和鞭毛,无荚膜。芽孢呈椭圆形,宽于菌体,位于次极端,使细菌呈网球拍状(彩图 5-9)。

考点提示:肉毒梭菌的形态特征

专性厌氧菌。本菌芽孢抵抗力强,湿热 100℃可存活 5h,干热 180℃经 5~15min 能被杀死。但肉毒毒素不耐热,湿热 100℃经 1min 即被破坏。

(二) 致病性

1. 致病物质 主要是肉毒毒素。为已知毒素中毒性最强的物质,比氰化钾的毒性强 1 万倍,纯化结晶的肉毒毒素 0.1μg 能致人死亡。该毒素为嗜神经毒素,作用于颅脑神经核和外周神经末梢、神经肌肉接头处,阻止乙酰胆碱释放,影响神经冲动传递,导致肌肉弛缓性麻痹。

考点提示:肉毒梭菌的致病物质

2. 所致疾病 食物中毒。食入被肉毒毒素污染的食物(如肉罐头、火腿、香肠、臭豆腐、豆瓣酱、豆豉、甜面酱等)后引起,起病突然,以神经系统症状为主,如斜视、复视、眼睑下垂、眼球肌肉麻痹、吞咽、咀嚼困难,严重者可因呼吸肌、心肌麻痹而死亡。婴儿食入肉毒梭菌污染的食品(如蜂蜜)后可引起婴儿食物中毒,即婴儿肉毒病。表现为便闭、啼哭无力、吞咽困难,严重者可导致猝死。

考点提示:肉毒梭菌的感染途径及所致疾病

(三) 防治原则

1. 加强食品卫生的监督和管理,食品加热消毒是预防的主要措施。

2. 尽早使用多价抗毒素,同时加强护理,对症治疗。

四、无芽孢厌氧菌

无芽孢厌氧菌分布于人体的口腔、肠道、泌尿生殖道等处，属于正常菌群，且在数量上占绝对优势。包括革兰阳性杆菌、球菌、革兰阴性杆菌、球菌四类。在一定条件下成为条件致病菌。其感染范围广泛、类型多样，细菌学诊断困难，对多种抗生素不敏感。临床上以革兰阴性无芽孢厌氧杆菌引起的感染较多见，如脆弱类杆菌、产黑色素杆菌、核梭杆菌等。

（一）致病性

1. 致病条件 ①机体的免疫力降低；②细菌寄居的部位发生改变；③菌群失调；④局部组织形成厌氧环境，如组织坏死、血供不足、合并需氧菌或兼性厌氧菌感染等。

2. 致病物质 随细菌种类的不同而不同。主要有荚膜、菌毛、侵袭性酶（如胶原酶、透明质酸酶、IgA酶等）、内毒素等。

3. 感染特征 属内源性感染，感染可遍及全身，呈慢性过程；无特定病型，大多为化脓性感染；分泌物或脓汁黏稠，为血色或棕黑色，有恶臭，有时有气体；分泌物直接涂片可看到细菌，但有氧培养无细菌生长；用氨基糖苷类抗生素长期治疗无效。

（二）防治原则

由于无芽孢厌氧菌属于条件致病菌，故目前尚无特异性治疗方法。手术时做好无菌操作，避免厌氧菌污染切口。外科清创引流是预防厌氧菌感染的重要措施。多数无芽孢厌氧菌对甲硝唑、氧哌嗪青霉素（哌拉西林）、羟噻吩青霉素、克林霉素等敏感，可用于疾病的治疗。

小 结

厌氧芽孢梭菌均为革兰阳性粗大杆菌，产生毒性强的外毒素引起疾病。破伤风梭菌经创口感染，在厌氧环境中生长繁殖，产生破伤风痉挛毒素，作用于脑干神经核和脊髓前角抑制性运动神经元阻止抑制性递质释放，引起骨骼肌强直性痉挛；产气荚膜梭菌经创口感染，在厌氧环境中产生多种毒素和酶，破坏组织细胞而引起气性坏疽。肉毒梭菌产生的肉毒毒素污染食物，经消化道感染，引起严重的神经系统中毒症状，即食物中毒。预防破伤风可接种破伤风类毒素，紧急预防或治疗则使用破伤风抗毒素。气性坏疽和肉毒食物中毒可用多价抗毒素治疗。

无芽孢厌氧菌为人体的正常菌群，一定条件下可转化为条件致病菌，引起机体多部位的感染，多为慢性化脓性炎症。治疗常用甲哨唑、氧哌嗪青霉素等。

目标检测

一、名词解释
汹涌发酵

二、填空题
1. 破伤风梭菌的芽孢位于菌体的_____，使菌体呈_____状；肉毒梭菌的芽孢位于菌体的_____，使菌体呈_____状；产气荚膜梭菌的芽孢位于菌体_____，比菌体_____。
2. 肉毒梭菌经_____感染，致病物质为_____，引起以_____为主要症状的食物中毒。

三、选择题
1. 用抗毒素治疗破伤风的目的是
   A. 解除痉挛
   B. 抑制破伤风梭菌的生长
   C. 抑制破伤风梭菌产生毒素
   D. 中和游离的外毒素
   E. 中和结合的外毒素
2. 引起气性坏疽主要的病原菌是
   A. 水肿杆菌　　　B. 败毒杆菌
   C. 溶组织杆菌　　D. 产气荚膜梭菌
   E. 脆弱类杆菌
3. 下列哪种细菌不能产生肠毒素
   A. 金黄色葡萄球菌　B. 霍乱弧菌
   C. 产气荚膜梭菌　　D. 肉毒梭菌
   E. 某些大肠埃希菌
4. 有关梭状芽孢杆菌下列哪一点是不正确的
   A. 都是革兰阳性杆菌
   B. 都能形成芽孢
   C. 都是厌氧菌
   D. 都经创口感染引起疾病
   E. 主要分布于土壤

四、简答题
1. 试述破伤风梭菌的致病条件、致病物质、所致疾病及防治原则。
2. 简述无芽孢厌氧菌致病的条件、感染特征。

第5节 分枝杆菌属

分枝杆菌属是一类细长略弯曲的杆菌，因有分枝生长的倾向而得名。本属细菌因含大量的分枝菌酸，一般不易着色，须加温和延长染色时间才能着色，一旦着色后能抵抗盐酸酒精的脱色，故又名抗酸杆菌。其种类较多，使人致病的分枝杆菌主要有结核分枝杆菌、麻风分枝杆菌。

一、结核分枝杆菌

结核分枝杆菌简称结核杆菌，是引起结核病的病原菌。本菌可侵犯全身多种组织和器官，但以肺部感染最多见。目前，全球每年新发结核病例800万左右，至少有300万人死于该病。我国现在每年死于结核病的人约有25万，为各类传染病死亡原因之首。

（一）生物学特性

1. 形态和染色　结核分枝杆菌为细长略弯的杆菌，有时呈分枝状，大小长1～4μm，宽0.3～0.6μm。无芽孢和鞭毛，有荚膜。抗酸染色为阳性（彩图5-10）。

考点提示：结核分枝杆菌的染色性

2. 培养特性　结核分枝杆菌为专性需氧菌，最适宜的温度为37℃，最适pH为6.5～6.8。对营养物质的要求较高，常用含蛋黄、甘油、马铃薯、无机盐、孔雀绿等营养物质的罗氏固体培养基培养。生长速度缓慢，繁殖一代需18～24h，在固体培养基上2～4周才可见菌落生长。菌落特点为干燥、质硬、表面粗糙、初为乳白色，以后略现米黄色或乳酪色，培养较久菌落相互融合成菜花状。液体培养基中生长较快，经1～2周，可形成菌膜。

3. 抵抗力　结核分枝杆菌因细胞壁中含大量脂质，故对某些理化因素抵抗力较强。在干燥的痰中，可存活6～8个月，在空气的尘埃中，其传染性可保持8～10天。在4% NaOH、6% H_2SO_4、3% HCl中30min仍有活力，故可用这些酸或碱消化标本中的黏稠物质及杀死杂菌。结核杆菌对1：13 000孔雀绿或1：75 000甲紫等染料有抵抗力，将其加在培养基中可抑制杂菌的生长。

结核分枝杆菌对湿热、紫外线和乙醇敏感。加热60℃持续30min或日光直射2～4h或75%乙醇溶液2min均可被杀死。其敏感的药物为链霉素、异烟肼、利福平等。但长期用药易出现耐药性。

4. 变异性　结核分枝杆菌可发生形态、菌落、毒力及耐药性的变异。

（二）致病性和免疫性

1. 致病物质　结核分枝杆菌既不产生外毒素和侵袭性酶，也不含内毒素。其致病性主要与菌体成分的作用有关，包括脂质、蛋白质和荚膜。

（1）脂质：结核分枝杆菌细胞壁所含的脂质约占细胞壁干重的60%，其高含量与细菌的毒力密切相关。脂质成分复杂，与毒力有关的主要成分为：①磷脂，能刺激单核细胞增生，引起结核结节的形成和干酪样坏死；②索状因子，具有破坏线粒体膜、影响细胞呼吸、抑制白细胞游走及引起慢性肉芽肿等作用；③分枝菌酸，存在于细胞壁表面，与分枝杆菌的抗酸性有关，也可减弱溶酶体酶等杀菌物质对结核分枝

杆菌的杀伤作用；④蜡质D，可激发机体产生迟发型超敏反应；⑤硫酸脑苷脂，可抑制吞噬细胞中的吞噬体与溶酶体的结合，使结核分枝杆菌能在吞噬细胞内长期存活。

（2）蛋白质：结核分枝杆菌具有多种蛋白成分，与致病有关的主要是结核菌素。其与蜡质D结合可诱导超敏反应，引起组织坏死和全身中毒的症状，并参与结核结节的形成。

（3）荚膜：结核分枝杆菌荚膜的致病作用表现在：①抗吞噬作用，可抑制吞噬体和溶酶体的结合；②黏附作用，可与某些补体受体结合；③可阻止一些药物、化学物质渗透入菌体内。

考点提示：结核分枝杆菌的致病物质

2. 所致疾病　传染源主要是排菌的肺结核患者，可经过呼吸道、消化道、皮肤等多途径进入易感者机体，侵犯多种组织器官，引起相应部位的结核。其中以通过呼吸道引起的肺结核最多见。

（1）原发感染：结核分枝杆菌初次在肺内感染形成病灶，称为原发性肺结核，常见于儿童。结核分枝杆菌侵入肺泡后被吞噬细胞吞噬，由于菌体的脂质成分阻止吞噬体与溶酶体的融合，导致细菌在吞噬细胞中大量繁殖，吞噬细胞裂解，释出大量细菌而引起肺泡渗出性炎症，形成原发灶。初次感染由于机体缺乏对结核杆菌的特异性免疫力，故原发灶内的结核分枝杆菌常沿淋巴管扩散到肺门淋巴结，引起肺门淋巴结肿大。原发灶、淋巴管炎和肿大的肺门淋巴结称为原发综合征。随着特异性免疫的建立，原发感染大多可经纤维化和钙化而自愈。但病灶内常有细菌潜伏，不但能刺激机体产生免疫，也可成为结核复发、内源性感染的来源。

（2）继发感染：多见于成年人。感染多为原发病灶引起的内源性感染，当人体抵抗力下降时，残存在原发灶的结核分枝杆菌再度大量繁殖而发病；也可由外源性结核分枝杆菌再次侵入机体而发病。由于继发感染时机体已建立起特异性免疫，因此，病灶多局限，多数被纤维囊包绕的干酪样坏死病灶可钙化而痊愈。少数干酪样坏死病灶可液化、形成空洞，细菌随痰排出，称为开放性肺结核；或细菌进入循环系统，引起肺内、外的播散。

考点提示：结核分枝杆菌的感染途径及所致疾病

3. 免疫性　结核分枝杆菌为胞内寄生菌，故机体抗结核分枝杆菌的免疫以细胞免疫为主。这种免疫力的维持依赖于结核分枝杆菌在体内的存在，一旦体内结核分枝杆菌消失，免疫力也随之消失，这种免疫称为传染性免疫或有菌免疫。

机体也可以产生针对结核分枝杆菌的特异性抗

体,但仅能对细胞外的细菌发挥一定的作用,对细胞内的细菌不起作用。

4. 结核菌素试验 是用结核菌素进行皮肤试验来检测受试者对结核分枝杆菌能否引起迟发型超敏反应的一种试验,以此判断机体对结核分枝杆菌有无免疫力。

(1) 原理:由于结核分枝杆菌产生的免疫是有菌免疫,所以感染过结核分枝杆菌的机体注射结核菌素后会发生迟发型超敏反应;没有感染过结核杆菌的机体不会发生迟发型超敏反应。

(2) 结核菌素试剂:有两种,一种为旧结核菌素(OT),另一种为纯蛋白衍生物(PPD)。

(3) 方法:目前多采用 PPD 法。在受试者前臂掌侧皮内注射 PPD 5U,48～72h 后,观察结果(彩图 4-1)。

(4) 结果及意义:见表 5-3。

表 5-3　结核菌素试验结果及其意义

红肿硬结的直径	结　果	意　义
<5mm	阴性反应	未感染过结核杆菌或未接种过卡介苗或细胞免疫功能低下者
5～15mm	阳性反应	感染过结核杆菌或接种过卡介苗
≥15mm	强阳性反应	可能有活动性结核病

(5) 用途:①选择卡介苗接种对象和免疫效果的测定;②作为婴幼儿结核病的参考,年龄越小,诊断价值越大;③用于机体细胞免疫功能的测定;④在流行病学中,可作为调查人群感染结核分枝杆菌的一个指标。

考点提示:结核菌素试验的意义及用途

(三) 微生物学检查

1. 标本的采集 通常依病变部位的不同而选择不同的标本。如痰、胸腔积液、尿、粪便、腹水、脑脊液等。

2. 检查方法 将标本直接涂片,抗酸染色后镜检,观察细菌的形态、大小、染色性,必要时通过细菌的人工培养、生化反应、免疫学方法、动物试验等进行鉴定。

(四) 防治原则

1. 预防 ①开展卫生宣传教育,对结核病患者早发现、早隔离、早治疗,防止结核病的传播。②接种卡介苗是预防结核病的主要措施。目前,我国规定刚出生的孩子就接种卡介苗,7 岁时复种,农村 12 岁时再复种一次。1 岁以上先做结核菌素试验,阴性者接种。接种后免疫力可维持 3～5 年。

2. 治疗 结核病用药时应把握“早期、适量、联合、全程、规律”的原则。目前常用的药物有链霉素、利福平、异烟肼、对氨基水杨酸、乙胺丁醇等。

链接

耐药结核病

2007 年 5 月 12 日,一名男子乘班机从美国亚特兰大飞到法国巴黎。5 月 29 日,该男子回到美国后,立即被美国疾病预防控制中心宣布强制医学隔离治疗。原因是这名男子被确诊患有严重的耐多药结核病。该病目前治疗费用高,治愈率不超过 30%～50%。严重的耐多药结核病是耐药结核病中最严重的一种。耐药结核病根据其对抗结核药物耐药的严重程度不同分为:①单耐药结核病。结核分枝杆菌只对 1 种一线抗结核药物(即异烟肼、利福平、乙胺丁醇、吡嗪酰胺、链霉素)耐药。②多耐药结核病。结核分枝杆菌对 2 种或 2 种以上一线抗结核药物发生耐药(但不包括同时耐异烟肼和利福平)。③耐多药结核病。结核分枝杆菌至少对异烟肼和利福平同时发生耐药。④广泛耐多药结核病。除同时耐异烟肼和利福平外,还对任何一种氟喹诺酮类药物耐药,同时至少还对 3 种二线抗结核药注射剂(卷曲霉素、卡那霉素、阿米卡星)中的一种耐药。

二、麻风分枝杆菌

麻风分枝杆菌简称麻风杆菌,是麻风病的病原菌。麻风是一种慢性传染病,在世界各地均有流行,多见于贫困地区。目前,全世界约有 1 000 万麻风患者,其中非洲约 400 万,印度约 380 万,我国病例数在 2 000 例以内。

(一) 生物学特性

麻风分枝杆菌细长、略带弯曲,常呈束状排列。无荚膜、鞭毛,不形成芽孢。抗酸染色阳性。麻风分枝杆菌是一种典型的胞内寄生菌,患者渗出物标本涂片中可见细胞内存在大量麻风分枝杆菌。这种细胞的胞质呈泡沫状,称麻风细胞。以此可与结核分枝杆菌区别。麻风分枝杆菌对干燥和低温有抵抗力。在干燥的环境中 7 天内仍有繁殖能力。低温中存活的时间较长,但对紫外线和湿热敏感。

(二) 致病性

麻风的传染源为患者,尤其是瘤型麻风患者。因其鼻口、咽喉黏膜的分泌物、皮疹渗出液、乳汁、汗、泪、精液、阴道分泌物等均可检出麻风分枝杆菌,故其传播途径主要为呼吸道、密切接触、破损的皮肤、黏膜等。潜伏期长,平均 1～5 年,长者可达数十年。麻风分枝杆菌侵入机体后,可经血液、淋巴液、神经末梢扩散至全身。麻风病可分为两型:瘤型和结核样型。瘤型麻风病传染性强且病情严重,该型患者细胞免疫缺陷而体液免疫正常。细菌主要侵犯皮肤、黏膜,严重时累及神经、内脏。在皮肤或黏膜下可见红斑或结节形成,称麻风结节。面部结节融合,表现为"狮面容"。结核样型麻风,细胞免疫正常,主要侵犯皮肤、外周神经,很少侵犯内脏,传染性极小。介于两型之间的少数患者,又分为两类,即界限类与未定类。界限类兼有两型的特点,可向两型演变。未定类为麻风病的前期病变,大多数病例转化为结核样型。

(三) 微生物学检查

主要取标本涂片染色镜检。常取患者鼻黏膜或皮肤破损处的刮取物进行涂片和抗酸染色。在瘤型和界限类患者标本的细胞内可找到抗酸阳性细菌,有诊断意义。

已有用 PCR 技术对麻风病进行诊断的报道。

(四) 防治原则

早发现、早隔离、早治疗,对与患者密切接触的人群要定期检查。目前尚无特异性疫苗。

治疗麻风病主要用砜类、利福平、氯苯吩嗪(氯法齐明)及丙硫异烟胺等药物。WHO 建议联合用药治疗,以减少耐药菌株的出现。多主张氨苯砜、利福平和氯苯吩嗪三者联合用药。

小　结

结核分枝杆菌是一种抗酸染色阳性的细长杆菌,专性需氧,生长速度缓慢。抵抗力强,耐酸碱,耐干燥。可经多途径感染人体,引起结核病,较多见的是经呼吸道感染引起的肺结核。检查机体对结核杆菌有无免疫力可做结核菌素试验。预防结核病可接种卡介苗。

麻风分枝杆菌主要通过接触传播,引起麻风病。应早发现、早隔离、早治疗。

目 标 检 测

一、名词解释

结核菌素试验

二、填空题

1. 结核分枝杆菌常用_____染色,呈_____色;分离结核分枝杆菌常用_____培养基。

2. 与结核分枝杆菌致病有关的脂质有_____、_____、_____、_____、_____。

3. 结核分枝杆菌对_____、_____和_____抵抗力较强;但对_____、_____、_____较敏感。

三、选择题

1. 结核分枝杆菌的致病作用是因为
   A. 细菌产生外毒素　　　B. 细菌产生内毒素
   C. 细菌产生侵袭性酶　　D. 细菌发生毒力变异
   E. 细菌菌体成分

2. 一个未接种过卡介苗(BCG)的外观上健康的中年人,当 PPD 试验阳性或强阳性时,下列哪点不正确
   A. 隐性或显性感染过
   B. 不需接种 BCG
   C. 对结核杆菌有免疫力
   D. 需接种 BCG
   E. 正患活动性结核病

3. 除外哪一种,都是结核分枝杆菌感染的途径
   A. 呼吸道　　　　　　　B. 消化道
   C. 皮肤　　　　　　　　D. 昆虫叮咬
   E. 泌尿道

四、简答题

试述结核菌素试验的原理、方法、结果判断及意义。

第 6 节　其他病原性细菌

其他病原菌种类繁多,现将几种重要的病原菌列表如下(表 5-4)。

表 5-4　其他病原性细菌

细菌种类	主要生物学特性	致病物质	所致疾病	预防措施
白喉棒状杆菌	革兰阳性棒状杆菌,异染颗粒为其形态特征(彩图 5-11)。吕氏培养基生长良好,抵抗力较强	白喉外毒素	白喉	特异性预防:百白破三联疫苗或白喉类毒素。紧急预防、治疗:白喉抗毒素
嗜肺军团菌	革兰阴性杆菌,形态易变,有鞭毛、菌毛、微荚膜,水中存活时间长	多种酶与毒素、菌毛、微荚膜	军团菌病	无特异性疫苗。加强水源管理及人工输水管道和设施的消毒
流感嗜血杆菌	革兰阴性小杆菌,有菌毛、荚膜。需生长因子 X、V 因子。抵抗力弱	菌毛、荚膜、内毒素	原发感染以小儿多见,继发感染以成人多见,慢性支气管炎等	接种荚膜多糖疫苗进行特异性预防

续表

细菌种类	主要生物学特性	致病物质	所致疾病	预防措施
百日咳鲍特菌	革兰阴性短小杆菌,有荚膜和菌毛,鲍-金培养基生长良好。抵抗力较弱	菌毛、荚膜、多种毒素	百日咳	可接种百白破三联疫苗进行预防
铜绿假单胞菌	革兰阴性小杆菌,有荚膜、菌毛、鞭毛。产生绿色水溶性色素。抵抗力强,易形成耐药性	内毒素、外毒素、菌毛、荚膜	医院内感染常见的病原菌,引起各种继发感染,如皮肤感染、中耳炎、败血症等	执行严格的无菌操作,防止医院内感染的形成
幽门螺杆菌	革兰阴性菌体弯曲呈弧形、S形、螺形或海鸥状,有鞭毛。快速脲酶试验强阳性,为区别其他弯曲菌的重要依据	可能与脲酶、黏附素、蛋白酶、内毒素等有关	与慢性胃炎、胃溃疡、胃癌的发病有关	目前尚无有效措施,正试用重组的幽门螺杆菌疫苗
空肠弯曲菌	革兰阴性菌体弯曲呈弧形、S形、螺形或海鸥状,有鞭毛。抵抗力弱	黏附素、细胞毒素、肠毒素等	婴幼儿细菌性肠炎、成人食物中毒	注意饮食卫生,加强粪便管理
布鲁菌属	革兰阴性短小杆菌,专性需氧,自然界存活时间较长	内毒素	布氏菌病,简称布病,又名波浪热	加强食品卫生的监督和管理,接种减毒活疫苗
鼠疫耶尔森菌	革兰阴性卵圆形杆菌,有荚膜,亚甲蓝染色后两极浓染,抵抗力弱	外膜蛋白、内毒素、荚膜等	鼠疫	防鼠、灭鼠,加强检疫,接种疫苗
炭疽芽孢杆菌	革兰阳性粗大杆菌,长链状排列,状似竹节,有荚膜及椭圆形芽孢,芽孢小于菌体宽度,位于菌体中央且抵抗力强	炭疽毒素、荚膜	炭疽	炭疽减毒活疫苗特异性预防;加强动物检疫;病畜焚烧或深埋

目 标 检 测

简答题

简述白喉棒状杆菌、嗜肺军团菌、鼠疫耶尔森菌、百日咳鲍特菌、布鲁菌、炭疽芽孢杆菌的传播途径、致病物质、所致疾病及预防措施。

(李三兰)

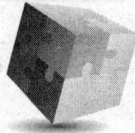

第6章 病毒概述

链接

病毒知多少

病毒广泛分布于自然界,可寄生于人类、动植物、细菌等生物体内,与人类关系极为密切。人类传染病约有75%是由病毒引起的。病毒性疾病传染性强,流行广泛,后遗症严重,病死率高,而且很少有特效药物治疗,严重危害人类健康。常见的有肝炎病毒、麻疹病毒、狂犬病病毒等。近年流行的艾滋病、SARS、禽流感、H1N1流感等,给人民生命财产和国民经济带来了巨大损失,这些疾病的病原体也是病毒。有的病毒与肿瘤和癌症的发生密切相关,因此,病毒学已成为多学科关注的热点。

病毒(virus)是一类个体微小,结构简单,只含一种核酸(DNA或RNA),必须在活细胞内寄生,以复制方式进行增殖的非细胞型微生物。

考点提示:病毒的概念

第1节 病毒的基本性状

一、病毒的大小与形态

病毒个体微小,用于测量其大小的单位为纳米(nm)。各种病毒的大小相差悬殊,一般分为大、中、小三型。大型病毒直径在200～300nm,这类病毒在光学显微镜下勉强可见,如痘类病毒;中型病毒直径在80～150nm,如流行性感冒病毒;小型病毒直径在18～30nm,如口蹄疫病毒与脊髓灰质炎病毒。

多数病毒小于150nm,必须用电子显微镜放大数千倍至数万倍后才能看到。病毒与其他微生物及其他物质大小比较,如图6-1所示。

病毒的形态多种多样,大多数病毒呈球形或近似球形,少数呈砖形(痘类病毒)、弹形(狂犬病病毒)、杆状(植物病毒)、蝌蚪状(噬菌体)。人类病毒多为球形。常见病毒形态如图6-2。

考点提示:病毒大小的测量单位及常见病毒形态

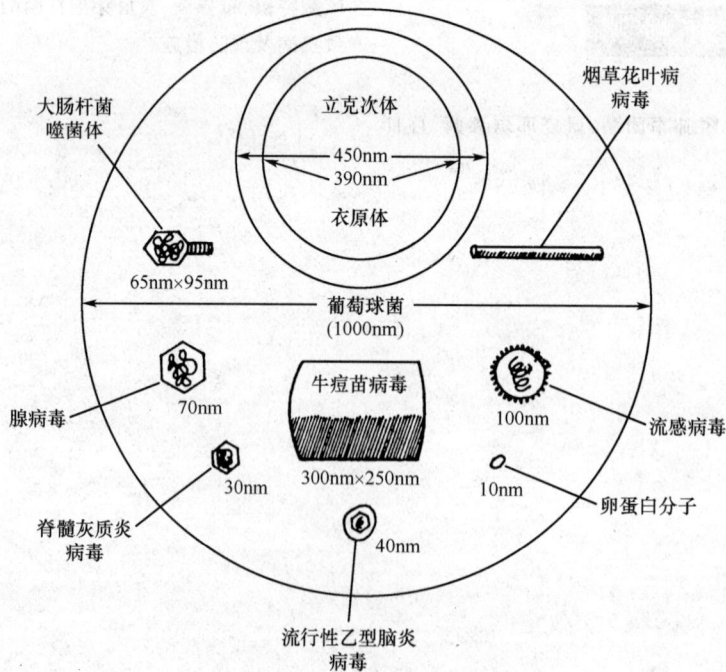

大肠杆菌噬菌体 65nm×95nm
立克次体 450nm 390nm 衣原体
烟草花叶病病毒
葡萄球菌 (1000nm)
腺病毒 70nm
牛痘苗病毒 300nm×250nm
流感病毒 100nm
卵蛋白分子 10nm
脊髓灰质炎病毒 30nm
40nm
流行性乙型脑炎病毒

图6-1 微生物大小比较示意图

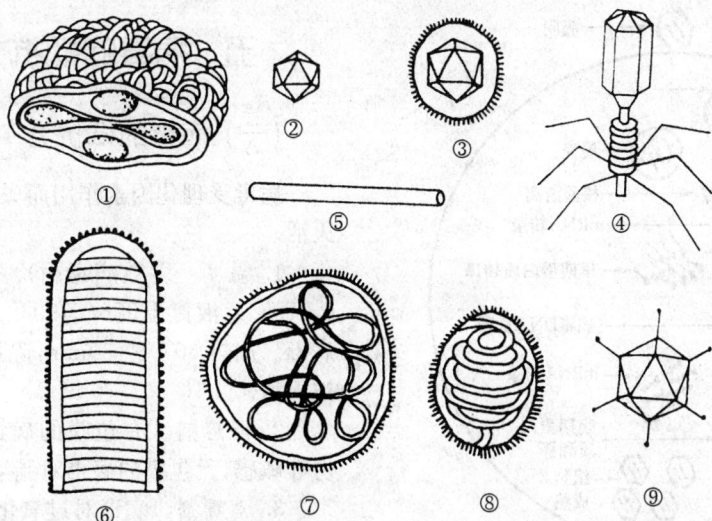

图 6-2 常见病毒的形态与结构示意图

①痘病毒；②小 RNA 病毒；③包膜病毒；④噬菌体；⑤烟草花叶病毒；⑥弹状病毒；⑦副黏病毒；⑧正黏病毒；⑨腺病毒

二、病毒的结构与化学组成

病毒属于非细胞型微生物，无细胞结构，其化学成分主要由单一核酸（DNA 或 RNA）与蛋白质组成。其基本结构包括核心和衣壳，二者构成核衣壳，此即最简单的病毒体。有些病毒的核衣壳外面还有一层包膜，包膜上常形成一些刺状突起，称为刺突。有包膜的病毒称包膜病毒，而无包膜的病毒则称为裸病毒（图 6-3）。

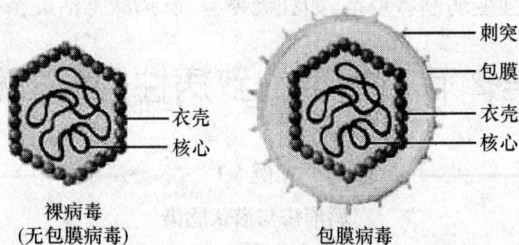

图 6-3 病毒体结构模式图

裸病毒和包膜病毒都是结构完整具有传染性的病毒颗粒，统称为病毒体。

（一）病毒核心

病毒核心为单一核酸（DNA 或 RNA），构成病毒基因组，携带病毒遗传信息，控制病毒遗传变异、复制、感染等生物学性状。有些病毒的核心含有功能性蛋白，如 DNA 聚合酶和反转录酶等。

（二）病毒衣壳

衣壳是包绕在病毒核心外的蛋白质结构，由许多蛋白质壳粒组成。按其数量和排列方式不同可组成螺旋对称型、20 面立体对称型和复合对称型。

病毒衣壳功能：①保护病毒核酸免受核酸酶或其他理化因素的破坏。②决定病毒对宿主细胞的亲嗜性。衣壳蛋白可与宿主细胞膜上的受体特异性结合，介导病毒侵入细胞内，引起宿主细胞感染。③具有抗原性，诱导机体产生免疫应答。

（三）病毒包膜

包膜是包绕在某些病毒核衣壳外的脂质双层结构，是某些病毒在成熟过程中，穿过宿主细胞膜以出芽方式向细胞外释放时获得的。其主要成分来自宿主细胞膜的脂质双层结构及病毒编码的糖蛋白。包膜的功能：①保护核衣壳；②与病毒吸附和穿入宿主细胞有关；③病毒糖蛋白具有抗原性，诱导机体产生免疫应答。

考点提示：病毒的结构和化学组成

三、病毒的增殖

（一）病毒的增殖过程

病毒增殖方式是复制。病毒缺乏独立代谢的酶系统和细胞器，不能独立生存，必须借助活的易感细胞提供的酶类、原料、能量，在病毒核酸控制下完成病毒的自我复制。其过程可分为吸附、穿入、脱壳、生物合成、组装成熟与释放五个步骤，称之为一个复制周期（图 6-4）。

病毒复制周期翻译出的早期蛋白为功能性蛋白，其作用主要是为病毒核酸复制提供酶类，参与调节控制宿主细胞的自身代谢。而晚期蛋白主要是病毒衣壳蛋白。

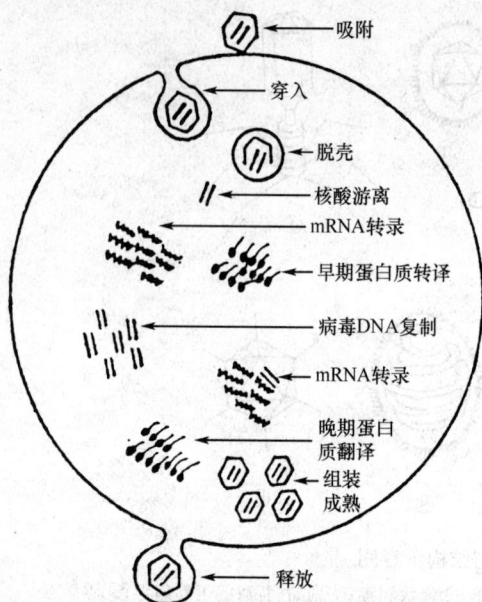

图 6-4　双链 DNA 病毒增殖过程示意图

成熟病毒向细胞外释放一般有两种方式：①破胞释放，裸露病毒在宿主细胞内经复制周期可增殖数百个至数千个子代病毒，致使细胞破裂，一次性将子代病毒全部释放至细胞外；②出芽释放，有包膜的病毒，在组装完成后，以出芽的方式释放到细胞外，由此而获得包膜。细胞一般不死亡，仍可照常分裂增殖。

考点提示：病毒的增殖

（二）包涵体

某些病毒在宿主细胞内增殖后，在细胞质或细胞核内形成圆形或椭圆形，嗜碱性或嗜酸性的斑块状结构，称包涵体。包涵体的本质是由病毒颗粒及未装配的病毒成分等组成，是细胞被病毒感染的指标。包涵体在光学显微镜下可见，检查包涵体可辅助诊断某些病毒性疾病，如狂犬病病毒在神经细胞内增殖后形成的内基小体。

考点提示：包涵体的概念、特点和作用

四、病毒的干扰现象

当两种病毒同时感染同一细胞时，可发生一种病毒抑制另一种病毒复制增殖的现象，称病毒的干扰现象。干扰现象可发生在异种病毒之间，也可发生在同种、同型或同株之间。为此，在预防接种时，应避免同时使用具有干扰作用的两种病毒疫苗，以防降低疫苗的免疫效果。

考点提示：病毒干扰现象的概念

五、病毒的抵抗力与变异性

（一）病毒的抵抗力

病毒受理化因素作用而失去感染性，称为病毒的灭活。

1. 温度　多数病毒耐冷不耐热，因此常用低温（－70℃）、液氮温度（－190℃）及冷冻真空干燥保存病毒。加热 60℃经 30min，除肝炎病毒外，多数病毒被灭活。

2. 脂溶剂　有包膜的病毒对脂溶剂如乙醚、氯仿等敏感，无包膜的病毒对脂溶剂有抗性。

3. 消毒剂　病毒对过氧化氢（H_2O_2）、乙醇、过氧乙酸、高锰酸钾、含氯石灰等消毒剂敏感，可以用其灭活病毒。

4. 抗生素　病毒对抗生素不敏感，但对干扰素敏感。

对 50％甘油有耐受力，常用 50％甘油盐水保存送检的病毒材料。

（二）病毒的变异性

病毒的变异表现在毒力变异、耐药性变异、抗原性变异、形态变异等。病毒的抗原性变异，可导致机体因对其缺乏免疫力而发生病毒性疾病的流行，如 2009 年在全球流行的甲型 H1N1 流感病毒。病毒的致病性降低或增强，称为毒力变异。可利用病毒毒力由强变弱制备疫苗，如狂犬疫苗、麻疹减毒活疫苗等。

第 2 节　病毒的致病性与免疫性

案例 6-1

唇疱疹与潜伏感染

患者，女，42 岁。常在感冒、过度劳累、日晒、月经、情绪激动时，在口唇边缘、鼻孔周围及口角部位出现针头大小的成群疱疹，自觉有轻度痒和烧灼感，数日后结痂痊愈，生活中反复发作。

思考题：

该患者最可能患哪种疾病？

一、病毒的感染方式与类型

病毒感染是指病毒侵入机体，并在易感细胞内复制增殖，与机体相互作用的过程。

（一）病毒的感染方式和途径

1. 水平感染　指病毒在人群不同个体之间的传

播,包括从动物到动物再到人的感染。其感染途径与细菌相似,主要有以下几种:①消化道感染,如甲型肝炎病毒;②呼吸道感染,如流行性感冒病毒;③接触感染,包括直接或间接接触而引起的感染,如人类免疫缺陷病毒(HIV);④血源感染,如乙型肝炎病毒(HBV);⑤媒介昆虫叮咬及动物咬伤感染,如流行性乙型脑炎病毒、狂犬病病毒。

考点提示:水平感染的概念

2. 垂直感染 是病毒感染特点之一,存在于母体的病毒经胎盘或产道由亲代传播给子代的方式,称垂直感染。垂直感染可引起先天性疾病或流产、死胎等,造成严重的后果。如风疹病毒感染孕妇可致胎儿先天性耳聋、双目失明等风疹综合征。常引起垂直感染的病毒还有人类免疫缺陷病毒、乙型肝炎病毒、巨细胞病毒等。

考点提示:垂直感染的概念、病毒的感染方式

(二) 病毒的感染类型

1. 隐性感染 病毒侵入机体后不引起明显的临床症状,称隐性感染或亚临床感染。发生隐性感染与侵入机体内的病毒数量少、毒力弱、机体抵抗力强有关。隐性感染可使机体获得特异性免疫力,但也可能成为重要的传染源。

2. 显性感染 病毒侵入机体引起明显的临床症状,称显性感染。根据症状出现早晚和持续时间长短又分为急性感染和持续性感染。

(1) 急性感染:潜伏期短,发病急,病程短,数月或数周,病愈后体内不再有病毒存在,如流行性感冒和急性甲型肝炎等。

(2) 持续性感染:一般病程较长,病毒持续存在体内,出现症状,也可不出现症状而终身携带病毒,成为重要的传染源。按病程又分为三种:①慢性感染。急性或慢性感染后,病毒未完全清除,在体内持续存在,症状时有时无,病程可达数月至数年之久,如慢性乙型肝炎。②潜伏感染。病毒感染后,病毒长期潜伏于特定组织细胞内,不增殖,也不出现临床症状,在某些条件下,潜伏的病毒被激活增殖,急性发作而出现临床症状,如水痘-带状疱疹病毒(VZV)引起的带状疱疹,单纯疱疹病毒1型(HSV-1)引起的唇疱疹。③慢发病毒感染。较为少见,但后果严重。病毒感染后,经数年或数十年的潜伏期,一旦发病出现症状,多为亚急性进行性加重,最终导致死亡,如人类免疫缺陷病毒感染引起的获得性免疫缺陷综合征,麻疹病毒感染数十年后引起的亚急性硬化性全脑炎(SSPE)。

考点提示:持续性感染的概念、病毒感染的类型

案例6-1 讨论分析

根据临床症状表现,判断为单纯疱疹病毒1型感染。HSV-1型原发感染后,部分病毒未被清除,而潜伏在三叉神经节、颈上神经节,病毒不增殖,也不引起临床症状,在某些不利因素刺激下,病毒被激活而增殖,沿传出神经在其分布支配的皮肤黏膜上引起复发感染。随着机体免疫功能的完善,唇疱疹可自愈,病毒又潜伏回原处,所以唇疱疹可以在同一部位反复发作。

二、病毒的致病机制

(一) 直接损伤宿主细胞

病毒损伤宿主细胞的方式因病毒种类不同而异。

1. 杀细胞效应 病毒在宿主易感细胞内增殖,导致宿主细胞溶解死亡的过程。多见于裸病毒。杀细胞效应机制:①病毒感染抑制宿主细胞大分子合成;②病毒蛋白发挥毒性作用;③破坏宿主细胞溶酶体;④损伤宿主细胞器。

2. 细胞膜改变 在病毒感染中,引起宿主细胞膜改变多见于有包膜的病毒。表现在:①感染细胞与未感染细胞融合,形成多核巨细胞;②细胞膜出现新抗原,引起免疫病理损伤;③引起细胞膜通透性改变。

3. 细胞转化 能引起细胞转化的多见于DNA病毒和反转录病毒。病毒核酸整合到宿主细胞DNA中,引起宿主细胞生物学行为改变,导致细胞癌变。

4. 细胞凋亡 是指在细胞基因指令下发生的细胞程序性死亡过程。某些病毒感染后可诱导细胞凋亡。

(二) 引起免疫病理损伤

病毒感染后往往导致宿主细胞膜改变或形成病毒特异性抗原,诱导机体产生体液免疫和细胞免疫,从而引起免疫病理损伤,通过Ⅱ型、Ⅲ型和Ⅳ型超敏反应引起机体组织损伤。

考点提示:病毒的致病机制

链接

病毒与肿瘤的关系

在很长一段时间内,病毒与人类肿瘤究竟有什么关系,没有得到肯定的结果。但近10年来,流行病学调查和分子生物学的研究表明,两者之间确实存在着密切的关系。1989年世界上一些著名的病毒学家和肿瘤学家在智利圣地亚哥举行的"DNA病毒在人类肿瘤中的作用"国际研讨会上,首次确定了至少有3种病毒与人类肿瘤的密切关系。这就是肝炎病毒(HBV、HCV)与肝细胞癌,爱泼斯坦-巴尔病毒(EBV)与伯基特(Burkitt)淋巴瘤、鼻咽癌,人乳头瘤病毒(HPV)与宫颈癌有直接关联。1980年曾发现人类嗜T细胞病毒(HTLV)与人类某些淋巴细胞性白血病的关系,使人类肿瘤病毒病因学获得巨大突破。对病毒与人类肿瘤关系的研究十分重要,如能弄清肿瘤病毒的致癌机制,将有助于开辟治疗和预防肿瘤的新途径与方法。

作用,它能活化 NK 细胞和 Tc 细胞,增强其杀伤靶细胞的能力。

5. 干扰素的抗病毒意义　干扰素的产生早于抗体,所以,可早期中断病毒复制,阻止病毒扩散。

考点提示:干扰素的概念和作用

三、抗病毒免疫

(一)非特异性免疫

在病毒的非特异性免疫中,机体的屏障结构、吞噬细胞、补体系统、NK 细胞均有作用,但干扰素起主要作用。

1. 干扰素(IFN)的概念　由病毒或干扰素诱生剂(如聚肌胞)诱导宿主细胞产生的具有多种生物学活性的糖蛋白,称干扰素。

2. 干扰素的种类　根据产生干扰素的细胞不同,可分为:①α-干扰素(IFN-α),由人白细胞产生;②β-干扰素(IFN-β),由人成纤维细胞产生;③γ-干扰素(IFN-γ),由 T 细胞产生。IFN-α 和 IFN-β 属于 I 型干扰素,抗病毒作用强于免疫调节作用,IFN-γ 属于 II 型干扰素,也称免疫干扰素,主要起免疫调节作用。

3. 干扰素抗病毒机制　干扰素作用于细胞后,诱导细胞产生抗病毒蛋白,抑制病毒的生物合成(图6-5)。

4. 干扰素的生物学作用

(1)广谱抗病毒作用:干扰素抗病毒无特异性,主要是通过诱导受感染细胞产生抗病毒蛋白来抑制多种病毒的增殖。

(2)抗肿瘤作用:干扰素主要通过抑制肿瘤细胞增生、促进肿瘤细胞凋亡、抑制癌基因表达、抑制肿瘤转移、诱导肿瘤细胞分化等机制起抗肿瘤作用。

(3)免疫调节作用:干扰素对免疫细胞具有调节

(二)特异性免疫

1. 体液免疫的保护作用　抗病毒抗体主要有 IgG、IgM、IgA 三类抗体,这些抗体能与细胞外游离的病毒结合,抑制病毒的吸附,从而终止病毒的感染,称为中和病毒。

2. 细胞免疫的保护作用　抗体一般只能清除细胞外游离的病毒,而对侵入细胞内的病毒,主要依赖于 CD8+ T 细胞的直接杀伤作用和 CD4+ T 细胞释放的细胞因子的作用。

链接

亚病毒

亚病毒是一类比病毒更简单,仅具有某种核酸而不具有蛋白质,或仅具有蛋白质而不具有核酸,能感染动植物的微小病原体。包括类病毒、拟病毒、朊病毒。

类病毒:无蛋白质,有单独感染性的单股环状 RNA,大小仅为最小病毒的 1/20 左右,主要引起马铃薯、柑橘等经济作物的严重病害。

拟病毒:又称卫星病毒,只有不能单独感染细胞的单链 RNA,需要依赖辅助病毒的辅助才具有感染性,可引起苜蓿等植物病害。

朊病毒:又称蛋白质感染因子,是一种只含有蛋白质而无核酸的分子生物,朊病毒对人类最大的威胁是可以导致人类和家畜患中枢神经系统退化性病变,最终不治而亡。如人的库鲁病、克雅病,动物的疯牛病、羊瘙痒病。WHO 将朊病毒和艾滋病并列为世纪之交危害人类健康的顽疾。

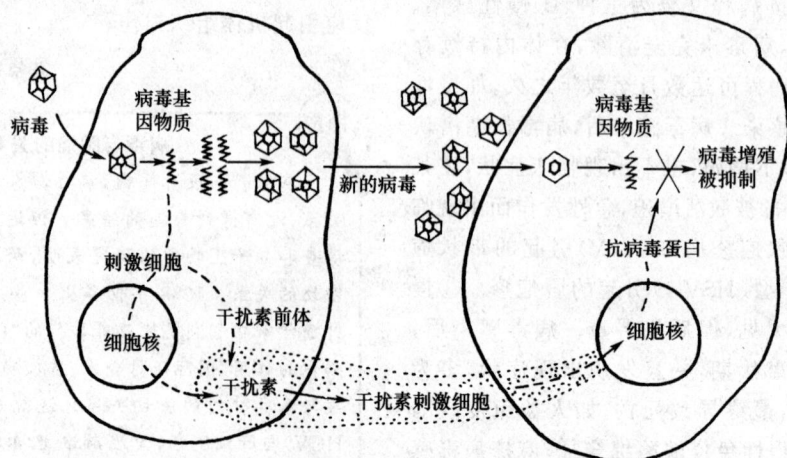

图 6-5　干扰素的产生及抗病毒作用原理示意图

第3节 病毒感染的检查和防治原则

一、病毒感染的检查

(一)标本采集与送检

标本正确采集和运送是病毒感染检查成功的关键。

1. 标本采集 标本采集应做到无菌操作,早期采集。依据感染部位采集不同标本,通常有鼻咽分泌物、痰液、脑脊液、血液、粪便等标本。

2. 标本送检 采集到标本应立即送检,或将标本置于含有抗生素的50%甘油氯化钠缓冲液中,并存放于带有冰块的保温瓶内送检。

(二)形态学检查

1. 光学显微镜检查 仅用于大型病毒颗粒检查及某些病毒在宿主细胞内增殖后形成的包涵体检查。

2. 电子显微镜检查 早期病毒感染标本中的病毒颗粒,如甲肝患者粪便中的甲型肝炎病毒、秋季腹泻患者粪便中的轮状病毒等,均可在电子显微镜下观察到具有特征性的病毒颗粒。

(三)分离培养

病毒只能在活的易感细胞内复制增殖,常用的分离培养方法包括组织培养法、动物培养法和鸡胚培养法。

考点提示:分离培养病毒的方法

(四)病毒抗原抗体检查

检测病毒抗原抗体的常用方法有:①酶联免疫吸附试验;②放射免疫测定;③免疫荧光技术;④聚合酶链反应检查标本中病毒核酸复制状况,目前已广泛应用于病毒性疾病的诊断;⑤核酸杂交技术,用标记放射性核素的已知序列的单链核酸做探针,检测标本中同源或部分同源的病毒核酸。

二、病毒性疾病的防治原则

对病毒性疾病的药物治疗效果远不如对细菌性疾病的抗生素的疗效,因此,预防病毒感染十分重要。

(一)病毒性疾病的预防

1. 一般性预防 冬春季节,温度降低,病毒活跃,所以病毒性疾病多发生于冬春季。预防病毒感染,首先要加强宣传教育,充分认识病毒性疾病对人

类的危害性。其次要:控制传染源,隔离、治疗患者;切断传播途径;保护易感人群。总之,不同病毒性疾病采取的预防措施不同,但最有效的预防措施还是免疫学特异性预防。

> **链接**
>
> **养成良好习惯,切断传播途径**
>
> 切断病毒的传播途径最重要的一条就是要养成良好的生活习惯和个人卫生习惯,注意生活有规律,早睡早起,经常参加体育活动,增强体质。根据气候变化增减衣物,经常开窗开门,通风透气,勤洗手,勤洗晒被褥。在疾病多发或流行时,避免到人群密集或空气不通的场所,有助于减少疾病的发生。必要时应对居住环境进行地面和空气消毒。

2. 特异性预防

(1)人工自动免疫:接种疫苗使机体产生自动免疫,是预防和控制病毒性疾病的有效措施。常用的疫苗包括:减毒活疫苗,如脊髓灰质炎疫苗、麻疹疫苗、流感疫苗等;灭活疫苗,如乙脑疫苗;基因工程疫苗,如乙肝疫苗。

(2)人工被动免疫:常用的生物制剂有胎盘球蛋白、丙种球蛋白、转移因子等,可用于某些病毒性疾病的紧急预防。

(二)病毒感染的治疗

1. 人工被动免疫 人工被动免疫可用于某些病毒性疾病的治疗。

2. 药物治疗 对抗病毒药物的选择,一方面要选用能穿入细胞选择性抑制病毒复制又不损伤宿主细胞的药物;另一方面选用能提高机体免疫力,促进清除病毒感染的细胞。目前抗病毒药物或制剂主要有:盐酸金刚烷胺、阿昔洛韦、阿糖腺苷等。

3. 干扰素及干扰素诱生剂 如聚肌胞。

4. 中草药 常用的有板蓝根、大青叶、贯众、黄芩等。目前许多专家已发现多种中草药具有很好的抗人类免疫缺陷病毒活性。

小 结

病毒是一类个体微小,结构简单,只含一种核酸,必须在活细胞内寄生,以复制方式进行增殖的非细胞型微生物。人类传染病75%由病毒引起。

病毒大小以纳米(nm)为测量单位。基本结构是核心和衣壳,特殊结构是包膜;根据包膜的有无可将病毒分为包膜病毒和裸病毒;病毒化学成分主要有核酸和蛋白质。病毒的增殖过程包括吸附、穿入、脱壳、生物合成、组装成熟与释放五个阶段。病毒受理化因素作用而失去感染性称为灭活。

病毒感染方式包括水平感染和垂直感染。机体感染的类型有隐性感染和显性感染,而持续性感染则是病毒感染的主要特征。病毒对机体的致病作用主要表现在病毒对宿主细胞的直接损伤作用和病毒感染引起的免疫病理损伤。前者表现为杀细胞效应、细胞膜改变、细胞转化和细胞凋亡。后者表现为Ⅱ、Ⅲ、Ⅳ型超敏反应。抗病毒非特异性免疫主要依赖干扰素,特异性免疫以细胞免疫为主。干扰素具有广谱抗病毒、抗肿瘤、免疫调节作用,可用于多种病毒感染的治疗。

治疗病毒性疾病目前还缺乏可靠的特效治疗药物,故通过预防接种提高人群免疫力,对预防和控制病毒性疾病具有重要意义。

目 标 检 测

一、名词解释

1. 病毒　2. 水平感染　3. 垂直感染　4. 持续性感染
5. 干扰素　6. 干扰现象　7. 包涵体

二、填空题

1. 病毒结构由_____和_____组成,有的病毒衣壳外还有_____。
2. 病毒化学组成主要有_____、_____。
3. 病毒增殖周期包括_____、_____、_____、_____、_____五个阶段。
4. 病毒感染方式有_____、_____、感染途径有_____、_____、_____、_____、_____等。
5. 病毒持续性感染包括_____、_____、_____。
6. 病毒对机体的致病作用包括_____和_____两个方面。
7. 人类传染病绝大多数由_____引起,目前对病毒性疾病尚无特异性药物治疗,故更应当注重_____。
8. 干扰素的生物学功能主要有_____、_____、_____。
9. 分离培养病毒的方法包括_____、_____、_____。

10. 成熟病毒从宿主细胞内释放的方式有_____、_____。

三、选择题

1. 测量病毒大小的单位是
   A. m　　　　　　　　B. cm
   C. mm　　　　　　　D. nm
   E. μm
2. 病毒的增殖方式是
   A. 二分裂　　　　　　B. 复制
   C. 芽生　　　　　　　D. 裂殖
   E. 多分裂
3. 人类病毒形态多数呈
   A. 杆状　　　　　　　B. 丝状
   C. 球形　　　　　　　D. 弹状
   E. 砖形
4. 病毒侵入机体后最早发生免疫作用的是
   A. IgG　　　　　　　B. 干扰素
   C. IgM　　　　　　　D. IgA
   E. IgD
5. 对抗生素不敏感的微生物是
   A. 细菌　　　　　　　B. 立克次体
   C. 衣原体　　　　　　D. 螺旋体
   E. 病毒
6. 利用人工自动免疫预防病毒性疾病的方法是
   A. 注射免疫血清　　　B. 接种疫苗
   C. 注射胎盘求蛋白　　D. 接种卡介苗
   E. 注射转移因子
7. 使用光学显微镜辅助病毒性疾病的诊断,可检测
   A. 病毒体　　　　　　B. 免疫复合物
   C. 包涵体　　　　　　D. 病毒基因表达产物
   E. 病毒相应抗体

四、简答题

1. 简述病毒的增殖过程。
2. 试述病毒的感染方式和感染类型。
3. 简述病毒的致病机制。

(路转娥)

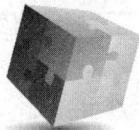

第7章 常见病毒

第1节 呼吸道病毒

呼吸道病毒是指一大类能侵犯呼吸道引起呼吸道局部病变或以呼吸道为侵入门户,引起呼吸道外组织器官病变的病毒。呼吸道病毒中最常见的是流感病毒,另外还有麻疹病毒,腮腺炎病毒等。据统计,90%以上急性呼吸道感染由病毒引起。

一、流行性感冒病毒

流行性感冒病毒简称流感病毒,有甲(A)、乙(B)、丙(C)三型,引起人和动物的流行性感冒(简称流感)。其中甲型流感病毒是引起人类流感流行最主要的病原体,如 H1N1。

(一)生物学特性

1. 形态结构　流感病毒呈球形或椭圆形,也可呈丝状,球形直径 80~120nm(图 7-1)。病毒核酸为含 7~8 个节段的单股负链 RNA,包绕核酸的为核蛋白(NP),即衣壳,呈螺旋对称,流感病毒包膜有两层结构,内层为病毒基因编码的基质蛋白(MP),具有保护病毒核心和维持病毒外形的作用。包膜外层为来自宿主细胞的脂质双层膜,甲型和乙型流感病毒包膜上面镶嵌有两种糖蛋白刺突即血凝素(HA)和神经氨酸酶(NA),它们是划分流感病毒亚型的依据,抗原性极易变异。

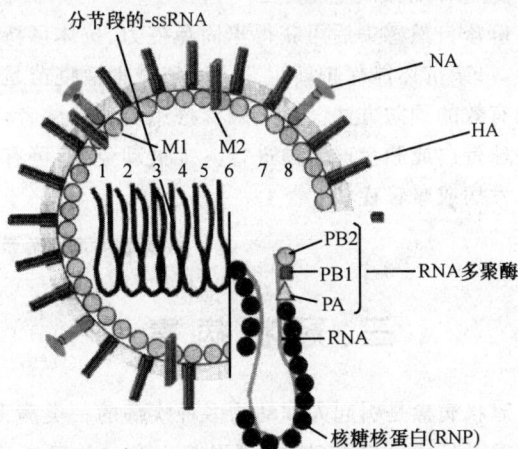

图 7-1　流行性感冒病毒电镜图

2. 分型、变异　根据 NP 和 MP 蛋白抗原性的不同可将流感病毒分为甲、乙、丙三型;甲型又可根据 HA 和 NA 抗原性不同,再区分为若干亚型,乙型、丙型流感病毒至今尚未发现亚型。

流感病毒 HA 和 NA 易发生变异,HA 变异更快。流感病毒抗原变异有两种形式:①抗原漂移。其变异幅度小,HA、NA 氨基酸的变异率小于 1%,引起甲型流感周期性的局部中小型流行。②抗原转变。变异幅度大,HA 氨基酸的变异率为 20%~50%,导致新亚型的出现。由于人群完全失去免疫力,每次新亚型出现都曾引起世界性的流感暴发流行。20 世纪初中期以来,甲型流感病毒已经历过数次重大变异(表 7-1)。

考点提示:抗原漂移、抗原转变的概念,甲型流感病毒变异与流感流行的关系

表 7-1　甲型流感病毒抗原转变引起的世界性流行

病毒亚型	原甲型	亚甲型	亚洲甲型	香港甲型	香港甲型与新甲型
抗原结构	H0N1	H1N1	H2N2	H3N2	H3N2 或 H1N1
流行年代	1930~	1946~	1957~	1968~	1977~

3. 抵抗力　流感病毒耐冷不耐热,56℃经 30min 被灭活,0~4℃能存活数周,−70℃以下可长期保存;对干燥、紫外线、乙醚、甲醛、乳酸等均敏感。

(二)致病性与免疫性

病毒经飞沫在人与人之间直接传播,冬春季为流行季节,传染性强,病毒感染后症状轻重不等,约 50% 感染后无症状。病毒在呼吸道上皮细胞内增殖,引起细胞变性、坏死、脱落,黏膜充血水肿。潜伏期 1~4 天,突然发病,有畏寒、发热、头疼、肌痛、畏食、乏力、鼻塞、流涕、咽痛和咳嗽等症状。热度可高达 38~40℃,持续 3~5 天。病毒仅在局部增殖,一般不入血。年老体弱、免疫力低下、心肺功能不全者和婴幼儿在感染后,易继发细菌性感染,特别是肺炎,可危及生命。

流感病毒感染后可产生特异性中和抗体,包括 IgG、IgM 和 SIgA。局部中和抗体 SIgA、血清中和抗体在预防感染和阻止疾病发生中有重要作用,亚型间

无交叉免疫。

解读"猪流感"

相信大家还记得 2009 年发生的那次流感流行,世界卫生组织称其为"猪流感"之后,后来并没有在猪中发现有这种病毒,有关人士特别是养猪业人员为猪而鸣不平,认为猪被冤枉了。正名为 A 型 H1N1 流感,国内把它汉化为甲型 H1N1 流感,媒体有时则干脆简称为甲型流感。这种简称极为不当。流感病毒分为甲、乙、丙(或 A、B、C)三型,其中最常见的就是甲型,每年流行的季节性流感大多是甲型流感。因此把这次特别的流感简单地称为甲型流感并不能将它与一般的流感区分开。

这次在墨西哥爆发的流感是由 A 型流感病毒引起的呼吸道传染病,初步研究检测出这种病毒是 A 型流感病毒,携带有 H1N1 亚型流感病毒毒株,包含有禽流感、猪流感和人流感三种流感病毒的脱氧核糖核酸基因片断。世界卫生组织称,这次引发的甲型 H1N1 流感是禽流感和人类流感病毒经过"洗牌效应"产生的新病毒。不同的病毒相遇后交换基因,变异为新型的混种病毒,因此人类对其缺乏免疫力。

(三) 防治原则

流行期间应尽量避免人群聚集,必要时戴口罩,保持室内通风清洁,公共场所可用乳酸加热熏蒸,能灭活空气中的流感病毒。

免疫接种是预防流感的特异性方法,但必须与当前流行株的型别基本相同,目前使用较多的为灭活疫苗。

流感尚无特效疗法,盐酸金刚烷胺及其衍生物甲基金刚烷胺可减轻全身中毒症状。此外,干扰素滴鼻及中药板蓝根、大青叶等有一定疗效。

考点提示:流感的预防

什么是禽流感?

禽流感是由禽流感病毒引起的一种人、禽共患的急性传染病,主要发生在鸡、鸭、鹅、鸽子等禽类。在禽类中传播快,病死率高,主要传染源为感染禽流感的鸡、鸭等禽类。流行可由 H5N1、H7N7、H7N9 等血清型引起。人类直接接触感染病毒的禽类及其粪便和分泌物可被感染,目前尚未发现禽流感病毒在人与人之间传播。人类患禽流感后,早期症状与其他流感相似,主要表现为高热(39℃以上)、咳嗽、咽痛、头痛、全身不适等。严重时可出现多器官衰竭,以致死亡。禽流感病毒不耐热,100℃经 1min 即可被灭活,禽肉、蛋煮熟煮透后病毒传播的可能性极小,穿羽绒服、盖鸭绒被肯定不会传染禽流感。

二、麻疹病毒

麻疹病毒呈球形,直径 150nm。核心为不分节的单股负链 RNA,衣壳呈螺旋对称,有包膜,包膜上有放射状排列的刺突。麻疹病毒只有一个血清型。

案例 7-1

患儿,男,5 岁,近日高热,咳嗽、畏光。医生检查口颊黏膜有柯氏斑,继而全身皮肤出现红色斑丘疹。

思考题:

1. 该患儿可能患什么病?
2. 该病最常出现的并发症是什么?

麻疹病毒是麻疹的病原体。急性期患者为传染源,主要通过飞沫直接传播,有的可通过鼻腔分泌物污染玩具、用具等感染易感人群,潜伏期至出疹期均具有传染性。冬春季发病率最高。病毒先在呼吸道上皮细胞内增殖,然后进入血流,出现第一次病毒血症,大多数患儿口颊黏膜出现灰白色外绕红晕的柯氏斑,对临床早期诊断有一定意义。病毒随血流侵入全身淋巴组织和单核吞噬细胞系统,在其细胞内增殖后,再次入血形成第二次病毒血症,临床表现除高热、畏光,还有鼻炎、眼结膜炎、咳嗽等症状,此时患者传染性最强。发病 2 天后,患者全身皮肤相继出现红色斑丘疹。麻疹一般可自愈。

考点提示:麻疹患者的临床表现及柯氏斑

抵抗力低下者,可并发肺炎,最严重的并发症为脑炎,可危及患者的生命。极个别患者病毒可持续潜伏在脑组织,引起亚急性硬化性全脑炎。

案例 7-1 讨论分析

该患儿可能患麻疹。大多数麻疹患儿在口颊黏膜处会出现柯氏斑,麻疹患者常见的并发症是肺炎,最严重的并发症是脑炎。所以要对患儿加强护理。

麻疹自然感染后可获得牢固免疫力,抗体可持续终生,母亲抗体能保护新生儿。麻疹减毒活疫苗是当前最有效的预防方法。对接触麻疹患者的易感者,用丙种球蛋白或胎盘球蛋白进行人工被动免疫,可有效阻止发病或减轻症状。

考点提示:麻疹的预防

三、冠状病毒

冠状病毒是引起人和动物多种疾病的一类病毒。冠状病毒只感染脊椎动物,可引起人和动物呼吸道、消化道、肝脏及神经系统疾病。2003 年冬春季节全球三十多个国家暴发流行的严重急性呼吸综合征

(SARS),为传染性极强的由新冠状病毒引起的急性呼吸道传染病。

(一)生物学特性

冠状病毒大小为 120～160nm,单正链 RNA,核衣壳呈螺旋对称,有包膜,包膜上有排列间隔较宽的突起,使整个病毒颗粒外形如日冕或冠状而得名。新近流行的 SARS 冠状病毒在体外自然存活时间为 3h,对脂溶剂敏感。

(二)致病性与免疫性

感染源为患病的人、哺乳动物和鸟类。传染性强,好发于冬春季。冠状病毒通过飞沫经呼吸道近距离传播。病毒侵犯上呼吸道,一般引起轻型感染,但 2003 年造成的多个国家和地区流行的 SARS 冠状病毒,其引起的疾病起病急,临床表现以发热为首发症状,体温一般＞38℃,可有咳嗽,多为干咳、少痰,偶有血丝,病人还有畏寒、头痛、肌肉酸痛、乏力等症状。严重者出现呼吸加速、气促或明显呼吸窘迫,部分病例迅速发展为呼吸衰竭,并可伴有其他器官衰竭。免疫力低下者感染病情严重,可导致死亡,病死率 4.2%。冠状病毒还与人类腹泻和胃肠炎有关。

病后血清中可有抗体产生,但免疫力不强,再感染仍可发生。

(三)防治原则

用于 SARS 的特异性预防疫苗正在研制中。本病无特异疗法,我国对重症病人使用肾上腺皮质激素、干扰素、中医中药、适当抗生素及支持疗法等综合治疗措施,有较好疗效。

四、其他呼吸道病毒

(一)腮腺炎病毒

腮腺炎病毒是流行性腮腺炎的病原体。病毒呈球形,核心为单负链 RNA,衣壳为螺旋对称,有包膜。

病毒通过飞沫或人与人直接接触传播。儿童为易感者,好发于冬春季节。病毒侵入腮腺及其他器官,如睾丸、卵巢、胰腺、肾脏和中枢神经系统等。主要症状为一侧或双侧腮腺肿大,有发热、肌痛和乏力等。腮腺炎病后可获得牢固的免疫力。

减毒活疫苗接种是唯一有效的预防措施,丙种球蛋白有防止发病和减轻症状作用。

(二)腺病毒

腺病毒,为双链 DNA 无包膜病毒。核衣壳呈 20 面体立体对称,直径 70～90nm。

腺病毒主要通过呼吸道、胃肠道和密切接触传播,腺病毒主要感染儿童,大多无症状,成人感染不常见。腺病毒感染主要引起咽炎、扁桃体炎、肺炎等呼吸道疾病、流行性眼结膜炎、急性出血性膀胱炎和胃肠炎等多种疾病。

病后机体产生的相应抗体对同型病毒具有持久的保护作用。

(三)风疹病毒

风疹病毒,是风疹(又名德国麻疹)的病原体。为单正链 RNA 病毒,直径约 60nm,核衣壳为 20 面体对称,有包膜,包膜刺突有血凝素。

案例 7-2

患者,女,29 岁,怀孕 2 个月,近日出现低热、咳嗽、乏力、咽痛,耳后、枕部淋巴结肿大,伴轻度压痛。2 天后全身皮肤出现红色斑丘疹,医生诊断为风疹病毒感染。

思考题:

1. 孕妇感染风疹病毒能传给胎儿吗?
2. 该孕妇应该采取什么措施?

病毒经呼吸道传播。表现类似麻疹样出疹,但较轻,伴耳后和枕下淋巴结肿大。成人感染症状较严重,除出疹外,还有关节炎和关节疼痛,出疹后脑炎等。

风疹病毒感染最严重的问题是能垂直传播导致胎儿先天性感染。孕妇在 4 个月孕期内感染风疹病毒对胎儿危害最大,可引起胎儿死亡或出生后表现为先天性心脏病、先天性耳聋、失明、智力低下等。

考点提示:风疹的垂直传播

案例 7-2 讨论分析

风疹病毒可以垂直传播,导致胎儿发生感染,出现死亡或先天性心脏病等严重的先天性疾病。孕妇在怀孕 4 个月内发生风疹病毒感染,应考虑中止妊娠。

风疹病毒自然感染后可获得持久免疫力,孕妇血清抗体有保护胎儿免受风疹病毒感染的作用。风疹减毒活疫苗接种是预防风疹的有效措施,常与麻疹、腮腺炎组合成三联疫苗(MMR)使用。我国自行研制的风疹减毒活疫苗,免疫原性良好。

第 2 节 肠道病毒

肠道病毒在分类学上属于小 RNA 病毒科。人类肠道病毒包括:脊髓灰质炎病毒、柯萨奇病毒、埃可病毒、新型肠道病毒 68～71 型。

共同特点:病毒体直径 27～30nm,衣壳为 20 面体立体对称,无包膜。耐乙醚和酸,不耐热。在宿主细胞质内复制,以破胞形式释放。主要经粪—口途径传播,引起人类多种疾病和症状,如麻痹性疾病、无菌性脑膜炎、心肌损伤、腹泻和皮疹等。

考点提示:肠道病毒的共同特点

一、脊髓灰质炎病毒

脊髓灰质炎病毒(图7-2)引起脊髓灰质炎,又称为小儿麻痹症,是一种危害中枢神经系统的传染病。但多数儿童感染后为隐性感染。

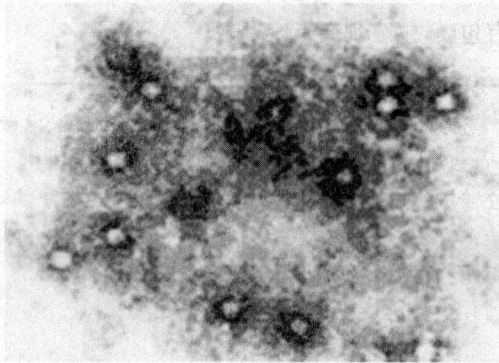

图7-2　脊髓灰质炎病毒

(一)生物学特性

脊髓灰质炎病毒为球形无包膜RNA病毒,直径27～30nm。病毒在外界环境中有较强的生存力,在污水和粪便中可存活数月。在酸性环境中较稳定,不易被胃酸和胆汁灭活,对紫外线、干燥、热敏感,56℃经30min可被灭活。耐乙醚、耐乙醇,对各种氧化剂如高锰酸钾、过氧化氢、含氯石灰等敏感。

(二)致病性与免疫性

传染源为患者和无症状病毒携带者。病毒主要存在于粪便和鼻咽分泌物中,通过粪—口途径传播,亦可通过呼吸道传播。病毒经口侵入机体后,先在咽喉部扁桃体和肠道下段上皮细胞、肠系膜淋巴结内增殖,90%以上病毒感染后,由于机体免疫力较强,病毒仅限于肠道,不进入血流,不出现症状或只有轻微发热、咽喉痛、腹部不适等,表现为隐性感染或轻症感染。只有少数感染者,病毒可入血引起第一次病毒血症,随血流扩散至带有相应受体的靶组织中进一步增殖后,大量病毒再度入血形成第二次病毒血症,导致全身症状加重。仅有1‰患者病毒可侵入脊髓前角或脑干的运动神经细胞中增殖,轻者引起暂时性肌肉麻痹,重者可造成肢体弛缓性麻痹后遗症。极个别病例发生延髓麻痹,导致呼吸循环衰竭而死亡。病后和隐

性感染均可使机体获得对同型病毒的牢固免疫力。6个月以内的婴儿可从母体获得被动免疫,较少感染。

考点提示:脊髓灰质炎病毒的致病特点

(三)防治原则

脊髓灰质炎疫苗是预防脊髓灰质炎最有效的方法,减毒活疫苗以口服方式接种。对未接受免疫接种又与脊髓灰质炎患者有过密切接触者,可注射丙种球蛋白做紧急预防,以阻止或减轻症状。

考点提示:脊髓灰质炎的预防

二、其他肠道病毒

柯萨奇病毒、埃可病毒、肠道病毒68～71型与脊髓灰质炎病毒的感染类似,主要侵犯中枢神经系统,还有心、肺、皮肤黏膜等部位,引起不同程度的临床症状(表7-2)。

表7-2　其他肠道病毒

病毒名称	所致疾病
柯萨奇病毒	疱疹性咽喉炎、心肌炎等
埃可病毒	无菌性脑膜炎等
肠道病毒68型	小儿肺炎、支气管炎
肠道病毒69型	尚不清楚
肠道病毒70型	急性出血性结膜炎
肠道病毒71型	手足口病、脑脊髓膜炎

第3节　肝炎病毒

肝炎病毒是侵犯肝细胞、引起人类病毒性肝炎的病毒。目前公认的人类肝炎病毒至少有五种型别,即甲型肝炎病毒(HAV)、乙型肝炎病毒(HBV)、丙型肝炎病毒(HCV)、丁型肝炎病毒(HDV)和戊型肝炎病毒(HEV)。这些病毒分属于不同的病毒科,生物学特性有明显的差异,传播途径、疾病的发生发展及结局也不相同。

考点提示:肝炎病毒的种类

链接

甲肝暴发流行

1988年1～3月,我国上海市发生了一次历史上罕见的甲型肝炎暴发大流行事件。

此次甲肝暴发大流行的特点:①来势凶猛,发病急,传播快。②患者症状明显,大多数患者血清ALT在1000U以上,90%以上的患者出现黄疸。③发病主要集中在市区,以青壮年为主,20～39岁的占83.5%,80%以上的患者有食用毛蚶史。

在卫生防疫部门的跟踪检疫下,最终确定是毛蚶携带的甲型肝炎病毒所致。原来南方沿海省市居民喜食毛蚶,习惯上只将毛蚶在开水里烫一下,蘸上调料后食用,虽然味道鲜美,可以大饱口福,但是,病毒不能被杀灭,因此,在食用者中引起此次甲肝大流行。至当年5月,共有310 746人发病,死亡31人。经过多方努力,最终控制了疫情。

一、甲型肝炎病毒

甲型肝炎病毒(HAV)是引起甲型肝炎的病原体。HAV主要感染儿童及青少年,且多为隐性感染及亚临床感染,仅少数人患病。

(一)生物学特性

HAV直径27~32nm,衣壳呈20面体立体对称结构,无包膜。病毒基因组为单股正链RNA。HAV抗原性稳定,仅发现一个血清型。HAV对乙醚及pH 3.0的酸处理有较强的抵抗力。加热100℃经5min、70%乙醇溶液30min可灭活病毒。

(二)致病性与免疫性

甲型肝炎的传染源为患者及隐性感染者,尤其是无黄疸肝炎患者。HAV主要经粪—口途径传播,传染性很强。HAV随患者或隐性感染者的粪便排出体外后,可通过污染水源、食物、食具等方式传播而引起散发或流行。

HAV经口侵入机体,首先在口咽部及唾液腺中增殖,然后到达结肠黏膜及局部淋巴结内大量增殖,进而入血引起病毒血症,最终侵犯到靶器官肝脏。患者出现乏力、畏食、厌油腻、发热、肝大且压痛、部分患者出现黄疸等症状。2~4周可恢复,预后良好,不会转变为慢性肝炎。无论显性或隐性感染,机体均可出现IgM抗体和IgG抗体,后者在体内维持多年,对HAV的再感染有免疫力。

考点提示:甲型肝炎病毒的传播途径及致病特点

(三)防治原则

加强粪便管理、保护水源和加强饮食卫生管理是预防甲型肝炎的重要环节。对密切接触患者的易感者,应立即注射丙种球蛋白紧急预防。用特异性灭活疫苗,或减毒活疫苗进行预防效果良好。

考点提示:甲型肝炎的预防

二、乙型肝炎病毒

乙型肝炎病毒(HBV)是引起乙型肝炎的病原体。乙型肝炎为世界性疾病,估计全世界约有乙型肝炎患者及无症状HBV携带者3.5亿以上,其中1亿在中国。HBV感染机体后,易发展为慢性肝炎,部分甚至演变为肝硬化。此外,HBV也与原发性肝癌有关,其危害性远大于其他肝炎病毒。乙型肝炎是我国重点防治的严重传染病之一。

(一)生物学特性

1. 形态结构 用免疫电子显微镜可在乙型肝炎患者的血清中见到三种不同形态的颗粒(图7-3)。

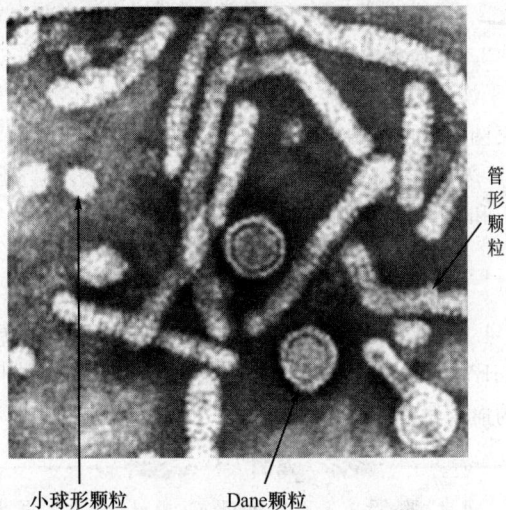

图7-3 乙型肝炎病毒的三种颗粒电镜照片图

(1)大球形颗粒:即Dane颗粒,因Dane于1970年首先在HBV感染者的血清中发现而得名。大球形颗粒是完整的HBV,呈球形,直径为42nm,具有双层衣壳。外衣壳相当于一般病毒的包膜,内衣壳蛋白为HBV核心抗原,核心含环状双股DNA和DNA聚合酶。

(2)小球形颗粒:是HBV感染者血清中最常见的颗粒。小球形颗粒直径为22nm,不含DNA和DNA聚合酶,不具传染性,是病毒装配过程中过剩的衣壳。

(3)管形颗粒:直径为22nm,长100~500nm不等,成分与小球形颗粒相同,是聚合起来的小球形颗粒。

考点提示:乙型肝炎病毒的三种形态

2. 抗原组成

(1)表面抗原(HBsAg):存在于三种颗粒的表面,化学成分为糖脂蛋白。HBsAg具有免疫原性,是制备乙肝疫苗的主要成分,HBsAg大量存在于感染者的血液中,测定血清HBsAg是诊断HBV感染的主要指标。HBsAg可刺激机体产生抗-HBs,其为中和抗体,具有防御 HBV 感染的作用,患者血清中出现抗-HBs,是乙型肝炎恢复的标志。

(2) 核心抗原(HBcAg):存在于 Dane 颗粒核心的表面,为内衣壳的成分,在血循环中不易被检测到。HBcAg 免疫原性强,能刺激机体产生抗-HBc。血清中查到抗-HBc-IgM,表示 HBV 正处于复制状态,抗-HBc-IgG 抗体可在血清中较长时间存在,但此抗体无保护作用。

(3) e 抗原(HBeAg):是 HBcAg 被蛋白酶裂解后形成的,为可溶性抗原,其消长与 Dane 颗粒及 DNA 多聚酶基本一致,故 HBeAg 阳性可作为 HBV 复制及血液具有强传染性的一个指标。HBeAg 具有免疫原性,可刺激机体产生抗-HBe。抗-HBe 出现是预后良好的征象,对 HBV 感染具有一定保护作用。

考点提示:乙型肝炎病毒的抗原抗体及意义

3. 抵抗力　HBV 对外界环境抵抗力较强,对低温、干燥、紫外线及一般消毒剂均有耐受性。高压蒸汽灭菌法、加热 100℃经 10min、干热 160℃经 1h 可使 HBV 灭活。0.5%过氧乙酸、5%次氯酸钠、3%含氯石灰和环氧乙烷均可灭活 HBV。

(二)致病性与免疫性

1. 传染源　HBV 主要的传染源为患者及无症状的 HBV 携带者。在潜伏期、急性期及慢性活动期,患者的血清都有传染性。

> **案例 7-3**
>
> 患者,男,35 岁。因发热、恶心、呕吐、全身乏力、肝区出现不适而入院治疗。医生建议其做乙型肝炎两对半和 HBVDNA 检查,结果为 HBsAg(+)、HBeAg(+)、抗-HBc(+),HBVDNA(+)。
>
> **思考题:**
>
> 1. 该患者为乙型肝炎病人吗?
> 2. 患者具有传染性吗?
> 3. 此病会传播给其妻子吗?

2. 传播途径　HBV 的传播途径主要有以下几种。

(1) 血液、血制品传播:HBV 在患者及病毒携带者的血液中大量存在,少量污染的血液进入机体即可引起感染。输血、注射、外科或牙科手术、针刺、共用剃刀或牙刷、皮肤黏膜的微小损伤及性行为等均可传播。医院内污染的器械可致医院内感染。

(2) 母婴传播:若母亲为乙型肝炎患者或 HBV 携带者,在孕期可通过胎盘传给胎儿;分娩时新生儿经过产道时可被感染。人群中的 HBV 携带者 50% 来自母婴传播。

(3) 性行为传播:由于 HBV 存在于体液中,可通过性行为及密切接触而感染,所以 HBV 感染具有家庭聚集倾向。

考点提示:乙型肝炎病毒的传播途径

3. 致病与免疫机制　HBV 在肝细胞增殖,并不直接引起肝细胞损伤,可能主要是细胞免疫和体液免疫介导的免疫病理损伤。肝细胞的损伤程度与病毒感染的数量及机体免疫应答的强弱程度密切相关。临床表现为隐性感染或急性肝炎、重症肝炎、慢性肝炎等,可引起肾小球肾炎、多发性关节炎等肝外病变。

研究发现,HBV 与原发性肝癌具有明显的相关性。其根据是:①HBV 携带率高的地区,原发性肝癌的发生率也高;②HBV 携带者发生肝癌的危险性比正常人群高 217 倍;③原发性肝癌患者的肝细胞内整合有 HBV-DNA。

案例 7-3 讨论分析

"大三阳"结果说明为乙型肝炎患者;HBVDNA(+),说明患者具有很强传染性,一定要采取有效的措施预防感染;乙型肝炎可以通过血液、性接触和母婴传播,故会传染给自己的妻子。

(三)微生物学检查

1. HBV 抗原抗体系统的检测　HBcAg 因存在于肝细胞内,外周血中一般不易查到。临床上主要通过 ELISA 等方法检查血清中的 HBsAg、抗-HBs、抗-HBc、HBeAg、抗-HBe(俗称"两对半")进行乙型肝炎的实验诊断以及判断预后、筛选献血员、选择疫苗接种对象、判断疫苗接种效果及流行病学调查等(表 7-3)。

表 7-3 HBV 抗原抗体检测结果的临床分析

HBsAg	HBeAg	抗-HBs	抗-HBe	抗-HBc	结果分析
+	−	−	−	−	HBV 感染或无症状携带者
+	+	−	−	−	急性或慢性携带者,无症状携带者
+	+	−	−	+	急性或慢性乙型肝炎(大三阳)
+	+	−	+	+	急性感染趋于恢复或慢性肝炎(小三阳)
−	−	+	+	−/+	感染恢复期
−	−	+	−	−	既往感染或接种疫苗,有免疫力

考点提示:乙型肝炎病毒抗原抗体检测结果及临床分析

2. HBV-DNA 检测 用核酸杂交法或 PCR 检测 HBV-DNA,可作为疾病诊断及药物疗效的考核指标,也可判断体内是否有病毒复制。

链接

乙型肝炎病毒携带者能怀孕吗?

根据临床观察,乙型肝炎表面抗原阳性和 e 抗原阳性的妇女怀孕,所生婴儿乙型肝炎病毒感染率高达88.1%,单向乙型肝炎表面抗原阳性妇女所生婴儿乙型肝炎病毒感染率亦达 38%;而且婴儿一旦感染乙型肝炎病毒,85%~90%会发展为慢性乙型肝炎,25%于成年后将死于肝硬化或肝癌。因此,阻断乙型肝炎病毒的母婴传播对于保证下一代的健康有重要意义。

我国自 20 世纪 80 年代已应用乙型肝炎免疫球蛋白(HBIg),携带乙型肝炎病毒的妇女如怀孕,于妊娠 3 个月起每月注射 1 支 HBIg,可使胎儿受到保护。接近临产的妇女,若为乙型肝炎病毒携带者,则新生儿在诞生 24h 内立即接种乙肝疫苗,剂量加倍,1 个月和 6 个月后做加强免疫,对新生儿保护率达 86.65%;如果出生后立即及生后 1 个月在接种乙型肝炎疫苗的同时注射 HBIg,则对子女的保护效果更好。

(四)防治原则

严格筛选献血人员,输血及手术器械要进行严格消毒,提倡应用一次性注射器;患者及病毒携带者的排泄物、用具及食具应彻底消毒。

接种乙型肝炎疫苗是预防乙型肝炎最有效的方法。含高效价抗-HBs 的人血清免疫球蛋白可用于乙型肝炎的紧急预防。

目前,治疗乙型肝炎仍无特效药物。广谱抗病毒药物和具有免疫调节功能的药物同时使用,可达到较好的治疗效果。贺普丁、病毒唑(利巴韦林)、干扰素及清热解毒、活血化淤的中草药具有一定的疗效。

考点提示:乙型肝炎的预防

三、其他肝炎病毒

五种肝炎病毒的生物学特性有明显的差异,传播途径及所致疾病的发生发展和结局也不相同。如 HAV、HEV 通过消化道传播,引起急性肝炎,一般不转为慢性肝炎,也不形成慢性病毒携带者;HBV、HCV 通过输血、血制品或注射器污染等方式传播,除引起急性肝炎外,还引起慢性肝炎,并与肝硬化、肝癌有关,且慢性病毒携带者多见;HDV 是一种缺陷病毒,只能在辅助病毒 HBV 或其他嗜肝病毒存在下才能复制,其传播途径与 HBV 相同。HBV 与 HDV 共同感染或重叠感染常导致原有感染加重,引起重症肝炎,增加慢性肝炎的危险性。

第4节 人类免疫缺陷病毒

人类免疫缺陷病毒(Human Immunodeficiency Virus,HIV)1981 年在美国首次发现,1983 年分离成功,是获得性免疫缺陷综合征(acquired immunodeficiency syndrome,AIDS,艾滋病)的病原体。

一、生物学特性

(一)形态结构

HIV 直径 100~120nm,呈球形。病毒外膜是磷脂双分子层,其中嵌有病毒的糖蛋白 gp120 与 gp41;gp41 是跨膜蛋白,gp120 位于表面,并与 gp41 通过非共价作用结合。向内是由蛋白 p17 形成的球形基质,以及蛋白 p24 形成的半锥形衣壳。衣壳内含有病毒的 RNA 基因组、反转录酶、整合酶、蛋白酶(图 7-4)。

考点提示:HIV 的结构特点

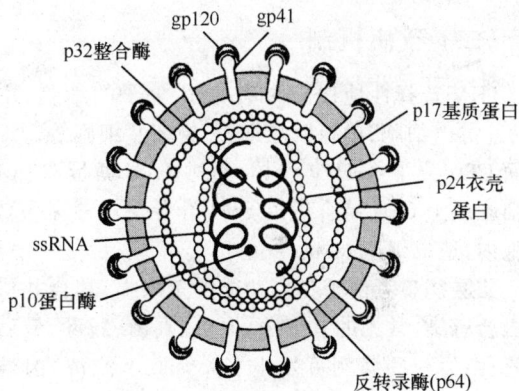

图 7-4 HIV 结构模式图

(二)抵抗力

HIV 对热敏感。56℃经 30min 失去活性,但在室温下 7 天仍保持活性。对消毒剂和去污剂亦敏感,0.2%次氯酸钠、0.1%含氯石灰、70%乙醇、35%异丙醇、50%乙醚、3%H_2O_2、0.5%来苏水处理 5min 能灭活病毒,对紫外线、X 射线有较强抵抗力。

案例 7-4

患者,男,28 岁,未婚。因近 1 周出现发热、全身肌肉痛、关节痛、盗汗而入院。检查:体温 38℃,全身淋巴结肿大,口腔毛样白斑,皮肤散在疱疹,X 线肺部检查显示肺门周围间质性浸润。血中 $CD4^+T$ 细胞数量 75/μl(正常参考值 706~1125/μL)、HIV 抗体阳性。采集病史:有静脉注射毒品史 2 年,无乱性行为。近半年来疲倦、腹泻、体重明显减轻。

提示：

　　吸毒人群常常共用吸毒器具,如注射器,而且一般不进行消毒灭菌,引起相互感染。

思考题：

　　1. 此患者有何种疾病？

　　2. 为什么 CD4$^+$ T 细胞数量显著减少？

　　3. 该病的传播途径是什么？

　　4. 如何预防本病在人群中蔓延？

二、致病性与免疫性

(一) 传染源和传播途径

HIV 感染者和 AIDS 患者是传染源,从其血液、精液、阴道分泌液、眼泪、乳汁等均可分离到 HIV。传播途径有:①性传播。通过同性及异性间的性接触感染。②血液传播。通过输血、血液制品或静脉吸毒者共用未经消毒的注射器和针头造成严重感染。③母婴传播。包括经胎盘、产道和哺乳方式传播。

考点提示:HIV 的传染源及传播途径

(二) 致病机制

HIV 选择性地侵犯带有 CD4 分子的细胞,主要有 Th 淋巴细胞、单核巨噬细胞、树突状细胞等。细胞表面 CD4 分子是 HIV 受体,通过 HIV 糖蛋白 gp120 与细胞膜上 CD4 结合后由 gp41 介导使病毒穿入易感细胞内,造成细胞破坏。

艾滋病患者由于免疫功能严重缺损,常合并严重的机会感染,常见的有细菌、原虫、真菌、病毒,最后导致死亡;另一些病例可发生 Kaposis(卡波济)肉瘤或恶性淋巴瘤。

HIV 感染人体后,往往经历很长潜伏期(3～5 年或更长至 8 年)才发病,表明 HIV 在感染机体后,以潜伏或低水平的慢性感染方式持续存在。当 HIV 潜伏细胞受到某些因素刺激,使潜伏的 HIV 被激活后开始大量增殖而致病,多数患者于 1～3 年内死亡。

考点提示:HIV 的致病特点

链接

艾滋病疫苗

　　自 1983 年 HIV 成功分离以来,AIDS 的感染人数呈持续上升的趋势,高效抗反转录病毒疗法虽能延长病毒的复制周期,改善患者的生存质量,但并不能完全清除体内的病毒。因此,HIV 疫苗成为预防和控制病毒感染的希望。经过二十多年不断摸索,研制出了多种多样的 HIV 疫苗,部分已进入了临床试验阶段,但仍未能在临床中得到广泛应用。因此,研究更为安全、有效的 HIV 疫苗任重而道远。

三、防治原则

AIDS 是一种病死率极高的严重传染病,目前还没有治愈的药物和方法,但可以采取综合的措施进行预防。①加强卫生宣传教育,普及预防知识;②建立 HIV 监测网络,加强国境检疫;③加强血液、血制品的管理;④遵守性道德,拒绝毒品,阻断母婴传播。

考点提示:AIDS 的预防

案例 7-4 讨论分析

　　1. 根据患者吸毒史、检查结果及症状,分析此患者患有艾滋病。

　　2. 艾滋病的病原体是 HIV,其易感细胞主要是 CD4$^+$ T 细胞,通过在细胞内增殖而破坏细胞,导致细胞数量显著减少。

　　3. 艾滋病的传播途径主要是性传播、血液传播和母婴传播。该患者通过静脉吸毒时共用吸毒器具感染。

　　4. 采取综合性的防治措施,如加强宣传教育,加强血液、血制品管理,防止医源性感染等可预防本病在人群中蔓延。

第 5 节　其他病毒

一、狂犬病病毒

狂犬病病毒属弹状病毒科狂犬病病毒属,是致死性狂犬病的病原体。狂犬病病毒在野生动物(狼、狐狸、鼬鼠、蝙蝠等)及家养动物(狗、猫、牛等)与人之间构成狂犬病的传播环节。人主要被病兽或带有病毒的动物咬伤后感染。一旦受到感染,如不及时采取有效防治措施,可导致严重的中枢神经系统急性传染病,病死率高。目前我国狂犬病的感染率和病死率大幅升高,这与家犬数量增加和管理不善有关。

(一) 生物学特性

狂犬病病毒为有包膜的单股负链 RNA 病毒。外形呈弹状,大小为(75～80)nm×180nm,衣壳呈螺旋对称,由核蛋白(NP)、多聚酶蛋白等组成。包膜上有糖蛋白刺突,与病毒的致病性有关(图 7-5)。

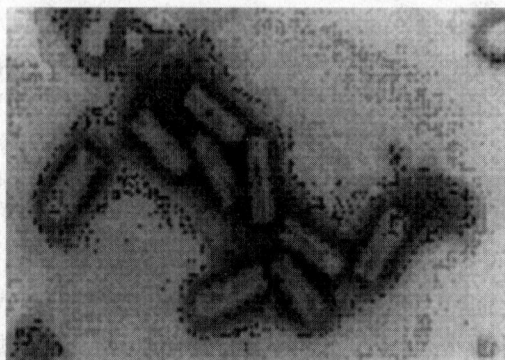

图 7-5　狂犬病病毒

狂犬病病毒宿主范围广,可侵犯中枢神经细胞,于细胞质中形成圆形或椭圆形嗜酸性包涵体称内基小体(彩图 7-1),具有诊断价值。

考点提示:内基小体的概念及意义

狂犬病病毒对热、紫外线、日光、干燥的抵抗力弱,加热 50℃经 1h、60℃经 5min 即被灭活;也易被强酸、强碱、甲醛、肥皂水及离子型和非离子型去污剂等灭活。在 4℃可保存 1 周。

案例 7-5

患者,男,28 岁。因发热、头痛、咳嗽、流泪,饮水时恶心并伴有咽喉紧缩感,烦躁不安而入院治疗,6 日后死于呼吸衰竭。该患者 2 年前有过被狗咬伤的历史。

思考题:
1. 该患者可能患有狂犬病吗?
2. 被狗咬伤后应该采取什么措施?

(二) 致病性与免疫性

狂犬病是人兽共患性疾病,主要在野生动物及家畜中传播。人狂犬病主要因被患病动物咬伤所致,或与病畜密切接触有关。

人被咬伤后,病毒进入伤口,先在肌纤维细胞中增殖,沿着传入神经纤维上行至脊髓后角,然后散布到脊髓和脑的各部位增殖。在发病前数日,病毒从脑内和脊髓沿传出神经进入唾液腺内增殖,不断随唾液排出。潜伏期 1～3 个月,短者 5～10 天,长者 1 年至数年。

发病时,出现躁动不安、头痛、发热,侵入部位有刺痛或出现蚁走感的异常感觉。继而出现神经兴奋性增强、脉速、出汗、流涎、多泪、瞳孔放大,吞咽时咽喉肌肉发生痉挛,见水或其他轻微刺激可引起发作,故又名"恐水病"。最后出现麻痹、昏迷、呼吸及循环衰竭而死亡,病程 5～7 天。病死率几乎 100%。

考点提示:狂犬病毒的致病特点

链接

狂犬病患者的辛酸故事

在北京一家医院就诊的一位河北小姑娘,只有 3 岁,长得漂亮可爱。孩子并没有被狗咬伤史,但是经过医生仔细询问,家长说家里养的宠物狗经常和孩子一起吃、一起玩、一起睡。孩子小,皮肤出现破损是常有的事,小狗曾舔过孩子的伤口,狗唾液中的狂犬病病毒通过孩子破溃的皮肤进入体内使孩子感染了狂犬病。几天以后的清晨,当太阳升起的时候,这个小生命就结束了。

又一天,北京某医院收治了一位六十多岁的湖北老人,发病前 1 个月,老人在老家被狗咬伤,伤势不重,他只在伤口上简单地擦药了事。几天后老人满心欢喜到北京探望在京工作的女儿。就在父女团聚的日子里,老人开始出现恐水、怕风等症状,后被确诊为狂犬病,3 天后去世。

(三) 防治原则

捕杀野犬,加强家犬管理,给家犬接种兽用减毒活疫苗。预防家畜及野生动物的狂犬病是防止人狂犬病的重要措施。

人被疑似狂犬咬伤时,立即用 20%肥皂水或 0.1%苯扎溴铵溶液冲洗或浸泡伤口,再涂 75%乙醇溶液及碘酊,并用高效价抗狂犬病病毒血清于伤口周围与底部浸润注射,其余做肌内注射,进行被动免疫。同时立即肌内注射灭活狂犬病病毒疫苗可防止发病。

考点提示:狂犬病的预防

案例 7-5 讨论分析

狂犬病潜伏期一般为 1～3 个月,有的患者潜伏期可长达几年甚至十几年,狂犬病的死亡率几乎 100%。故判断该患者死于狂犬病。所以被狗咬伤后一定要对伤口进行处理,并接种狂犬疫苗,必要时注射高效价抗狂犬病病毒血清。

二、流行性乙型脑炎病毒

流行性乙型脑炎病毒简称乙脑病毒,是流行性乙型脑炎(乙脑)的病原体。

(一) 生物学特性

乙脑病毒呈球形,直径 35～50nm,有包膜,包膜表面的刺突为血凝素。迄今只发现一个血清型。

乙脑病毒抵抗力弱,56℃经 30min、100℃经 2min 可灭活。对酸、乙醚和氯仿等脂溶剂敏感,在 3%～5%的苯酚溶液中仅存活 1～2min。

(二) 致病性与免疫性

人对乙脑病毒普遍易感,但多数为隐性感染,仅少数发生脑炎。成人因隐性感染获得了特异性免疫,所以乙脑多见于 10 岁以下儿童。近年来,随着在儿童中普遍接种疫苗,成人发病有增高的趋势。

家畜、家禽,特别是幼猪是重要的传染源。在我国,乙脑病毒的传播媒介主要是三带喙库蚊,乙脑病毒经受感染蚊虫叮咬进入人体,首先在局部皮下毛细血管内皮细胞及局部淋巴结增殖,再侵入血流,形成第一次病毒血症。病毒随血流播散到肝、脾,在单核巨噬细胞中大量增殖后再次入血,形成第二次病毒血症,引起发热、全身不适等。绝大多数患者病情不再继续发展,只有少数免疫功能低下或血-脑屏障发育不完善者,病毒可通过血-脑屏障,侵入脑组织增殖,引起脑膜及脑实质的炎症,临床表现为高热、头痛、呕吐、惊厥、昏迷等。病死率高,幸存者可留下痴呆、偏瘫、失语等后遗症。

考点提示:乙脑的传染源、传播媒介及致病特点

隐性感染或显性感染后,机体可获得牢固的免疫力。

(三) 防治原则

防蚊灭蚊是预防乙脑的重要环节,儿童接种乙脑疫苗是有效的特异性预防措施。因幼猪是重要的传染源,给幼猪接种疫苗,降低幼猪感染率,对有效控制乙脑病毒在人群中的传播与流行也具有重要意义。

考点提示:乙脑的预防

三、疱疹病毒

疱疹病毒是一类中等大小的病毒,引起人类疾病的主要有单纯疱疹病毒(HSV)、水痘-带状疱疹病毒(VZV)、巨细胞病毒(CMV)和EB病毒(EBV)。

考点提示:疱疹病毒的主要种类

疱疹病毒呈球形,直径150～200nm,病毒的核心为双股线形DNA,衣壳呈20面体立体对称,包膜表面有糖蛋白组成的刺突。

疱疹病毒感染后,可通过呼吸道、消化道、泌尿生殖道等侵入机体,引起各器官组织感染,常表现为隐性感染和潜伏感染。

单纯疱疹病毒分两种血清型:HSV-Ⅰ和HSV-Ⅱ。HSV-Ⅰ潜伏于三叉神经节、颈上神经节,引起牙龈、咽颊部黏膜等腰以上部位病变。HSV-Ⅱ潜伏于骶神经节,引起腰以下部位和外生殖器病变,另外HSV-Ⅱ感染与宫颈癌的发生有关。

考点提示:HSV-Ⅰ和HSV-Ⅱ的致病区别

水痘-带状疱疹病毒的生物学特性与HSV相似,只有1个血清型。主要靶细胞为皮肤。初次感染表现为水痘,儿童期较轻,而成人表现较重,易得重症水痘,孕妇还可引起胎儿畸形、流产或死产。病愈后,病毒长期潜伏在脊髓后根神经节或颅神经节,中年以后如复发,感染部位沿感觉神经节支配的皮肤分布,串联成带状,故称带状疱疹。该病临床症状典型不需特殊检测。

考点提示:VZV在儿童与成人的致病特点

巨细胞病毒细胞病变特点是细胞肿大变圆,核变大,核内出现周围绕有一轮"晕"的大型嗜酸性包涵体。病毒经垂直传播和水平传播,引起先天性畸形、巨细胞

包涵体病、输血后单核细胞增多症和肝炎等疾病。

考点提示:CMV所致疾病

EBV是一种嗜B细胞的人疱疹病毒,主要通过唾液传播,偶经输血传染,主要疾病有传染性单核细胞增多症、非洲儿童恶性淋巴瘤及鼻咽癌。

考点提示:EBV所致疾病

四、出血热病毒

引起出血热的病毒有多种,分布于全世界,在我国已发现的有汉坦病毒、新疆出血热病毒。

(一) 汉坦病毒

汉坦病毒引起肾综合征出血热,故又称之为肾综合征出血热病毒。肾综合征出血热主要病变为全身小血管和毛细血管广泛损害,临床上以发热、出血和肾损害为特征。

病毒呈圆形,平均直径约120nm。核酸为RNA,核衣壳外有包膜。对脂溶剂、酸、热的抵抗力弱,60℃经1h亦可灭活病毒。

肾综合征出血热的传染源为带病毒的啮齿动物,主要有黑线姬鼠、褐家鼠等。携带病毒的动物可通过唾液、尿、粪便排出病毒,污染水源、食物和环境,人和动物通过呼吸道、消化道和接触等方式被感染。

考点提示:肾综合征出血热的传染源、传播途径

人对汉坦病毒普遍易感,但隐性感染率较低。病毒侵入机体后,经过1～2周的潜伏期,即出现发热、出血和肾损害。常伴有三痛(头痛、腰痛、眼眶痛)及三红(面部、颈部、上胸部潮红)。典型的临床过程包括发热期、低血压休克期、少尿期、多尿期和恢复期。

考点提示:汉坦病毒致疾特点

汉坦病毒感染后可检测到特异性抗体,并可维持多年,故病后可获持久的免疫力。

预防的重点是防鼠、灭鼠。目前,我国已成功研制出的灭活疫苗免疫效果良好。

考点提示:肾综合征出血热的预防

(二) 新疆出血热病毒

新疆出血热病毒是从我国新疆塔里木盆地出血热患者的血液、尸体内脏及捕获的硬蜱中分离到的。硬蜱为传播媒介,引起新疆出血热。

新疆出血热病患者的主要临床表现为发热、全身肌肉疼痛、中毒症状和出血。病后可获牢固的免疫力。

目前,我国已研制成功灭活疫苗。

五、轮状病毒

轮状病毒呈球形，直径为 60～75nm，基因组为双股 RNA，有双层衣壳，内衣壳子粒沿病毒核心边缘呈放射状排列，如车轮的辐条结构，故命名轮状病毒。

考点提示：轮状病毒形态特点

轮状病毒有比较强的抵抗力，在粪便中可存活数天至数周，耐乙醚、耐酸碱和耐反复冻融，在室温下病毒相对稳定，其传染性可保持数月。55℃经 30min 可被灭活。

轮状病毒的传染源是患者和无症状病毒携带者，主要传播途径是粪—口传播。它是婴幼儿腹泻的最重要病原体，有 60% 以上婴幼儿急性胃肠炎是由轮状病毒引起的，在发展中国家是导致婴幼儿死亡的主要原因之一。患者以 6 个月至 2 岁婴幼儿为多见。

考点提示：轮状病毒主要传播途径及所致疾病

病毒侵入人体后在小肠黏膜绒毛细胞内增殖，造成细胞病变、肠道功能障碍。潜伏期为 24～48h，患者出现发热、水样腹泻、呕吐、腹痛和脱水，一般为自限性，病程 3～5 天，可完全恢复。少数严重者可出现脱水、酸中毒而导致死亡。

人体感染轮状病毒后，机体内很快产生特异性抗体。由于抗体只对同型病毒具有中和保护作用，所以重复感染率比较高。

目前对轮状病毒引起的急性胃肠炎的预防主要是控制传染源和切断传播途径。特异性疫苗正在加紧研制中。对患者的治疗原则是积极对症治疗，及时补液，纠正电解质紊乱，防止严重脱水和酸中毒的发生，降低婴幼儿的病死率。

小 结

呼吸道病毒是指一大类能侵犯呼吸道，引起呼吸道局部病变或引起呼吸道外组织器官病变的病毒。呼吸道病毒中最常见的是流感病毒，另外还有麻疹病毒、冠状病毒、腮腺炎病毒、风疹病毒等。

流感病毒是最常见的呼吸道病毒，最近引起全球关注的 H1N1 流感病毒，还有 2003 年造成全球严重危害的 SARS 冠状病毒都是具有很强传染性的呼吸道病毒；另外还有麻疹病毒、腮腺炎病毒都可引起儿童急性呼吸道传染病，应该采取有效的预防措施。风疹病毒可引起胎儿先天性感染，所以怀孕 4 个月内要预防风疹病毒感染。

肠道病毒是一类经粪—口途径感染的病毒，在酸性环境中较稳定，不易被胃酸和胆汁灭活。主要有脊髓灰质炎病毒，另外还有柯萨奇病毒、埃可病毒、新型肠道病毒等。脊髓灰质炎病毒进入人体后，主要表现为隐性感染或轻症感染。仅有 1‰患者病毒可侵入脊髓前角或脑干的运动神经细胞中增殖，轻者引起暂时性肌肉麻痹，重者可造成肢体弛缓性麻痹后遗症。病后和隐性感染均可使机体获得对同型病毒的牢固免疫力。脊髓灰质炎疫苗是预防脊髓灰质炎最有效的方法。肠道病毒除引起麻痹性疾病外，还可引起人类多种疾病，如无菌性脑膜炎、心肌损伤、小儿肺炎、手足口病和皮疹等。

肝炎病毒是一类侵犯肝细胞、引起人类病毒性肝炎的病毒。目前公认的人类肝炎病毒至少有五种型别，即 HAV、HBV、HCV、HDV 和 HEV。五种肝炎病毒的生物学特性有明显的差异，传播途径及所致疾病的发生发展和结局也不相同。HAV、HEV 通过粪—口途径传播，引起急性肝炎，一般不转为慢性肝炎，也不形成慢性病毒携带者。HBV、HCV 通过输血、血制品或注射器污染等方式传播，除引起急性肝炎外，还引起慢性肝炎，并与肝硬化以及肝癌有关。HDV 是一种缺陷病毒，只能在辅助病毒 HBV 或其他嗜肝病毒存在下才能复制。

目前，对我国人群危害最严重的为乙型肝炎病毒，我国大约有 1.2 亿人感染。诊断乙型肝炎病毒感染最常用的方法为抗原抗体系统检测，即"乙肝两对半"。乙型肝炎的预防主要是注射乙型肝炎疫苗，含高效价抗-HBs 的人血清免疫球蛋白可用于乙型肝炎的紧急预防。

人类免疫缺陷病毒（HIV）是获得性免疫缺陷综合征的病原体。HIV 传播途径有性传播、血液传播和母婴垂直传播。HIV 进入人体后可选择性地侵犯带有 CD4 分子的 Th 细胞、单核巨噬细胞、树突状细胞，导致免疫功能严重缺损。常见的有细菌、原虫、真菌、病毒的严重机会感染，最后由于无法控制的感染而死亡；另一些病例可发生 Kaposis 肉瘤或恶性淋巴瘤。艾滋病是一种病死率极高的严重传染病，目前还没有治愈的药物和方法，只能采取综合的措施进行预防，艾滋病疫苗正在研制中，希望不久的将来人类能研制出预防和治疗艾滋病的有效疫苗。

狂犬病病毒是致死性狂犬病的病原体。人主要被病兽或带病毒动物咬伤后感染。狂犬病病毒可于侵犯的中枢神经细胞中形成内基小体，具有诊断价值。狂犬病又名"恐水病"，病死率几乎 100%。人被疑似狂犬咬伤时，应立即处理伤口，并用高效价抗狂犬病病毒血清进行被动免疫，同时立即肌内注射灭活狂犬疫苗。

流行性乙型脑炎病毒是流行性乙型脑炎的病原体。家畜、家禽，特别是幼猪是重要的传染源。在我国，乙脑病毒的传播媒介主要是三带喙库蚊，乙脑病毒的特异性预防方法是接种乙脑疫苗。

疱疹病毒主要有 HSV、VZV、CMV 和 EBV。疱疹病毒感染后，可通过呼吸道、消化道、泌尿生殖道等侵入机体，引起各器官组织感染，常表现为隐性感染和潜伏感染，有的病毒还可引起肿瘤。

引起出血热的病毒有多种,我国已发现的有汉坦病毒、新疆出血热病毒。肾综合征出血热的传染源为带病毒的啮齿动物。主要病变为全身小血管和毛细血管广泛损害,临床上以发热、出血和肾损害为特征。预防的重点是防鼠、灭鼠。

轮状病毒的传染源是病人和无症状病毒携带者,粪—口途径传播。它是婴幼儿腹泻的最重要病原体。

目标检测

一、名词解释

1. 抗原漂移　2. 抗原转变　3. Dane 颗粒　4. HIV
5. AIDS　6. 内基小体

二、选择题

1. 一个男性青年,突发高热,黄疸伴肝区痛,厌油腻,印象诊断为急性黄疸性肝炎。该病主要的传播方式是
   A. 呼吸道传播　　　　　　B. 消化道传播
   C. 泌尿道传播　　　　　　D. 经虫媒传播
   E. 经输血传播

2. 某患者外科手术时输血 500ml,近日出现黄疸,并伴肝区痛,食欲缺乏,厌油腻等症状。查抗 HCV-IgM(+),最可能的印象诊断是
   A. 甲型肝炎　　　　　　　B. 乙型肝炎
   C. 丙型肝炎　　　　　　　D. 丁型肝炎
   E. 戊型肝炎

3. 一个男性静脉吸毒者,10 年前检查 HBsAg(+),近日突发重症肝炎,并于 10 日内死亡。该患者可能是合并了以下哪种病毒感染
   A. HAV　　　　　　　　　B. HCV
   C. HDV　　　　　　　　　D. HEV
   E. CMV

4. 属于 DNA 病毒的是
   A. HAV　　　　　　　　　B. HBV
   C. HCV　　　　　　　　　D. HDV
   E. HEV

5. Dane 颗粒是哪种病毒的完整颗粒
   A. HAV　　　　　　　　　B. HBV
   C. HCV　　　　　　　　　D. HDV
   E. HEV

6. 关于乙型脑炎病毒,以下哪项是错误的
   A. 蚊是传播媒介　　　　　B. 猪是主要传染源
   C. 多为隐性感染　　　　　D. 为 DNA 病毒
   E. 病毒外层有包膜

7. 出血热病毒的主要中间宿主是
   A. 家禽　　　　　　　　　B. 幼猪
   C. 鼠类　　　　　　　　　D. 鸟类
   E. 恙螨

8. 关于人类免疫缺陷病毒的特点,哪项是错误的
   A. 易感细胞为 $CD4^+$ 细胞　B. 引起人类艾滋病
   C. 可通过性行为传播　　　D. 不能经胎盘传播
   E. 可通过输血传播

9. 成年男性患者,被确诊为 HIV 感染者,在对其已妊娠 3 个月的妻子进行说明过程中,以下哪项是不正确的
   A. 此病可经性接触传播　　B. 应该立即中止妊娠
   C. 此病具有较长潜伏期　　D. 应配合患者积极治疗
   E. 避免与患者共用餐具

10. 引起亚急性硬化性全脑炎的病原体是
    A. 风疹病毒　　　　　　　B. 麻疹病毒
    C. 轮状病毒　　　　　　　D. 埃可病毒
    E. 流感病毒

11. 患者,女,25 岁,妊娠 15 周,近日出现全身粟粒大小红色丘疹,伴耳后淋巴结肿大,印象诊断是风疹。该病最严重的危害是
    A. 潜伏感染　　　　　　　B. 诱发肿瘤形成
    C. 造成免疫低下　　　　　D. 导致胎儿畸形
    E. 形成慢性感染

12. 不属于轮状病毒特点的是
    A. 为 RNA 病毒
    B. 电镜下呈车轮状形态
    C. 主要经粪—口途径传播
    D. 可引起急性出血性结膜炎
    E. 可引起婴幼儿腹泻

13. 不属于甲肝病毒特点的
    A. 属于小 DNA 病毒　　　B. 主要经粪—口传播
    C. 传染源为患者　　　　　D. 病后可获体液免疫
    E. 可用减毒活疫苗预防

14. 关于肝炎病毒与传播途径的组合,哪项是错误的
    A. HAV-消化道传播　　　B. HBV-输血和注射
    C. HCV-输血和注射　　　D. HDV-输血和注射
    E. HEV-输血和注射

15. 患者,男,20 岁。喜食毛蚶,1 周前突然发病,有畏寒,发热,全身乏力,食欲缺乏,厌油腻,肝区疼痛,尿色渐加深至浓茶状。近日体温降低,巩膜和皮肤出现黄疸,最可能的印象诊断是
    A. 甲型肝炎　　　　　　　B. 乙型肝炎
    C. 丙型肝炎　　　　　　　D. 丁型肝炎
    E. 戊型肝炎

三、简答题

1. 分析流感病毒的变异性与流感流行的关系。
2. 简述甲型肝炎的传染源及其传播途径。
3. 试述乙型肝炎的主要抗原抗体系统,并简述其在疾病诊断中的意义。
4. 简述乙型肝炎病毒的致病性及防治原则。
5. 简述 HIV 的致病性及防治原则。

(常冰梅)

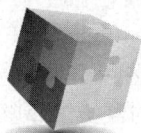

第8章 其他微生物

第1节 支原体

支原体是一类没有细胞壁，呈多形性，能通过细菌滤器，能在人工培养基中生长繁殖的最小原核细胞型微生物。由于其能形成有分支的长丝，故称支原体。

支原体的结构比较简单，没有细胞壁，所以呈多形性，但多数呈球形和丝状。体积微小，直径 $0.2\sim0.3\mu m$。革兰染色阴性，但不易着色，常用吉姆萨染色，呈淡紫色（图8-1）。

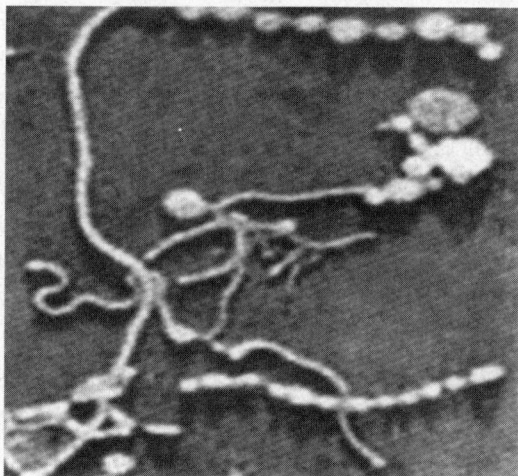

图8-1 支原体形态电镜图

支原体营养要求比一般细菌高，以无性二分裂法繁殖，也可以出芽方式繁殖，培养基中需加入 $10\%\sim20\%$ 血清，以提供生长所需的胆固醇。支原体生长缓慢，在固体培养基中经 $2\sim3$ 天培养后才出现油煎蛋样微小菌落（图8-2）。

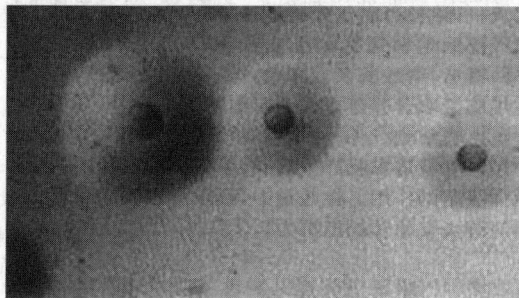

图8-2 支原体"油煎蛋"样菌落

支原体对热的抵抗力弱，$55℃$ 经 $5\sim15min$ 即可死亡，在空气中或干燥的标本内很快死亡。耐冷，在 $-70℃$ 或液氮可长期冻存。对一般消毒剂比细菌敏感，对 75% 乙醇及来苏水敏感，对红霉素、链霉素、四环素、氯霉素等阻碍蛋白质合成的抗生素敏感，因为没有细胞壁，对青霉素不敏感。

考点提示：支原体的主要生物学特点

支原体是在1898年发现的，广泛分布于自然界，现已知七十余种，对人致病的主要有肺炎支原体和溶脲脲原体。

肺炎支原体常定居在呼吸道黏膜，主要通过咳嗽、口腔飞沫经呼吸道传播，引起人类支原体肺炎，即原发性非典型肺炎。多发生于秋冬季节，儿童和青年、中年较多见。患者可表现咳嗽、发热、胸痛、淋巴结肿大、头痛等症状，X线检查肺部有明显浸润，个别伴有心血管、中枢神经系统症状，溶血性贫血和皮疹。治疗可用红霉素、氯霉素等抗生素。

溶脲脲原体能分解尿素，多为球形，能引起泌尿生殖道感染。通过性接触传播，引起非淋菌性尿道炎、阴道炎、宫颈炎、前列腺炎等；通过母婴传播，可引起孕妇早产、流产、死胎等；经产道感染可引起新生儿肺炎或脑膜炎。治疗可使用红霉素。

考点提示：支原体所致疾病

案例 8-1

患儿，女，11岁，间断发热1周，伴咳嗽3天。

查体：咽部稍红，双侧扁桃体无明显肿大，右肺呼吸音减低，左肺部呼吸音清晰，未闻及干湿啰音。

胸片：双肺纹理增粗，右上肺片影。

肺部CT：右肺炎症，右侧胸腔少量积液。

查肺炎支原体 IgM（+）。

思考题：

患儿有可能感染了何种病原体？患什么疾病？

案例8-1讨论分析

该患儿表现出发热、咳嗽等感染的症状，并检查出现右肺部呼吸音减弱、纹理增粗等右肺浸润的体征，疑为肺炎。通过免疫学诊断肺炎支原体抗体阳性，因此感染肺炎支原体的可能性较大。

第2节 衣原体

衣原体是一类能通过细菌滤器，严格细胞内寄生，有独特发育周期的原核细胞型微生物。其共同特征是：①大于病毒，光学显微镜下可见，圆形或椭圆形，直径250～500nm；②革兰染色阴性；③有细胞壁，但无肽聚糖，含有DNA和RNA；④具有独特的发育周期，以二分裂法繁殖；⑤严格细胞内寄生；⑥对多种抗生素敏感。

衣原体在宿主细胞内的独特发育周期中，包括原体和始体两个发育阶段（图8-3）。原体呈圆形，直径为0.2～0.4μm，吉姆萨染色呈紫红色，有感染性，无繁殖能力；始体呈圆形或卵圆形，直径为0.5～1.0μm，大而疏松，比原体大3～5倍，吉姆萨染色呈暗紫色，无感染性，有繁殖能力（图8-4）。

考点提示：衣原体的独特发育周期

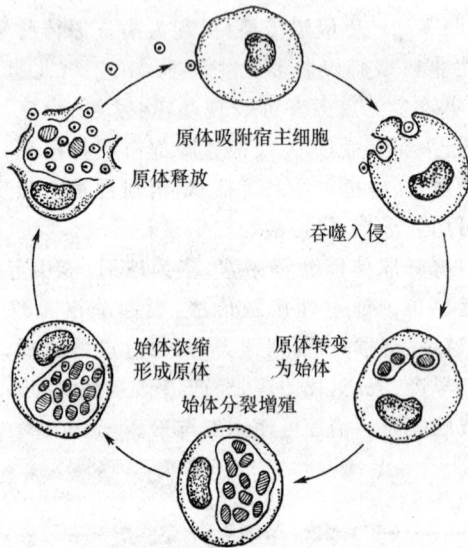

图8-3　衣原体的生活周期示意图

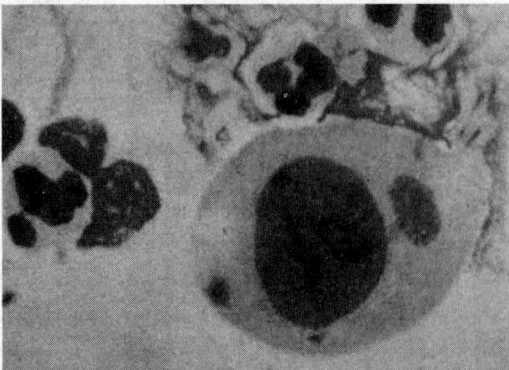

图8-4　衣原体

衣原体为严格细胞内寄生，故不能在无生命的人工培养基上生长，多用鸡胚卵黄囊接种、动物接种和组织培养。

衣原体和其他微生物一样耐冷不耐热，在56～60℃能存活5～10min。0.5%苯酚溶液30min、75%乙醇0.5min、0.1%甲醛溶液30min、2%来苏水5min可灭活衣原体。对红霉素、利福平、螺旋霉素、氯霉素、诺氟沙星等抗生素敏感。因其细胞壁无肽聚糖，对青霉素不敏感。

衣原体广泛寄生于人体、哺乳动物及鸟类，仅少数致病。能引起人类疾病的有沙眼衣原体、肺炎衣原体、鹦鹉热衣原体，最常见的是沙眼衣原体。沙眼衣原体又可分为三个生物变种，包括沙眼生物变种、性病淋巴肉芽肿生物变种和鼠生物变种。

衣原体能产生类似细菌内毒素样的物质，为其致病的主要物质。

沙眼生物变种：能引起沙眼、包涵体结膜炎、泌尿生殖道感染。沙眼通过直接接触或间接接触传播，即眼—眼，眼—手—眼的方式。衣原体感染结膜上皮细胞，在受染细胞内繁殖，形成包涵体（彩图8-1），早期出现结膜炎，慢性期出现结膜瘢痕、睑板内翻、倒睫、角膜血管翳，甚至可导致失明。包涵体结膜炎，新生儿经产道感染，成人则可通过性接触或手—眼等方式感染。泌尿生殖道感染表现为尿道炎、阴道炎、宫颈炎等，经性接触感染。

性病淋巴肉芽肿生物变种：能引起性病淋巴肉芽肿。经性接触传播。男性引起化脓性淋巴结炎和慢性淋巴肉芽肿。女性则引起会阴、肛门、直肠炎症，导致组织狭窄。

肺炎衣原体：引起急性呼吸道感染如肺炎、支气管炎等，以肺炎多见。经呼吸道传播。

鹦鹉热衣原体：引起呼吸道感染和肺炎。人和鸟类接触，经呼吸道传播。

考点提示：衣原体所致疾病

预防沙眼的主要措施是加强卫生宣传教育工作，注意个人卫生，不使用公用毛巾、浴巾和脸盆，避免直接或间接接触；经性接触传播的衣原体感染，其预防是避免不洁性行为。鹦鹉热衣原体感染的预防是避免与病鸟接触。

治疗应早期使用利福平、红霉素、氯霉素等。

链接

沙眼衣原体之父——汤飞凡

汤飞凡，1897年7月23日出生于湖南醴陵，1921年毕业于湘雅医学院。他立志研究细菌学和传染病。1954年，汤飞凡开始了中断20年的沙眼研究。他采用鸡卵黄囊分离沙眼病原体，并同时使用青霉素和链霉素抑制杂菌，于1955年8月10日成功地分离出沙眼病原体。二十多年的心愿终于实现，汤飞凡成为世界上发现重要病原体的第一个中国人。为了证明所分离出来的衣原体能在人的眼睛引起沙眼，他把沙眼衣原体滴进自己的左眼，并以右眼作为对照。为了观察典型沙眼的完整病理过程,他肿着眼睛坚持了四十多天才接受治疗,并重新把自己眼中的沙眼衣原体分离出来,证实了所分离的衣原体对人的致病性。汤飞凡是名副其实的衣原体之父。汤飞凡的发现,使人们认识到沙眼的传播特性,随后寻找到了治疗沙眼的药物。一度危害全球的沙眼以惊人的速度减少,迄今世界上许多地区沙眼已经基本绝迹。1982年在巴黎召开的国际眼科学大会上,国际沙眼防治组织为表彰他的卓越贡献,追授他金质沙眼奖章。

案例8-2

患者,女,21岁,在校大学生,住集体宿舍,和舍友共用洗漱用品。迎风流泪1个月,伴有烧灼感、异物感,分泌物增多。查体:睑结膜充血,上睑上穹隆部见血管充血模糊并伴有大量乳头滤泡。上皮刮片检查发现上皮内包涵体。

思考题:

该患者有可能感染了何种病原体?患什么眼病?

案例8-2 讨论分析

该患者集体住宿,有共用洗漱用具等经历,并且符合沙眼的早期典型临床表现,确诊依据为上皮刮片检查。因此患者感染了沙眼衣原体,诊断为沙眼。

第3节 立克次体

立克次体是一类介于细菌和病毒之间的只能在细胞内寄生的原核细胞型微生物(图8-5)。

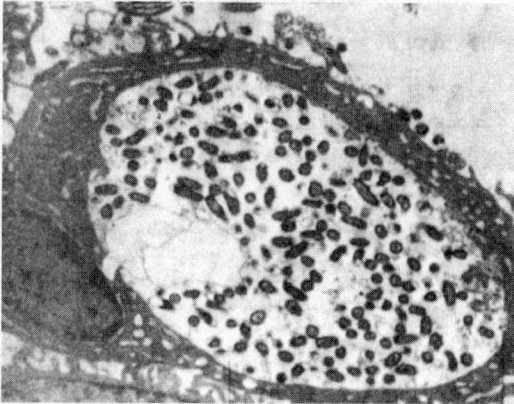

图8-5 立克次体在细胞的空泡内(吞噬溶酶体)繁殖电镜图

我国常见的有普氏立克次体、莫氏立克次体和恙虫热立克次体(彩图8-2)。

其形态类似球杆菌,大小为$(0.25 \sim 0.6)\mu m \times (1.0 \sim 1.2)\mu m$,革兰阴性,但较难着色。常用吉姆萨染色法染色呈蓝紫色。结构与细菌类似,有细胞壁,二分裂繁殖。因严格细胞内寄生,培养方法和病毒一样,为鸡胚培养、组织培养和动物接种。对理化因素的抵抗力较弱,56℃经30min可被灭活,对0.5%来苏水、0.5%苯酚溶液、75%乙醇溶液等一般消毒剂敏感。对低温、干燥抵抗力较强,在干燥虱粪中能保持感染性半年以上。对氯霉素和四环素敏感。但对磺胺类药物不敏感。

立克次体大多具有耐热的多糖类抗原,与变形杆菌菌株OX_{19}、OX_2、OX_K能发生交叉反应。因此可利用这些变形杆菌菌株代替立克次体做抗原,进行凝集反应,以检查人或动物血清中的相应抗体,这种交叉凝集反应称外斐反应。其中普氏立克次体和莫氏立克次体与OX_{19}和OX_2有共同抗原,恙虫热立克次体与OX_K有共同抗原。

立克次体的致病物质是内毒素与磷酸酯酶A。立克次体寄生于吸血节肢动物(虱、蚤、蜱、螨等)的体内,通过吸血节肢动物的叮咬或其粪便污染伤口进入人体,或经呼吸道、消化道黏膜侵入人体,引起立克次体病。立克次体侵入人体后,常在小血管的内皮细胞及网状内皮系统中繁殖,然后释放入血,形成初次立克次体血症,再经血流扩散至全身器官的小血管内皮细胞,在其中繁殖后大量释放入血,形成第二次立克次体血症。立克次体损伤血管内皮细胞,引起细胞肿胀、增生、坏死、微循环障碍及血栓形成,并引起血管周围的炎症浸润。临床表现为高热、皮疹(图8-6),有的伴有神经系统、心血管系统及其他器官的损害。

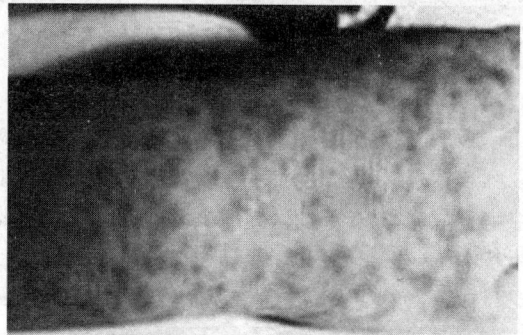

图8-6 斑疹伤寒皮疹

患病后可获较强免疫力,以细胞免疫为主。常见的立克次体及所致疾病见表8-1。

表8-1 常见立克次体传播媒介、传播方式和所致疾病

病原体	传播媒介及方式	储存宿主	所致疾病
普氏立克次体	人虱叮咬	人	流行性斑疹伤寒
莫氏立克次体	鼠蚤叮咬	鼠	地方性斑疹伤寒
恙虫热立克次体	恙螨幼虫叮咬	恙螨	恙虫热

微生物学检查:采集患者血液进行病原体分离或外斐反应。外斐反应中 OX_{19}、OX_2、OX_K 的凝集效价在 1:160 以上,或恢复期效价比急性期增高 4 倍以上时,有诊断价值。但需排除变形杆菌感染。

　　预防的关键是控制和消灭传播媒介和储存宿主:灭虱、灭蚤、灭鼠、灭恙螨,注意个人卫生,加强个人防护,改善环境卫生。斑疹伤寒可接种死疫苗或减毒活疫苗进行特异性预防。治疗使用氯霉素、环丙沙星等。

链接

立克次体名称的由来

　　立克次体是 1909 年美国病理学副教授立克次(Howard Taylor Ricketts,1871～1910 年),在研究落基山斑疹热时首先发现的。第 2 年,他不幸因感染斑疹伤寒而为科学献身。1916 年罗恰·利马首先从斑疹伤寒患者的体虱中找到,并建议取名为普氏立克次体,以纪念从事斑疹伤寒研究而牺牲的立克次和捷克科学家普若瓦帅克。1934 年,我国科学工作者谢少文首先应用鸡胚培养立克次体成功,为人类认识立克次体做出了巨大的贡献。

案例 8-3

　　患者,男,33 岁,食品仓库管理员。头痛、不适、畏寒 1 周后出现寒战、发热、皮疹 2 周,皮疹出现在发热的第 5 天。查体:发热,上肢、腋下、躯干可见不规则的斑丘疹。实验室检查:外斐试验阳性。

思考题:

患者所患疾病是什么?是如何感染此病的?

案例 8-3 讨论分析

　　根据患者的临床表现、体征及其实验室检查结果,可确诊为立克次体病;又结合病史此患者为食品仓库管理员,可能为鼠蚤叮咬引起的地方性斑疹伤寒。

第 4 节 螺 旋 体

　　螺旋体是一类细长柔软、呈螺旋状、运动活泼的原核细胞型微生物,介于细菌与原虫之间(图 8-7)。具有细菌基本结构,二分裂法繁殖,对抗生素敏感。螺旋体广泛存在于自然界及动物体内,种类很多,有 5 个属。对人和动物致病的主要有 3 个属:①钩端螺旋体属。螺旋细密而规则,一端或两端弯曲呈钩状,某些型对人及动物有致病力。②密螺旋体属。螺旋较密而规则,其中梅毒螺旋体对人有致病力。③疏螺旋体属。螺旋疏松而不规则,其中回归热螺旋体对人有致病力。

一、钩端螺旋体

　　钩端螺旋体,简称钩体(彩图 8-3)。可引起人和动物钩端螺旋体病,简称钩体病。

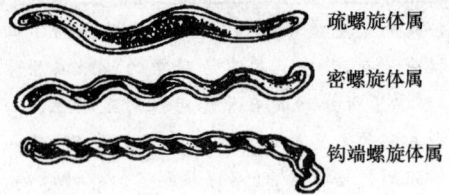

图 8-7　螺旋体模型

疏螺旋体属

密螺旋体属

钩端螺旋体属

(一) 生物学特性

　　1. 形态与染色　钩端螺旋体菌体细长,长 6～20μm,宽 0.1～0.2μm,螺旋排列细密而规则如弹簧样,菌体的一端或两端弯曲呈钩状,使菌体常呈 S 形或 C 形,运动活泼。在暗视野显微镜下,反光的钩端螺旋体像小珍珠穿成的细链。革兰染色阴性,但不易着色,常用硝酸银镀银染色法,可将钩体染成棕褐色。

　　2. 培养特性　钩端螺旋体是唯一能人工培养的致病螺旋体,需氧或微需氧,营养要求不高。一般在含 10% 灭活兔血清或牛血清的液体培养基(柯氏培养基)中生长良好,pH 7.4,其最适生长温度为 28℃左右,生长比较缓慢,3～4 天开始生长,2 周左右可见液体培养基呈半透明云雾状。

　　3. 抗原构造和分型　根据钩体脂多糖抗原不同,将钩体分为 25 个血清群,根据钩体蛋白质多糖复合物抗原不同可将同一群内钩体分成若干型。现知国际上有 200 个血清型。我国已发现 19 个血清群和 74 个血清型。常见的有流感伤寒型、波摩那型、秋季热型、犬型、黄疸出血型、七日热型等。

　　4. 抵抗力　钩体在自然界中生活力很强,在水中生活数周至数月,在潮湿土壤中可存活数月,这在钩体的传播上有重要意义。钩体耐冷不耐热,加温 56℃经 10min 即可死亡,对酸、来苏、苯酚、75% 乙醇、青霉素、金霉素等均敏感。

(二) 致病性与免疫性

　　钩体病是人畜共患传染病。我国南方农村的一些地区较常见。多流行于夏秋季节。鼠类及某些家畜如猪、牛、马、狗为自然储存宿主,其中鼠和猪是主要的传染源。它们感染钩体后,呈带菌状态。钩体在肾小管内生长繁殖,不断随尿排出而污染水源和土壤等。人接触疫水及疫土时,钩体从损伤的皮肤和黏膜侵入,也可经口侵入机体,在血液内大量繁殖,随血流到达肝、肾、肺、脑等器官而致病。疾病早期为败血症期,其症状可概括为"寒热、酸痛、一身乏,眼红、腿痛、淋巴结大"。后期表现为组织器官的出血和坏死,其中尤以肺大出血最为凶险,常可导致死亡。钩体病的临床表现由于侵入钩体的型别、毒力、数量及机体免疫力强弱的不同而差异较大,有流感伤寒型、黄疸出血型、脑膜脑炎型、肺出血型等多种类型。病后机体对同型钩体有较强的免疫力,以体液免疫为主。

考点提示:钩体病的传染源、传播途径和主要临床表现

(三) 微生物学检查

根据不同病程采取不同的标本,病程第 1 周取血,第 2 周取尿,有脑膜炎症状的取脑脊液。用镀银染色法涂片染色镜检,或用暗视野显微镜查活体,必要时作培养及动物接种。常用显微镜凝集试验、ELISA 等,检测患者血清中的抗体以作出诊断。

(四) 防治原则

灭鼠,对家畜加强管理,以消灭传染源;对易感人群进行多价死疫苗接种,疫苗中应包含当地流行的钩体型别。及时发现患者,使用青霉素治疗。

案例 8-4

患者,女,25 岁,南方人,农民。头痛发热 3 天伴咳嗽。患者称入院前 3 天于田间劳作时突发头痛发热并有小腿酸痛。并于 2 天后开始咳嗽咳痰,痰中带血并逐渐加重。查体:体温 40℃,脉搏 133 次/分,呈急性重病容,眼结膜充血,腓肠肌压痛阳性。

思考题:

患者可能感染了什么病原体?主要通过什么途径感染?如何防治?

案例 8-4 讨论分析

该患者为南方农民,因此田间耕作有可能接触钩端螺旋体,并结合患者首先出现小腿酸痛继而咳嗽咳痰并逐渐加重等表现,可判断其为钩体病。

二、梅毒螺旋体

梅毒螺旋体是梅毒的病原体。

(一) 生物学特性

梅毒螺旋体菌体细长,长 5~15μm,宽 0.09~0.18μm,螺旋排列整齐而致密,有 8~14 个螺旋,两端尖直,运动十分活泼(彩图 8-4)。用镀银染色法染成棕黑色。还可用暗视野显微镜观察。对冷、热、干燥抵抗力弱,对一般消毒剂敏感,对青霉素、红霉素、砷剂等均敏感。

(二) 致病性

梅毒是慢性传染病,是性传播疾病,患者是唯一的传染源,主要经性接触感染。梅毒按病程分三期。第一期:梅毒螺旋体由损伤的皮肤黏膜侵入机体,在侵入部位繁殖,在外生殖器形成硬下疳。第二期:螺旋体进入血流引起全身皮肤黏膜出现梅毒疹,全身淋巴结肿大。第三期:皮肤黏膜出现溃疡性坏死,内脏器官出现肉芽肿样病变,甚至侵犯心血管及中枢神经系统等处引起病变。也可经母婴传播感染胎儿,导致早产、流产、死胎及婴儿先天性梅毒。

考点提示:梅毒的传染源、传播途径和主要临床表现

(三) 微生物学检查

1. 检查螺旋体　取患者硬下疳渗出物、梅毒疹渗出物或淋巴结穿刺液涂片镀银染色后形态检查或暗视野镜检。

2. 血清学检查　常用不加热反应素试验等作为梅毒患者的初筛;用荧光密螺旋体抗体吸收试验、ELISA 等检查患者血清中抗体,协助诊断。

(四) 防治原则

预防梅毒应加强卫生宣传教育,避免不洁性行为,做好婚前检查等。

治疗首选青霉素。过敏者可用红霉素。

第 5 节　放　线　菌

放线菌是一类在生物学特性上介于细菌和真菌之间的原核细胞型微生物。但更接近于细菌。有细胞壁,其化学组成近似细菌,二分裂繁殖,革兰染色阳性。菌丝细长无隔有分支,菌丝直径 0.5~0.8μm。菌丝易断裂,状似棒状杆菌。放线菌人工培养比较困难,厌氧或微需氧。初次分离时需加入 5%CO_2 才能促进其生长。在血琼脂平板上 37℃培养 4~6 天后,可形成灰白色或淡黄色的粗糙型微小菌落,不溶血。

放线菌种类很多,主要存在于土壤中。大多数抗生素是放线菌的代谢产物,占抗生素的 80%,如红霉素、链霉素、庆大霉素等。放线菌大多数不致病,对人有致病作用的有伊氏放线菌、星形诺卡菌等。

伊氏放线菌,是人体正常菌群,常寄居在人和动物口腔、牙龈、扁桃体与咽部。当机体抵抗力下降时、尤其是拔牙造成局部组织损伤时可引起内源性感染。可经口腔黏膜损伤处、呼吸道或消化道侵入机体,引起放线菌病。表现为面部、颈部、肺或腹部组织的慢性化脓性炎症。放线菌病初为局部组织水肿,逐渐发展为中心坏死脓肿,周围组织增生,纤维化,形成许多瘘管。放线菌在病灶组织和脓汁中可形成肉眼可见的黄色小颗粒,称硫磺样颗粒。若将此颗粒置载玻片上作成压片或组织切片染色检查,在显微镜下可见菌丝从中心向四周呈放射状排列,形似菊花,故名放线菌(图 8-8)。

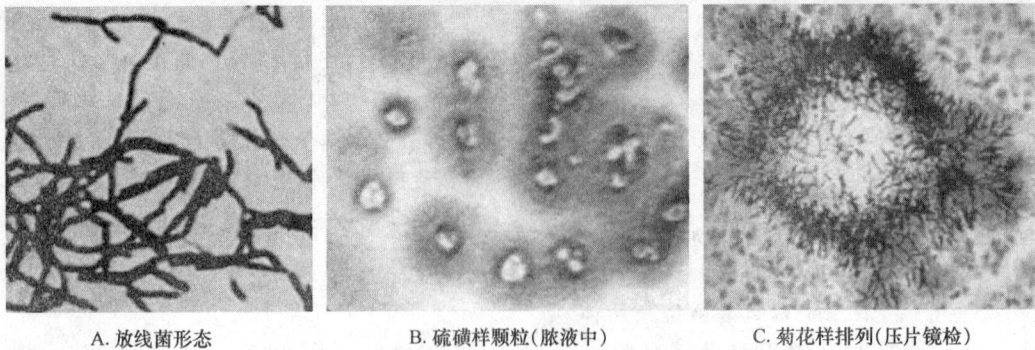

A. 放线菌形态　　　　　　B. 硫磺样颗粒(脓液中)　　　　　　C. 菊花样排列(压片镜检)

图 8-8　放线菌形态显微照片图及感染标本照片图

微生物学检查最简便的方法是在痰和脓汁中寻找硫磺样颗粒,并在玻片上做成压片染色镜检,必要时可做厌氧培养,也可取活组织做切片染色镜检。

预防要注意口腔卫生,防止牙病发生,如有牙病要早治疗。治疗时如有脓肿瘘管要及时手术切除,同时应用大剂量青霉素或磺胺类药物较长时间治疗。

第6节　真　菌

真菌是一类不含叶绿素,无根、茎、叶分化的真核细胞型微生物。有细胞壁和典型的细胞核。少数为单细胞真菌,大多数为多细胞真菌,多细胞真菌由菌丝和孢子组成。真菌广泛分布于自然界,种类繁多,有 10 万多种。大多数对人类有益,如食用真菌,冬虫夏草等,以及用于生产抗生素、酿酒、制酱的真菌等,仅少数能引起人类疾病,被称为病原性真菌。

一、生物学特性

(一) 形态与结构

真菌的结构比细菌复杂,细胞壁厚,有典型的细胞核。按结构可分为单细胞真菌和多细胞真菌两大类。

1. 单细胞真菌　呈圆形或卵圆形,以出芽方式繁殖,如酵母菌等。对人致病的有新型隐球菌(彩图 8-5)和白假丝酵母菌(彩图 8-6)。

2. 多细胞真菌　由菌丝和孢子两部分组成,如皮肤丝状菌(皮肤癣菌)。

(1) 菌丝:真菌在适宜的环境中,由孢子生出芽管,芽管逐渐延长呈丝状,称为菌丝。菌丝伸长分支,交织成团,称为丝状菌,又称为霉菌。

菌丝按功能可分为营养菌丝、气生菌丝和生殖菌丝。①营养菌丝:深入组织或培养基中,吸收和合成营养的菌丝;②气生菌丝:向空气中生长的菌丝;③生殖菌丝:能产生孢子的菌丝。按结构可分为有隔菌丝和无隔菌丝。大多数真菌的菌丝在一定间距能形成横膜,将菌丝分隔成多个细胞,隔膜中有小孔,允许胞浆流通,称有隔菌丝。少数菌丝无横隔,整条菌丝就是一个多核单细胞,称无隔菌丝。菌丝有多种形态,如螺旋状、结节状、球拍状、鹿角状和梳状等。不同种类的真菌有不同的菌丝形态。菌丝的这些形态特征,有助于真菌的鉴别(图 8-9)。

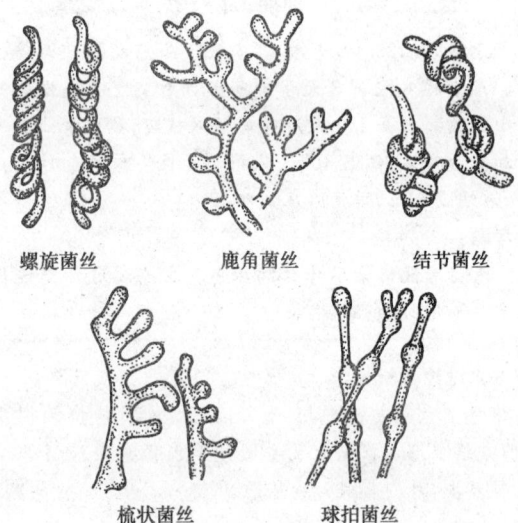

螺旋菌丝　　　　鹿角菌丝　　　　结节菌丝

梳状菌丝　　　　球拍菌丝

图 8-9　真菌的各种菌丝形态模式图

(2) 孢子:孢子是多细胞真菌的繁殖结构,一条菌丝上可长出多个孢子。真菌孢子分为有性孢子和无性孢子两类。有性孢子由两个细胞融合而成,这两个细胞可来源于同一个菌体,也可来源于不同的菌体。无性孢子直接由菌丝断裂生成或由细胞出芽形成。病原性真菌多数为无性孢子。无性孢子依其形态的不同分为分生孢子、叶状孢子和孢子囊孢子三种。分生孢子又可分为大分生孢子和小分生孢子;叶状孢子又可分为厚膜孢子、芽生孢子、关节孢子(图 8-10)。

考点提示:真菌的分类

(二) 培养与繁殖

真菌以出芽、形成菌丝、产生孢子、菌丝分支与断裂等多种方式进行繁殖。大多数真菌营养要求不高,常用沙保弱培养基培养,生长良好,最适 pH 4～6,适

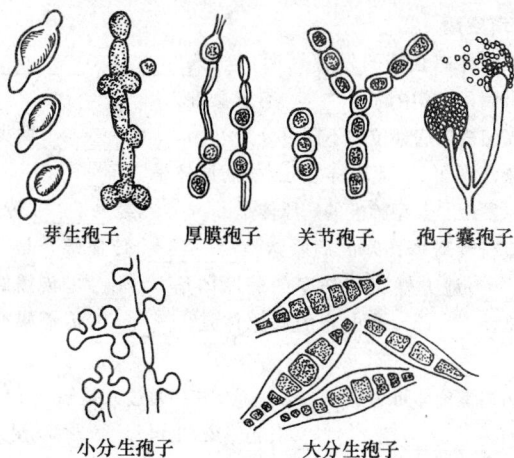

芽生孢子　厚膜孢子　关节孢子　孢子囊孢子

小分生孢子　　　大分生孢子

图8-10 真菌的各种孢子形态模式图

宜温度为22～28℃,深部感染真菌以37℃为宜。需要较高湿度与氧气的环境。多数病原性真菌生长缓慢,需培养1～2周才形成典型菌落。深部真菌生长较快,1～4天就可形成可见菌落。真菌的菌落有两类,即酵母型菌落和丝状菌落。

(三) 抵抗力

真菌对干燥、日光、紫外线及一般消毒剂均有较强的抵抗力。对热的抵抗力较差,加热60℃经1h菌丝与孢子均死亡。对2.5%碘酊、2%苯酚、10%甲醛较敏感。对常用的抗细菌感染的抗生素如青霉素、链霉素等不敏感。克霉唑、酮康唑、二性霉素B、制霉菌素等对多种真菌有抑制作用。

二、致　病　性

真菌的种类不同其致病方式也不同,可通过以下5种方式致病。

(一) 病原性真菌感染

主要为外源性感染,可引起皮肤、皮下组织和全身性真菌感染。

1. 浅部真菌感染　如皮肤癣菌有嗜角质性,在皮肤局部大量繁殖后可引起皮肤局部炎症和病变,引起各种癣病。皮肤癣菌经直接或间接接触传播。

2. 深部真菌感染　如申克孢子丝菌,可经伤口侵入皮肤或经呼吸道、消化道引起组织慢性肉芽肿性炎症和组织坏死。

案例 8-5

患者,男,大学生,22岁。因右脚瘙痒难忍并出现水疱而就诊。患者称曾与同宿舍男生公用拖鞋。检查发现:右脚趾间有针尖大小红色丘疹,并可见少许脱屑或结痂。

思考题:

患者感染了什么病原体?如何感染的?还应做什么病原检查?

案例 8-5 讨论分析

该学生和同学共用物品,为真菌的感染提供了传播途径,并且结合其临床表现,疑为脚癣。为确诊可进一步做菌丝、孢子检查。

(二) 条件致病性真菌感染

条件致病性真菌主要有白假丝酵母菌(白色念珠菌)和新型隐球菌。白假丝酵母菌感染为内源性感染,当机体抵抗力降低或菌群失调时,如长期使用抗生素、放射治疗、免疫抑制剂、艾滋病患者等易发生感染。常见感染有皮肤黏膜感染、内脏感染和中枢神经系统感染。如鹅口疮、阴道炎、甲沟炎、肺炎、支气管炎、肾盂肾炎、脑膜炎、脑脓肿等。新型隐球菌一般是外源性感染,感染源主要是鸽子,当机体免疫力降低时,人因吸入鸽粪污染的空气而感染,也可经消化道和皮肤伤口侵入机体而感染,引起肺部急性或慢性炎症,病菌可从肺部播散至全身其他部位,包括皮肤、黏膜、骨、心脏等,最易侵犯的是中枢神经系统,引起亚急性或慢性脑膜炎。临床表现类似结核性脑膜炎,预后不良(表8-2)。

表8-2　常见病原性真菌的传播方式和所致疾病

病原体	传播方式	所致疾病
皮肤癣菌	接触传播	体癣、甲癣、手癣等
申克孢子丝菌	伤口、呼吸道、肠道	亚急性或慢性肉芽肿
新型隐球菌	伤口、呼吸道、肠道	肺炎或慢性脑膜炎
白假丝酵母菌	内源性感染	皮肤、内脏、阴道念珠菌病
黄曲霉菌	食入其毒素	中毒性肝炎、肝硬化、肝癌

案例 8-6

患者,男,30岁,广场养鸽员,近来出现发热、咳嗽、胸痛等症状,疑为真菌感染。取其痰液经墨汁负染后,可观察到圆形或椭圆形的透亮菌体,并见细胞外有一层肥厚的荚膜。

思考题:

引起本病可能的真菌是什么?该患者初步诊断为什么病?

案例 8-6 讨论分析

结合患者的病史、临床表现及微生物学检查,患者为新生隐球菌感染引起的肺炎的可能性较大。

(三) 超敏反应性疾病

有些真菌本身并不致病,但其孢子或菌体成分具有抗原性,经呼吸道、消化道或经皮肤接触,可引起I型超敏反应,如曲霉菌、青霉菌、镰刀菌等,引起荨麻疹、过敏性鼻炎、支气管哮喘。有的还可引起Ⅳ型超敏反应。

（四）真菌性中毒

有些真菌可在粮食或饲料中生长，产生毒素，人、畜食后可导致急性或慢性中毒。如黄曲霉菌在花生米中生长产生黄曲霉毒素，人大量食用后引起中毒性肝炎，长期食用可诱发肝癌。

（五）真菌毒素与肿瘤的关系

有些真菌毒素与肿瘤的发生有关，如黄曲霉菌产生的黄曲霉毒素，其毒性很强，小剂量即可有致癌作用，可引起原发性肝癌。

考点提示：真菌导致的常见疾病

三、微生物学检查

对于各种癣病的患者取皮屑、甲屑或病发置于载玻片上，滴加10％氢氧化钾溶液一滴，覆以盖玻片微微加温，使标本透明，然后置于显微镜下观察，若观察到菌丝或孢子即有诊断意义。

对疑似白假丝酵母菌感染者，可取痰液、阴道分泌物、脑脊液等标本直接涂片，经革兰染色后镜检。新型隐球菌感染可取痰、脓、脑脊液等，经墨汁染色后镜检，查到本菌即可确诊。必要时分离培养。

四、防治原则

对癣病预防的主要措施是注意个人卫生和公共卫生；条件致病性真菌感染的主要预防措施是注意卫生、去除诱因、合理使用抗生素；加强食品卫生检查，预防真菌毒素中毒。治疗常用制霉菌素、酮康唑、克霉唑等。

小　结

支原体、衣原体、立克次体、螺旋体和放线菌都属于原核细胞型微生物。除支原体外都有细胞壁，多以二分裂繁殖，对抗生素敏感。对人致病的支原体主要有肺炎支原体和溶脲脲原体。对人致病的衣原体主要是沙眼衣原体等，立克次体对人致病的主要有普氏立克次体、莫氏立克次体、恙虫热立克次体。螺旋体主要有钩端螺旋体、梅毒螺旋体。放线菌主要有伊氏放线菌。

真菌属真核细胞型微生物。包括单细胞真菌和多细胞真菌，多细胞真菌由菌丝和孢子组成。常见的病原性真菌有皮肤癣菌、白假丝酵母菌、新型隐球菌等。它们的传播方式和所致疾病见表8-2。真菌对常用抗生素不敏感，治疗需选抗真菌药物。

目标检测

一、名词解释

1. 支原体　2. 衣原体　3. 螺旋体　4. 立克次体

5. 真菌

二、填空题

1. 衣原体有独特的发育周期，包括＿＿＿＿、＿＿＿＿两个阶段，其中的＿＿＿＿有感染性。

2. 真菌按致病部位的不同可分为＿＿＿＿和＿＿＿＿两类。

3. 脓汁中可见"硫磺样颗粒"的病原体是＿＿＿＿。

4. 原发性非典型肺炎的病原体是＿＿＿＿，经＿＿＿＿传播。

5. 流行性斑疹伤寒的病原体是＿＿＿＿，传播媒介是＿＿＿＿；地方性斑疹伤寒的病原体是＿＿＿＿，传播媒介是＿＿＿＿；恙虫热的病原体是＿＿＿＿，传播媒介是＿＿＿＿。

6. 钩端螺旋体可引起＿＿＿＿病，主要通过人接触＿＿＿＿和＿＿＿＿，经＿＿＿＿引起感染，也可经＿＿＿＿侵入引起感染。

7. 原核细胞型微生物繁殖的共同点是以＿＿＿＿方式繁殖。

8. 条件致病性真菌主要有＿＿＿＿和＿＿＿＿。

三、选择题

1. 钩端螺旋体的主要储存宿主是
   - A. 患者
   - B. 带菌者
   - C. 猫
   - D. 鼠
   - E. 鸟

2. 鹅口疮的病原体是
   - A. 衣原体
   - B. 立克次体
   - C. 支原体
   - D. 真菌
   - E. 病毒

3. 引起皮肤癣病的病原体是
   - A. 皮肤癣菌
   - B. 新型隐球菌
   - C. 黄曲霉菌
   - D. 白假丝酵母菌
   - E. 疱疹病毒

4. 新型隐球菌可引起下列哪种疾病
   - A. 甲沟炎
   - B. 阴道炎
   - C. 肺炎
   - D. 体癣
   - E. 鹅口疮

5. 白假丝酵母菌不会引起下列哪种疾病
   - A. 脑膜炎
   - B. 阴道炎
   - C. 鹅口疮
   - D. 体癣
   - E. 甲沟炎

6. 深部真菌的最适生长温度是
   - A. 28℃
   - B. 38℃
   - C. 27℃
   - D. 37℃
   - E. 25℃

7. 由螺旋体引起的疾病是
   - A. 沙眼
   - B. 斑疹伤寒
   - C. 梅毒
   - D. 原发性非典型肺炎
   - E. 肝炎

8. 下列哪种疾病不通过性接触传播
   - A. 慢性淋巴肉芽肿
   - B. 梅毒
   - C. 放线菌病
   - D. 支原体引起的非淋病性尿道炎
   - E. AIDS

9. 立克次体不引起下列哪种病
   - A. 地方性斑疹伤寒
   - B. 流行性斑疹伤寒
   - C. 伤寒
   - D. 恙虫热
   - E. 以上都不是

四、简答题

1. 简述钩端螺旋体的致病作用。

2. 简述真菌的形态结构和致病性。

3. 简述沙眼的传播方式和防治原则。

（杨园园）

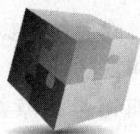

第9章 人体寄生虫学概述

第1节 寄生现象与生活史

一、寄生现象、寄生虫与宿主

（一）寄生现象

自然界中，两种生物生活在一起的现象非常普遍，其表现有互利共生、共栖、寄生生活。就医学而言，最重要的是研究寄生关系。

1. 互利共生　两种生物共同生活，相互依赖，共同受益。如白蚁与寄生于其消化道内的鞭毛虫。鞭毛虫依靠白蚁消化道中的木质纤维作为食物获得所需营养，而鞭毛虫合成和分泌的酶将纤维素分解成能被白蚁利用的复合物。白蚁为鞭毛虫提供食物和庇护所，鞭毛虫为白蚁提供了必需的、自身不能合成的酶。两者均受益，互相依赖。

2. 共栖　两种生物共同生活，一方受益，另一方既不受益也不受害。如鮣鱼以背部的吸盘附着于鲨鱼的腹部，跟随鲨鱼移动到各处觅食，这对鲨鱼既无益也无害。

3. 寄生生活（寄生）　是指一种生物长期或暂时生活在另一种生物的体内或体表，获得营养并给对方造成损害，这种生活方式称为寄生生活。如人体寄生虫与人类的关系。

（二）寄生虫与宿主

1. 寄生虫　营寄生生活并获益的低等动物称为寄生虫。寄生于人体的寄生虫称为人体寄生虫。

考点提示：寄生虫的概念

（1）按寄生虫在人体寄生部位不同可分为体内寄生虫和体外寄生虫，如寄生于人体小肠内的蛔虫和寄生于体表的螨虫。

（2）按寄生虫生活的时间不同分为永久性寄生虫和暂时性寄生虫。寄生于宿主体表或体腔的寄生虫不能离开宿主独立生活，这种寄生虫称为永久性寄生虫，如蛔虫、血吸虫、猪带绦虫等。有些寄生虫仅在叮咬吸血时接触宿主，这种寄生虫称为暂时性寄生虫，如蚊子、蜱等。

（3）按寄生虫对宿主的选择分为专性寄生虫和兼性寄生虫。

2. 宿主　被寄生虫寄生的生物称为宿主。如蛔虫是人的寄生虫，而人则是蛔虫的宿主。寄生虫要有适宜的宿主，才能完成其生长、发育和繁殖，在此过程中有些寄生虫只需要一种宿主，有些寄生虫则需要更换宿主才能完成其生活史。

（1）终宿主：寄生虫成虫或有性生殖期所寄生的宿主称为终宿主。如牛带绦虫成虫寄生在人体小肠，人是该虫的终宿主。疟原虫有性生殖期在雌性按蚊体内完成，雌性按蚊是疟原虫的终宿主。

（2）中间宿主：寄生虫的幼虫或无性生殖期所寄生的宿主称为中间宿主。如果某些寄生虫在生活史中需要两个以上中间宿主，则按其寄生先后顺序分为第一中间宿主，第二中间宿主，如肝吸虫幼虫先后寄生在豆螺、沼螺和淡水鱼、虾体内，所以豆螺、沼螺为其第一中间宿主，淡水鱼、虾为第二中间宿主。

（3）保虫宿主：作为人体寄生虫病感染来源，受寄生虫感染的一些脊椎动物称为保虫宿主。如血吸虫成虫除寄生于人体外，还可寄生于牛体内，牛即为血吸虫的保虫宿主。保虫宿主是人体寄生虫病的感染来源之一。

考点提示：宿主、终宿主、中间宿主和保虫宿主的概念

> **链接**
>
> #### 理解寄生虫的宿主
>
> 卫氏并殖吸虫也叫肺吸虫，其成虫寄生在人体的肺内，也可寄生于犬、猫等动物的体内，其幼虫期在外环境中首先寄生于淡水螺体内，然后进入溪蟹、蝲蛄的体内，人或其他肉食动物因食入生的或半生的被感染的溪蟹、蝲蛄而感染。因此，人是其终宿主，犬、猫等动物是其保虫宿主，淡水螺是第一中间宿主，溪蟹、蝲蛄是第二中间宿主。

二、寄生虫的生活史

寄生虫完成一代生长、发育和繁殖的全过程及所需环境条件，称为寄生虫的生活史。

考点提示：生活史的概念

1. 生活史类型　寄生虫的生活史具有多样性，

有的简单,有的较复杂,其生活史类型主要以是否需要中间宿主划分为两个基本类型:①直接型生活史,生活史中不需要中间宿主,虫卵在外界环境中直接发育到感染阶段,通过不同途径侵入人体发育为成虫,如蛔虫、鞭虫、蛲虫等;②间接型生活史,具有终宿主和一个或多个中间宿主的生活史,如绦虫和吸虫等。

2. 感染阶段　在寄生虫的生活史中,并不是每个发育阶段都能使人体感染,而是必须发育到某一特定阶段,才能侵入宿主体内生存和发育。我们把寄生虫生活史中具有感染人体能力的发育阶段称为感染阶段。如钩虫生活史中有虫卵、杆状蚴、丝状蚴、成虫阶段,只有丝状蚴能够感染人体,故丝状蚴是钩虫的感染阶段。

考点提示:感染阶段的概念

第2节　寄生虫与宿主的相互关系

寄生虫与宿主的关系,表现在寄生虫对宿主的损害及宿主对寄生虫的防御抵抗两个方面。一方面,寄生虫侵入机体,在体内移行、定居、发育和繁殖时,当机体免疫力弱或寄生虫致病力强时,就会对宿主造成不同程度的损害。当机体防御功能强时寄生虫的侵入可诱导宿主产生免疫应答,抑制或杀死入侵的寄生虫,减少寄生虫对宿主的损害。另一方面也可产生不利于宿主的免疫病理损伤。寄生虫与宿主之间损害与抗损害的斗争始终贯穿于寄生虫感染的全过程。

一、寄生虫对宿主的作用

寄生虫侵入体内、移行、定居、发育、繁殖等过程,都会对宿主细胞、组织、器官造成损害,其破坏方式主要有以下几种。

1. 掠夺营养　寄生虫在宿主体内生长、发育和繁殖所需的营养物质来自宿主。寄生的虫体数目越多,掠夺的营养就越多,宿主受损害的程度越严重。如钩虫成虫吸附于人体小肠黏膜上,吸食血液,引起宿主贫血;寄生于肠道的猪带绦虫能夺取宿主的大量营养,引起宿主营养不良。

2. 机械性损伤　寄生虫在宿主体内移行,定居在肠道、组织或细胞内,均可造成宿主器官组织机械损伤或破坏。如大量蛔虫寄生在肠道,不停运动,引起肠痉挛,严重者相互缠绕堵塞肠腔,引起肠梗阻。猪囊尾蚴寄生在脑部,压迫脑组织,出现癫痫等症状。

3. 毒性作用　寄生虫的排泄物、分泌物、虫体的蜕皮液等均对宿主有毒性作用,如溶组织内阿米巴分泌溶组织酶,破坏组织导致肠壁溃疡和肝脓肿。

4. 免疫病理损伤作用　寄生虫代谢产物、虫卵

及死亡虫体的崩解物等均可引起过敏性炎症反应。如蛔虫幼虫移行至肺时除引起机械性损伤外,幼虫发育蜕下的皮可引起机体发热、咳嗽、哮喘等临床症状。血吸虫卵内毛蚴释放可溶性抗原刺激宿主发生Ⅳ型超敏反应,形成肉芽肿。

考点提示:寄生虫对宿主的致病作用

二、宿主对寄生虫的作用

宿主对寄生虫的影响非常重要,它决定了寄生虫在宿主体内的存亡、发展和结局。寄生虫一旦侵入,机体必然出现防御性生理反应,对寄生虫产生不同程度的抵抗。结果主要有以下几种。

1. 清除寄生虫　宿主将寄生虫全部清除,并具有抵御再感染的能力,但在寄生虫感染中这种现象极为罕见。

2. 带虫状态　宿主能清除部分寄生虫,使宿主体内带有寄生虫而无明显临床症状,大多数寄生虫与宿主的关系属于此类型。人体感染寄生虫后没有明显的临床症状,但病原体还存在,与机体免疫力形成相对平衡状态,称带虫状态。处于带虫状态的人称带虫者,带虫者是重要的传染源。

3. 寄生虫病　宿主不能有效控制寄生虫,寄生虫在宿主体内发育甚至大量繁殖,引起寄生虫病,严重者可致死。许多机会致病原虫感染属于此类。寄生虫病患者是重要的传染源。

寄生虫与宿主相互作用会出现何种结果还与宿主的遗传因素、营养状态、免疫功能、寄生虫种类、数量等因素有关。这些因素的综合作用决定了宿主的感染程度。

考点提示:宿主对寄生虫的作用

三、寄生虫感染的免疫

寄生虫对人体来说是外源性异物,具有免疫原性,感染后可诱导宿主产生免疫应答,包括非特异性免疫和特异性免疫。

1. 非特异性免疫　包括屏障作用、消化液的消化作用、吞噬细胞的吞噬等作用。

2. 特异性免疫　机体免疫系统受到寄生虫抗原刺激后产生的针对该寄生虫抗原的特异性免疫应答。其类型包括以下几种。

(1) 消除性免疫:指宿主能清除体内寄生虫,并对再感染具有完全的抵抗力。如机体对黑热病原虫产生的免疫力。

(2) 非消除性免疫:寄生虫感染后虽可诱导宿主

产生免疫力,但不能帮助宿主完全清除体内寄生虫,只能在一定程度上对再感染产生一定作用的免疫力。包括带虫免疫和伴随免疫。①带虫免疫。多见于原虫的感染。体内有原虫感染时,机体对同种寄生虫的再感染有免疫力,但不能完全清除体内寄生虫,如果用药物驱虫后,宿主的免疫力随之消失。如疟疾的"带虫免疫"。②伴随免疫。多见于蠕虫的感染。蠕虫感染使机体产生的免疫力,仅对其童虫具有杀伤作用,对寄生在体内的成虫无作用。如血吸虫诱导的"伴随免疫"。

考点提示:比较带虫免疫和伴随免疫

3. 寄生虫性超敏反应　寄生虫感染除诱导机体产生防御性免疫应答外,还常常导致寄生虫性超敏反应,包括Ⅰ、Ⅱ、Ⅲ、Ⅳ型超敏反应。如蠕虫感染出现的哮喘属Ⅰ型超敏反应,血吸虫卵引起的肉芽肿属Ⅳ型超敏反应,疟疾引起的肾病属Ⅲ型超敏反应等。

第3节　寄生虫病的流行与防治原则

一、寄生虫病的流行环节

寄生虫病流行包括传染源、传播途径、易感人群三个基本环节。

1. 传染源　包括寄生虫病患者、带虫者和保虫宿主。

2. 传播途径　指寄生虫从传染源传播到易感宿主体内的过程。人体寄生虫常见的传播途径有以下几种。

(1) 经口感染:多数寄生虫在其感染阶段污染食物、饮水、手指、玩具等经口进入人体而感染,这是最常见的感染方式。如蛔虫、鞭虫、蛲虫及多数吸虫、绦虫等。

(2) 经皮肤感染:寄生虫的感染阶段经皮肤侵入人体造成的感染。如水中血吸虫尾蚴的感染,土壤中钩虫丝状蚴的感染,疥螨、蠕形螨直接侵入皮肤等。

(3) 经媒介昆虫感染:寄生虫通过吸血的节肢动物刺吸经皮肤进入人体。如蚊子传播疟原虫、丝虫等。

(4) 垂直感染:有些寄生虫可以随母血通过胎盘使胎儿感染,如弓形虫等。

(5) 其他途径感染:阴道毛滴虫经直接或间接接触而感染,卡氏肺孢子虫经呼吸道感染等。

3. 易感人群　指对寄生虫缺乏免疫力或免疫力低下的人群。易感者还与年龄有关,一般儿童的免疫力低于成年人。寄生虫病非流行区或在本地区根除寄生虫病的人进入疫区后,由于缺乏特异性免疫力而成为易感者。

考点提示:寄生虫病的流行环节

链接

食源性寄生虫病

食源性寄生虫病一般分为5大类30余种,主要有肝吸虫病、广州管圆线虫病、旋毛虫病、猪带绦虫病等。随着人民生活水平的提高,外出就餐机会增多,饮食来源和方式的多样化,某些地区长期以来形成的生食鱼类、肉类、螺类、爬行类动物等不良饮食习惯,使食源性寄生虫感染和流行机会加大,全国食源性寄生虫病呈明显上升趋势。俗话说"病从口入"。为此,专家提醒,享受美味佳肴一定要方法得当,不要把致病的寄生虫吃进去。

二、寄生虫病的流行因素与流行特点

(一) 寄生虫病的流行因素

1. 自然因素　包括温度、湿度、雨量、光照、地理环境和生物种群等。如温暖潮湿的气候,既有利于蚊虫的生长、繁殖,也有利于蚊虫的吸血活动,增加传播疟疾、丝虫病的机会。

2. 社会因素　包括社会制度、经济状况、科技水平、文化教育、医疗卫生、防疫保健及人们生活方式和生活习惯等因素。

3. 生物因素　间接型寄生虫在其生活史中需要一到两个中间宿主,所以中间宿主是这些寄生虫病流行的必要条件。如我国血吸虫的流行在长江以南地区,与钉螺的地理分布一致。

(二) 寄生虫病的流行特点

1. 地方性　寄生虫病的流行与分布带有明显的地方性,主要与气候条件、中间媒介昆虫的地理分布及生活习惯、耕种农作物的方式等有关。

2. 季节性　寄生虫病的流行往往有明显的季节性。如我国冬季一般不会流行疟疾。

3. 自然疫源性　在人体寄生虫病中,有的寄生虫可以在脊椎动物与人之间自然地传播,成为人兽共患寄生虫病。不需要人的参与而存在于自然界的人兽共患寄生虫病的状况称为自然疫源性。

考点提示:寄生虫病的流行因素和流行特点

链接

五大寄生虫病

我国和世界卫生组织分别定义了五大寄生虫。

我国五大寄生虫:疟原虫、血吸虫、钩虫、丝虫、杜氏利什曼原虫。

世界卫生组织定义五大寄生虫:疟原虫、血吸虫、丝虫、杜氏利什曼原虫、锥虫。

疟原虫:引起疟疾,由雌性按蚊传播;血吸虫:引起血吸虫病,钉螺为中间宿主,远在2000多年前我国已有血吸虫病流行记载;丝虫:由蚊叮咬传播,成虫寄生于终宿主淋巴系统引起丝虫病;钩虫:引起钩虫病,目前,全世界钩虫感染人数达9亿左右,我国钩虫病仍是严重危害人民健康的寄生虫病之一;锥虫:种类多,寄生于脊椎动物(鱼类、两栖类、爬行类、哺乳类)血液和组织液中,引起锥虫病,由媒介昆虫(舌蝇、锥蝽)传播,主要流行于非洲及南美洲,中国至今还没有发现锥虫病的病例。

三、寄生虫病的防治原则

根据寄生虫病的流行环节和影响因素,采取下列几项措施,阻止寄生虫生活史的完成,以期控制和消灭寄生虫病。

1. 控制和消灭传染源　通过普查普治带虫者和患者,查治和处理保虫宿主。此外,还应做流动人口的监测,控制流行区传染源的输入和扩散。

2. 切断传播途径　加强粪便和水源的管理。搞好环境和个人卫生,控制和消灭媒介节肢动物和中间宿主。

3. 保护易感人群　广泛宣传健康教育,普及卫生知识,加强集体和个人防护工作,改变不良的饮食习惯,改进耕种农作物方式。对易感人群采取必要的保护措施,如使用防护品、预防服药等措施,避免寄生虫的感染。

考点提示:寄生虫病的防治原则

第4节　人体寄生虫学的研究内容

人体寄生虫学是研究人体寄生虫的形态结构、生活史、致病性、实验诊断方法、流行规律与防治措施的科学。人体寄生虫学是病原生物学的重要组成部分,是预防医学和临床医学的一门基础课。我们学习人体寄生虫学,目的是掌握人体寄生虫的特性及其对人类的危害性,以达到有效防治寄生虫病的目的。

人体寄生虫学的研究内容包括医学蠕虫、医学原虫和医学节肢动物。

考点提示:人体寄生虫学的研究内容

一、医学蠕虫

医学蠕虫是一类寄生于人体的软体多细胞无脊椎动物,借肌肉伸缩而蠕动。根据形态特征,医学蠕虫主要分为线虫、吸虫和绦虫。

根据医学蠕虫生活史中是否需要中间宿主,将其分为两类:土源性蠕虫和生物源性蠕虫。前者生活史中不需要中间宿主,为直接发育型。虫卵在外界环境中可直接发育到感染阶段,侵入人体继续发育,大多数线虫属于此类。人感染此类蠕虫多数是由于吞食虫卵或直接接触被幼虫污染的土壤所致。后者生活史中需要中间宿主,为间接发育型。虫卵或幼虫必须经中间宿主体内发育至感染阶段,侵入人体继续发育。所有吸虫、大部分绦虫属此类型。

1. 线虫　线虫成虫的共同特点:①虫体呈线状或圆柱状;②雌雄异体;③消化道为简单的直管,前端有口,末端有肛门;④生殖器官发达:雄性为单管形,雌性为双管型。主要的线虫有蛔虫、钩虫、蛲虫等。

2. 吸虫　吸虫成虫的共同特点:①虫体多呈叶状或舌状,均有口吸盘和腹吸盘;②多为雌雄同体;③消化道简单不完整,有口无肛门;④生殖器官发达。主要的吸虫有肝吸虫、日本血吸虫。

3. 绦虫　绦虫成虫的共同特点:①虫体呈带状,背腹扁平,分节;②雌雄同体;③虫体无消化道;④生殖器官发达。主要的绦虫是猪带绦虫。

二、医学原虫

原虫是一类能进行完整生理功能的单细胞低等动物。寄生于人体的原虫称医学原虫。原虫个体微小,外形多变,常随虫种或生活过程不同而异。原虫有多种生理现象,如摄食、生殖、运动等。

1. 形态结构　原虫形态多样,有圆球形、卵圆形、梭形、梨形、不规则形等,但其都具有三层基本结构即细胞膜、细胞质、细胞核。细胞核有两种即泡状核和实质核。

2. 摄食　原虫摄取食物的方式有渗透、吞噬、吞饮等。

3. 生殖　原虫的生殖方式有多种,一般分为无性生殖和有性生殖。无性生殖包括二分裂、多分裂等,有性生殖包括配子生殖等。有些原虫的生活史比较简单,只需要一种生殖方式,而有些原虫的生活史则需要有性生殖和无性生殖交替完成,称为世代交替。

4. 运动　原虫的运动方式很多,如伸出伪足、形成鞭毛和纤毛等。

5. 分类　根据运动细胞器的有无和类型以及生殖方式,可将原虫分为四类:

(1) 根足虫:通过伸出伪足运动,如溶组织内阿米巴。

(2) 鞭毛虫:通过虫体表面形成的鞭毛运动,如阴道毛滴虫。

(3) 纤毛虫:通过体表形成的纤毛摆动而运动,如结肠小袋纤毛虫。

(4) 孢子虫:在生活史过程中需进行孢子生殖,如疟原虫。

三、医学节肢动物

与医学有关的具有分节附肢的动物即医学节肢动物。医学节肢动物对人危害极为严重。据统计,传染病中有2/3是由医学节肢动物作为媒介传播的,称为虫媒病。引起巨大危害的一些虫媒病如鼠疫、斑疹伤寒、疟疾等都曾造成广泛流行,夺去了许多人的生命。医学节肢动物对人的危害有直接方式和间接方式。

常见的医学节肢动物有蚊(传播丝虫病、疟疾、流行性乙型脑炎等)、蝇(传播痢疾、伤寒、霍乱等)、蚤(传播鼠疫等)。

小 结

两种生物共同生活,其中一方受益,另一方受害,二者即构成寄生关系。寄生虫是指永久或暂时地生活在另一种生物的体内或体表,获得营养并给对方造成损害的低等动物。而被寄生虫寄生的生物称为宿主,包括终宿主、中间宿主、保虫宿主。寄生虫完成一代生长、发育和繁殖的全过程及所需环境条件,称为寄生虫的生活史。生活史类型有直接型生活史和间接型生活史。在寄生虫的生活史中具有感染人体能力的发育阶段称为感染阶段。

寄生虫对宿主的损害主要表现在四个方面:掠夺营养、机械性损伤、毒性作用和免疫病理损伤作用。宿主对寄生虫的作用主要表现为免疫作用。宿主与寄生虫相互作用有三种结果:清除寄生虫、寄生虫病和带虫状态。寄生虫感染引起的免疫主要包括消除性免疫、非消除性免疫和寄生虫性超敏反应。非消除性免疫包括带虫免疫和伴随免疫。

寄生虫病流行的三个基本环节:传染源、传播途径和易感人群。寄生虫病的综合防治措施:控制和消灭传染源、切断传播途径、保护易感人群。

人体寄生虫学的研究内容主要有医学蠕虫、医学原虫和医学节肢动物(表9-1)。

表9-1 人体寄生虫学的研究内容

种类	常见寄生虫
医学蠕虫	
线虫	蛔虫、钩虫、蛲虫
吸虫	肝吸虫、日本血吸虫
绦虫	猪带绦虫
医学原虫	
根足虫	溶组织内阿米巴
鞭毛虫	阴道毛滴虫
纤毛虫	结肠小袋纤毛虫
孢子虫	疟原虫、弓形虫
医学节肢动物	蚊、蝇、蚤

目标检测

一、名词解释

1. 寄生虫 2. 宿主 3. 中间宿主 4. 终宿主 5. 保虫宿主 6. 生活史 7. 感染阶段

二、填空题

1. 人体寄生虫学的研究内容包括_____、_____、_____。

2. 寄生虫对宿主的致病作用表现在_____、_____、_____、_____。

3. 宿主对寄生虫的作用结果表现在_____、_____、_____。

4. 寄生虫病流行的三个环节是_____、_____、_____。

5. 寄生虫病的防治原则_____、_____、_____。

6. 寄生虫生活史类型有_____、_____。

三、选择题

1. 寄生虫病流行特点
   A. 常有暴发流行
   B. 普遍性,各个国家均可流行
   C. 地方性、季节性和自然疫源性
   D. 卫生习惯差的人群
   E. 儿童、青少年人群

2. 寄生虫的感染阶段是
   A. 寄生虫虫卵发育阶段
   B. 寄生虫成虫发育阶段
   C. 寄生虫幼虫发育阶段
   D. 寄生虫生活史中能使人体感染的阶段
   E. 寄生虫发育的任何阶段

3. 寄生是指
   A. 两种生物共同生活,双方均受益
   B. 两种生物共同生活,一方受益,另一方受害
   C. 两种生物共同生活,互不干扰
   D. 两种生物共同生活,一方受益,另一方既不受害,也不受益
   E. 两种生物共同生活,彼此受害

4. 人体感染血吸虫后,可抵抗血吸虫童虫的再感染,但对体内成虫无免疫作用,这种免疫称为
   A. 消除性免疫   B. 带虫免疫
   C. 伴随免疫   D. 自动免疫
   E. 被动免疫

四、简答题

1. 简述寄生虫对宿主的致病作用。
2. 列出寄生虫病的主要传播途径。
3. 影响寄生虫病的流行因素有哪些?
4. 比较寄生虫感染引起的带虫免疫和伴随免疫的异同。

(杨园园)

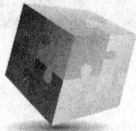

第10章 常见人体寄生虫

第1节 似蚓蛔线虫

似蚓蛔线虫简称人蛔虫或蛔虫,是人体内最常见的寄生虫。成虫寄生于小肠,可引起蛔虫病。

一、形 态

(一) 成虫

呈长圆柱形,头、尾两端略细,头端较钝,尾端较尖,形似蚯蚓。活虫呈粉红色或微黄色,死后呈灰白色。体表有细横纹和两条明显的侧线。口孔位于虫体顶端,其周有三个呈"品"字形排列的唇瓣,背唇一个较大,腹唇两个较小。雌虫长20~35cm,大者可达49cm,尾端呈圆锥形。雄虫长15~31cm,尾端向腹面卷曲。

(二) 虫卵

有受精卵和未受精卵两种(图10-1、彩图10-1至彩图10-3)。

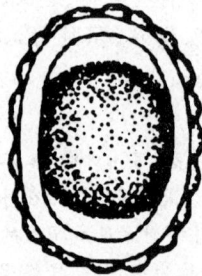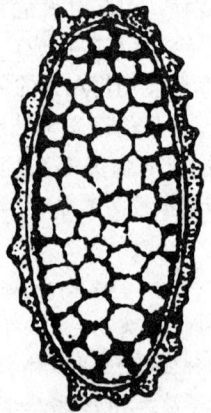

受精卵　　　　　　未受精卵

图 10-1　蛔虫卵模式图

1. 受精卵　呈宽椭圆形,大小为(45~75)μm×(35~50)μm,卵壳较厚且透明,卵壳内有一个大而圆的卵细胞,与卵壳间常有新月形空隙。壳外有一层较厚、凹凸不平的蛋白质膜,在肠道内被胆汁染成棕黄色。

2. 未受精卵　呈长椭圆形,大小为(88~94)μm×(39~44)μm,卵壳与蛋白质膜均较受精卵薄,卵壳内含许多大小不等的折光性颗粒。

受精卵和未受精卵的蛋白质膜都容易脱落,卵壳则呈无色透明。受精卵的脱蛋白质膜卵要注意与钩虫卵鉴别。

考点提示:蛔虫受精卵与未受精卵的区别

二、生 活 史

蛔虫的发育过程包括虫卵在外界土壤中的发育和虫体在人体内的发育两个阶段。

成虫寄生于人的小肠,以小肠内消化与半消化的食物为营养,雌雄交配后雌虫产卵于肠腔,虫卵随宿主粪便排出体外污染土壤。散布于土壤中的受精卵,在潮湿、荫蔽、氧气充足和温度适宜的条件下,约经2周,卵内的细胞发育为幼虫,再经过1周,幼虫在卵壳内进行第1次蜕皮后,发育为感染期虫卵。感染期虫卵是蛔虫的感染阶段。

人误食感染期虫卵后,在小肠内卵内幼虫自卵壳孵出,侵入肠壁小静脉或淋巴管,经门静脉系统到肝,再经下腔静脉、右心到肺,幼虫穿过肺毛细血管进入肺泡。在此,幼虫经过第2次及第3次蜕皮,停留约2周后幼虫沿细支气管、支气管、气管移行到咽部,被吞咽入食管,再经胃到小肠。在小肠内,幼虫进行第4次蜕皮后,逐渐发育为成虫。自食入感染期虫卵到雌虫产卵需60～75天。一条雌虫每天排卵约24万个,成虫在人体内存活时间通常为1年左右(图10-2)。

考点提示:蛔虫的生活史

三、致 病 性

(一)幼虫的致病性

幼虫在人体内移行过程中,由于机械损伤、分泌物、代谢产物的释放,可导致肺炎和超敏反应。患者可出现发热、咳嗽、哮喘、血痰以及血中嗜酸粒细胞比例增高等临床征象。重度感染时,可出现肺出血、肺水肿、支气管扩张及黏液分泌增加等,多在1～2周内自行消散,称肺蛔虫症或蛔蚴性肺炎。

考点提示:蛔虫幼虫的致病性

(二)成虫的致病性

蛔虫对人体的致病作用主要由成虫引起。

成虫寄生于人体小肠,由于掠夺营养、损伤肠黏膜,造成食物的消化和吸收障碍,导致营养不良。患者常有食欲缺乏、恶心、呕吐、腹泻或便秘,以及间歇性脐周疼痛等表现。重度感染的儿童,甚至可引起营养不良、发育障碍。

由于蛔虫变应原被吸收导致Ⅰ型超敏反应,患者也可出现荨麻疹、皮肤瘙痒、血管神经性水肿。

考点提示:蛔虫成虫的致病性

并发症:蛔虫有钻孔习性,当人体发热、胃肠病变、食入辛辣刺激性食物,以及不适当的驱虫治疗时,容易钻入开口于肠壁上的各种管道,如胆管、胰管、阑尾等,可分别引起胆道蛔虫症、蛔虫性胰腺炎、阑尾炎等。胆道蛔虫病是临床较为常见的并发症,主要症状是突发性右上腹绞痛,并向右肩、背部及下腹部放射。

肠梗阻也是常见的并发症之一,梗阻原因是由于大量成虫扭结成团,堵塞肠管。临床表现为脐周或右下腹突发间歇性疼痛,并有呕吐、腹胀等,在患者腹部可触及条索状移动团块。个别病人甚至出现蛔虫性肠穿孔,引起局限性或弥漫性腹膜炎。

考点提示:蛔虫常见的并发症

> **链接**
>
> **一人体内千条蛔虫**
>
> 国外曾报道1例2岁女孩因大量感染蛔虫而死亡。尸检发现回肠内有蛔虫团块,导致肠扭转和肠坏死,检获908条虫体。另据报道,台湾1个患者,男,11岁,经手术取出蛔虫1806条,虫重4kg。

四、寄生虫学检查

1. 虫卵检查 直接涂片法、沉淀集卵法、饱和盐水浮聚法。

由于蛔虫产卵量大,采用直接涂片法,查一张涂片的检出率为80%左右,查3张涂片阳性率可达95%。对直接涂片阴性者,也可采用沉淀集卵法或饱和盐水浮聚法,检出效果更好。

2. 成虫检查 粪便、呕吐物中检获或通过手术从肠道或其他部位取出成虫。对粪便中查不到虫卵,而临床表现疑似蛔虫病者,可用驱虫治疗性诊断。根据虫体的形态进行鉴别。

考点提示:蛔虫的常用检查方法

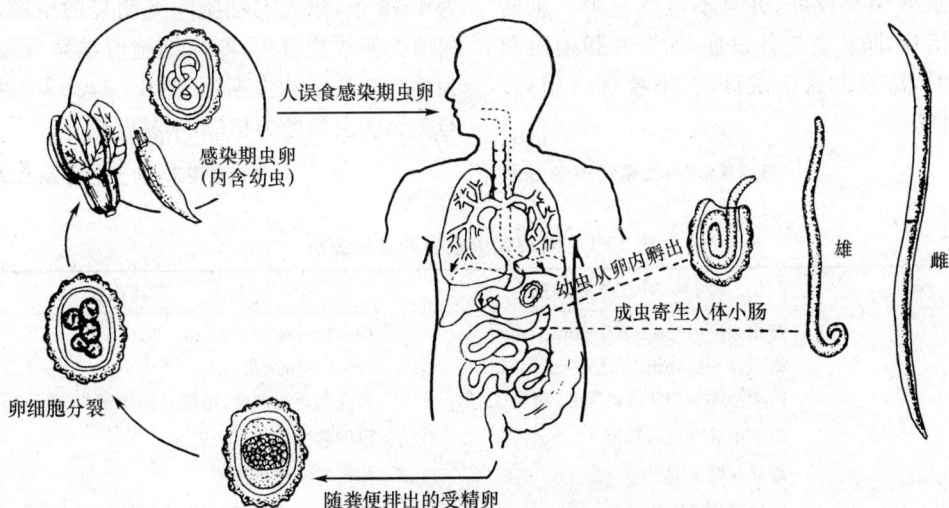

图10-2 蛔虫生活史示意图

五、流行特点

蛔虫病的分布呈世界性,尤其在温暖、潮湿和卫生条件差的地区,人群感染较为普遍。我国蛔虫感染率,农村高于城市,儿童高于成人。人群感染普遍的原因是:①蛔虫产卵量大;②生活史简单,蛔虫卵在外界环境中无需中间宿主而直接发育为感染期卵;③虫卵抵抗力强,在适宜的土壤可存活数月至 1 年,食醋、酱油或腌菜、泡菜的盐水,均不能将虫卵杀死;④个人饮食卫生习惯不良,如吃未洗净的瓜果、蔬菜、喝生水、玩泥土等均可误食虫卵;⑤粪便管理不当,使用未经无害化处理的粪便施肥,造成土壤、蔬菜的污染;⑥苍蝇、蟑螂,禽、畜机械性携带虫卵造成广泛性传播。

蛔虫的普遍感染与广泛流行,还与经济条件、生产方式、生活水平以及文化程度和卫生习惯等社会因素有密切关系。因此,发展经济、提高文化水平和养成良好的卫生习惯,就会使人群蛔虫的感染率大为降低。

考点提示:蛔虫病发病率高、分布广泛的原因

六、防治原则

1. 加强卫生宣传教育,普及卫生知识,注意饮食卫生和个人卫生,做到饭前、便后洗手,不生食未洗净的蔬菜及瓜果,不饮生水,防止食入蛔虫卵,减少感染机会。

2. 使用无害化人粪做肥料,防止粪便污染环境是切断蛔虫传播途径的重要措施。

3. 对患者和带虫者进行驱虫治疗,是控制传染源的重要措施。常用的驱虫药物有阿苯达唑(丙硫咪唑)、甲苯咪唑、左旋咪唑和枸橼酸哌嗪(商品名驱蛔灵)等,驱虫效果都较好,并且不良反应少。患病之后要尽早治疗,防止发生并发症,如合并肠梗阻和胆道蛔虫症时,应及时送医院诊治,不要自行用药,以免贻误病情。

考点提示:蛔虫病的防治原则

第2节 钩 虫

我国寄生人体的钩虫,有十二指肠钩口线虫(简称十二指肠钩虫)和美洲板口线虫(简称美洲钩虫)。成虫寄生于人体小肠上段,引起钩虫病,是我国五大寄生虫病之一。在寄生人体消化道的线虫中,钩虫的危害性最严重,在我国,钩虫病仍是严重危害人民健康的寄生虫病之一。

一、形 态

(一) 成虫

虫体细长,1cm 左右,半透明,活时肉红色,死后呈灰白色。虫体前端较细,顶端有一发达的口囊,由坚韧的角质构成。因虫体前端向背面仰曲,形成钩状的体态而得名。十二指肠钩虫的口囊呈扁椭圆形,其腹侧缘有钩齿 2 对;美洲钩虫口囊呈椭圆形,其腹侧前缘有板齿 1 对。齿根部有头腺开口,分泌抗凝物质,具有抗凝血酶原作用,阻止宿主肠壁伤口的血液凝固,有利于钩虫的吸血。

雄虫末端膨大,为角皮延伸形成的膜质交合伞,由肌肉性辐肋支撑。雄虫有一对交合刺。雌虫比雄虫略大,末端呈圆锥形。

十二指肠钩虫和美洲钩虫的成虫可依据虫体的体态、口囊、交合刺形状来鉴别(表 10-1)。

考点提示:两种钩虫成虫的区别

(二) 虫卵

椭圆形,卵壳薄,无色透明。大小约为(56～76)μm×(36～40)μm,随粪便排出时,卵内细胞多为 4～8 个,卵壳与细胞间有明显的空隙。若患者便秘或粪便放置过久,卵内细胞可继续分裂为多个,成为桑葚期甚至幼虫期(彩图 10-4)。十二指肠钩虫卵与美洲钩虫卵极为相似,不易区别。

考点提示:钩虫卵与蛔虫卵的区别要点

表 10-1　两种钩虫成虫的鉴别要点

鉴别要点	十二指肠钩虫	美洲钩虫
大小	雌虫(10～13)mm×0.6mm, 雄虫(8～11)mm×(0.4～0.5)mm	(9～11)mm×0.4mm (7～9)mm×0.3mm
体形	前端与尾端均向背面弯曲,略呈"C"形	前端向背面仰曲,尾端向腹面弯曲,略呈"S"形
口囊	腹侧前缘有两对钩齿	腹侧前缘有一对板齿
交合伞	撑开时略呈圆形	撑开时略呈扁圆形
交合刺	两根交合刺末端分开	两根交合刺末端合并,呈倒钩状

二、生　活　史

两种钩虫的生活史基本相同。

成虫寄生于人体小肠上段,借口囊内的钩齿或板齿咬附在肠黏膜上,以血液、组织液、肠黏膜为食。雌雄虫交配后,雌虫产卵,卵随粪便排出体外,在温暖、潮湿、荫蔽、富含氧气的疏松土壤中,约24h内第一期杆状蚴即可破壳孵出。经48h,发育为第二期杆状蚴。再经5～6天后,发育为丝状蚴,丝状蚴是钩虫的感染阶段。丝状蚴有明显的向温性,与人体皮肤接触并受到体温的刺激,活动力显著增强,经毛囊、汗腺口或皮肤破损处主动钻入皮下,进入小静脉或淋巴管,随血流经右心至肺,穿出毛细血管进入肺泡。此后,幼虫沿肺泡并借助细支气管、支气管上皮细胞纤毛摆动向上移行至咽部,随吞咽运动经食管、胃到达小肠,在小肠内发育为成虫。自丝状蚴钻入皮肤至成虫产卵,一般需5～7周。每条十二指肠钩虫日产卵为10 000～30 000个,美洲钩虫为5000～10 000个。成虫在人体内一般可存活3年左右,有报道十二指肠钩虫可活7年,美洲钩虫可活15年之久(图10-3)。

考点提示:钩虫的生活史

链接

钩虫感染方式多

钩虫除主要通过皮肤感染人体外,也存在经口感染的可能性,尤以十二指肠钩虫多见。被吞食而未被胃酸杀死的丝状蚴,有可能直接在小肠内发育为成虫。若自口腔或食管黏膜侵入血管的丝状蚴,仍需循皮肤感染的途径移行。婴儿感染钩虫则主要是因为使用了被钩蚴污染的尿布,或因穿"土裤子",或睡沙袋等方式。此外,国内已有多例出生10～12天的新生儿即发病的报道,可能是由于母体内的钩蚴经胎盘侵入胎儿体内所致。有学者曾从产妇乳汁中检获美洲钩虫丝状蚴,说明通过母乳也有可能受到感染。导致婴儿严重感染的多是十二指肠钩虫。

有学者曾用十二指肠钩虫丝状蚴人工感染兔、小牛、小羊、猪等动物,经26～34天后,在其肌肉内均能查出活的同期幼虫。提示某些动物可作为十二指肠钩虫的转续宿主。人若生食这种肉类,也有受到感染的可能性。

三、致　病　性

两种钩虫的致病作用相似。十二指肠钩虫较美洲钩虫对人体的危害更大。

(一) 幼虫的致病性

1. 钩蚴性皮炎　俗称"粪毒"或"着土痒"。丝状蚴侵入皮肤后,短时间内局部出现烧灼和奇痒感,随之出现充血斑点或丘疹,1～2天内形成水疱,抓破后可有浅黄色液体流出。若继发细菌感染则形成脓疱,最后经结痂、脱皮而愈。皮炎部位多见于与泥土接触的足趾、手指间等皮肤较薄处,也可见于手、足的背部。

2. 钩蚴性肺炎　钩蚴移行至肺,穿破微血管进入肺泡时,可引起局部出血及炎症。患者可出现咳

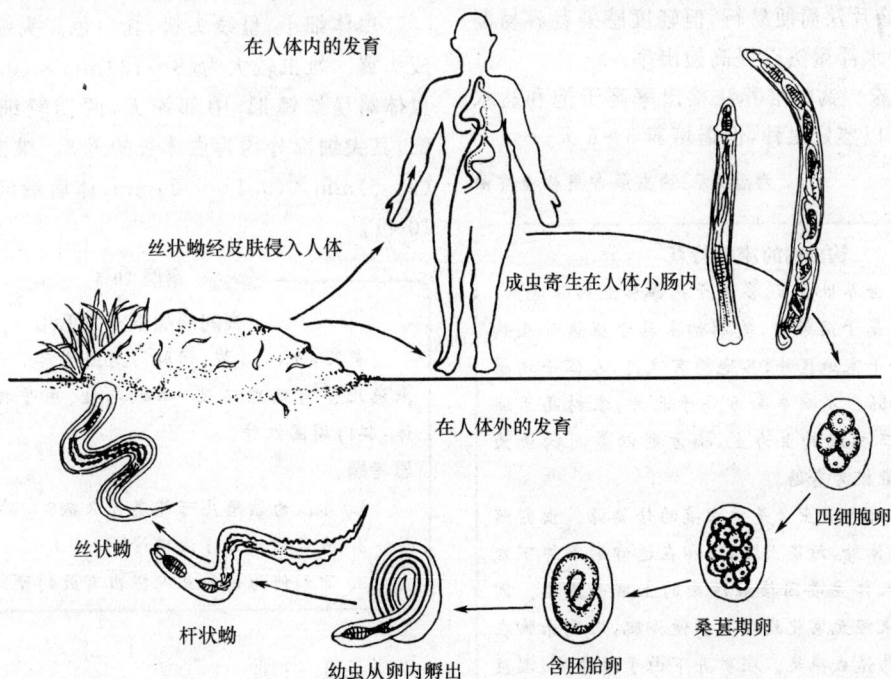

在人体内的发育

丝状蚴经皮肤侵入人体

成虫寄生在人体小肠内

在人体外的发育

四细胞卵

桑葚期卵

含胚胎卵

幼虫从卵内孵出

杆状蚴

丝状蚴

图10-3　钩虫生活史示意图

嗽、咳痰、痰中带血等症状,并常伴有畏寒、发热等全身症状,可自愈。

考点提示:钩虫幼虫的致病性

(二) 成虫的致病性

1. 贫血　钩虫对人体的危害主要是贫血。由于钩虫咬附肠壁吸食血液、头腺分泌抗凝物质使咬附部位不断渗血、虫体经常更换咬附部位以及虫体活动造成肠壁损伤均可导致血液流失,铁和蛋白质不断消耗,导致低色素小细胞型贫血。患者出现皮肤蜡黄、黏膜苍白、眩晕、乏力,严重者出现贫血性心脏病;患者肌肉松弛,反应迟钝,最后完全丧失劳动能力。妇女则可引起停经、流产等。

2. 消化道病变及症状　成虫以口囊咬附肠黏膜,可造成散在性出血点及小溃疡,患者初期表现为上腹部不适及隐痛,继而可出现恶心、呕吐、腹泻等症状,食欲多显著增加,而体重却逐渐减轻。

3. 异嗜症　有少数患者出现喜食生米、生豆,甚至泥土、煤渣、破布等异常表现,称为"异嗜症"。

4. 婴儿钩虫病　最常见的症状为解柏油样黑便、腹泻、食欲减退等。病死率较高,应引起高度重视。

考点提示:钩虫成虫的致病性

四、寄生虫学检查

检出钩虫卵或孵化出钩蚴是确诊的依据。

1. 虫卵检查　采用粪便直接涂片法和饱和盐水浮聚法。直接涂片法简便易行,但轻度感染者容易漏诊,常用饱和盐水浮聚法以提高检出率。

2. 钩蚴培养　钩蚴培养法检出率高于饱和盐水浮聚法,并且可以鉴定虫种,但需培养5~6天。

考点提示:钩虫病常用检查方法

链接

钩虫病的流行特点

钩虫病呈世界性分布,多见于热带和亚热带地区。十二指肠钩虫属于温带型,美洲钩虫属于亚热带及热带型。我国除干寒地区外,各地均有流行,人体平均感染率为17.16%。发病率南方高于北方,农村高于城市,北方以十二指肠钩虫为主,南方则以美洲钩虫为主,但混合感染极为普遍。

钩虫病患者和带虫者是钩虫病的传染源。虫卵随宿主粪便排出体外,污染土壤,虫卵在适宜的条件下发育为丝状蚴,人体主要因接触污染的土壤而感染。因此在夏季,用未经无害化处理的粪便施肥,农民赤脚在田间耕作,容易造成感染。在矿井下由于温度高、湿度大,有利于钩虫的传播,矿工易感染。

五、防治原则

1. 治疗患者、控制传染源是预防钩虫病传播的重要环节,在流行区应定期开展普查普治。常用驱虫药物有:甲苯咪唑、左旋咪唑、阿苯达唑、噻苯唑等药,除对成虫有杀灭驱虫作用外,对虫卵及幼虫亦有抑制发育或杀灭作用。用噻苯唑配制15%软膏局部涂敷,可治疗钩蚴性皮炎,若同时辅以透热疗法,效果更佳。

2. 加强粪便管理及无害化处理,是切断钩虫传播途径的重要措施。

3. 加强个人防护可防止感染,改善劳作方式,提倡使用简单的工具,减少皮肤接触泥土的机会,耕作时提倡穿鞋下地,手、足皮肤涂抹1.5%左旋咪唑硼酸酒精液或15%噻苯唑软膏,对预防感染有一定作用。

考点提示:钩虫病的防治原则

第3节　蠕形住肠线虫

蠕形住肠线虫又称蛲虫,儿童感染较为普遍,主要寄生于人体小肠末端、盲肠和结肠,可引起蛲虫病。

一、形　　态

(一) 成虫

虫体细小,呈线头状,乳白色。头端角皮膨大,形成头翼。雌虫较大为(8~13)mm×(0.3~0.5)mm,虫体略呈纺锤形,中部膨大,两端较细,尾端直而尖细,其尖细部分约为虫体长的1/3。雄虫微小,大小为(2~5)mm×(0.1~0.2)mm,体后端向腹面卷曲(图10-4)。

案例10-1

夜间烦躁不安的患儿

患儿,女,4.5岁,因肛门周围瘙痒7天来就诊,1周来患儿伴有烦躁不安、睡眠不佳、用手抓挠肛门。查体:肛门周围红肿。

思考题:

1. 你认为该患儿可能患什么病?

2. 应采取什么方法确诊?

3. 你如何为她的家人提出有效的预防方法?

(二) 虫卵

蛲虫卵大小为(50~60)μm×(20~30)μm,卵壳

较厚,无色透明,呈不规则椭圆形,一侧较平,一侧稍凸,呈柿核形。虫卵自虫体排出时,卵壳内细胞多已发育至蝌蚪期胚,数小时后发育为卷曲的幼虫(图10-4、彩图10-5)。

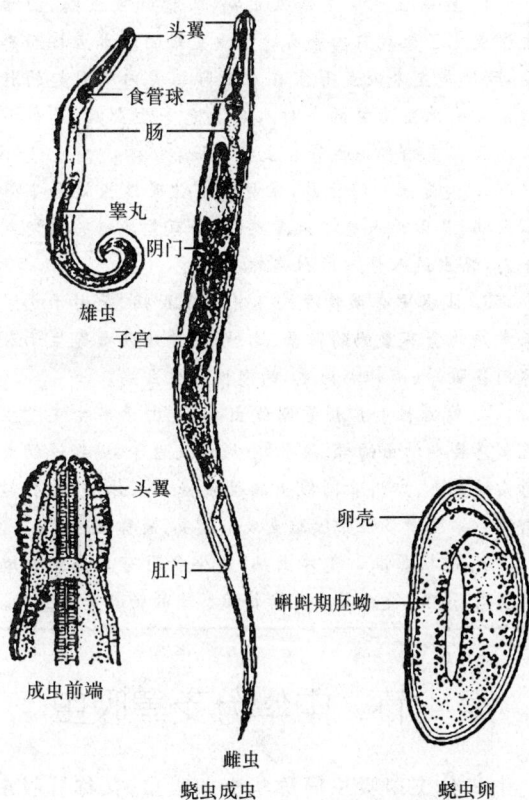

图 10-4　蛲虫成虫和虫卵模式图

二、生 活 史

成虫寄生于人体的回盲部,虫体借助头翼、唇瓣的作用,附着在肠黏膜上,以肠内容物、组织或血液为食。雌、雄虫交配后,雄虫死亡。雌虫子宫内充满虫卵,脱离肠壁向肠腔下段移行。在肠内低氧压环境中,虫卵一般不被产出或仅少量被产出。当人睡眠后,肛门括约肌松弛时,雌虫移行到肛门外,因受温度和湿度的改变及氧的刺激,开始大量排卵,虫卵被黏附在肛周皮肤上。排卵后的雌虫多干枯死亡,但少数雌虫可由肛门蠕动移行返回肠腔。若进入阴道、尿道等部位,可导致异位寄生。

黏附在肛门周围的虫卵,因温度、湿度适宜,氧气充足,约经 6h,卵壳内幼虫发育成熟,即为感染期卵。感染期卵通过污染的手指或食物经口进入人体,在小肠内孵出幼虫,幼虫沿小肠下行途中经蜕皮发育为成虫。自吞食感染期虫卵至雌虫产卵约需 2～6 周。雌虫寿命一般 2～4 周(图 10-5)。

考点提示:蛲虫的生活史

三、致 病 性

雌虫的产卵活动所引起的肛门及会阴部皮肤瘙痒及继发性炎症,是蛲虫病的主要症状。患者常有烦躁不安、失眠、食欲减退、夜惊等表现,长期反复感染,会影响儿童的健康成长。

虫体附着局部肠黏膜的轻度损伤,一般不表现明显症状。若有异位寄生时,则可导致严重后果。较为常见的是由于雌虫侵入阴道后而引起的阴道炎、子宫内膜炎和输卵管炎等。

考点提示:蛲虫的致病性

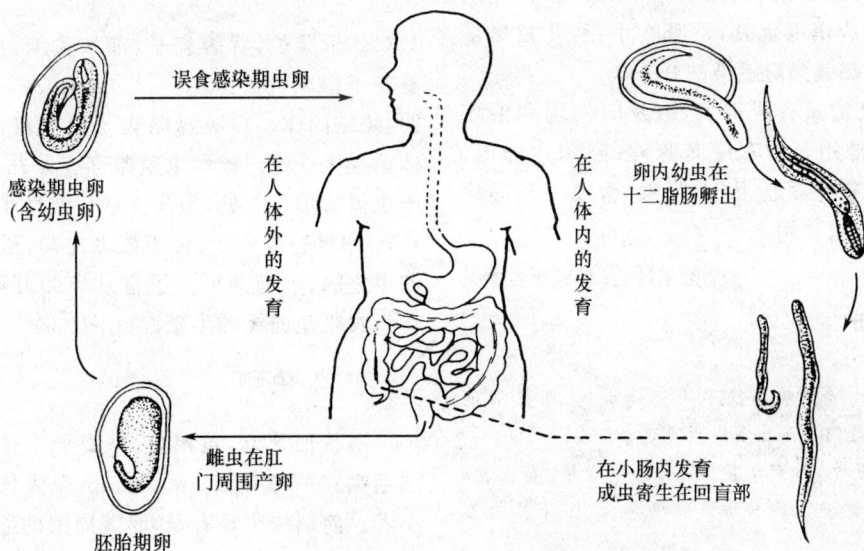

图 10-5　蛲虫生活史示意图

四、寄生虫学检查

1. 虫卵检查　因蛲虫雌虫夜间在肛门周围产卵,常采用透明胶纸法或棉拭子法,于清晨解便前或洗澡前检查肛周。此法操作简便,检出率高。若首次检查阴性,可连续检查2～3天。

2. 成虫检查　患儿熟睡后在肛门周围检获成虫可确诊。

考点提示:蛲虫卵和成虫的检查方法

链接

蛲虫病的流行特点

蛲虫病是一种常见的人体寄生虫病,呈世界性分布。我国各地人体感染较为普遍。一般具有城市高于农村、儿童高于成人、在托幼机构生活的儿童感染率更高的特点。常在家庭和幼儿园、小学等儿童集居的群体中传播。

患者和带虫者是唯一的传染源,感染方式主要是通过肛门—手—口的直接感染和人群的间接接触感染。蛲虫卵的抵抗力较强,在室内一般可存活3周左右。因此,在幼儿园的教室、寝室内和玩具、地面、衣被上均可查到蛲虫卵。此外,在儿童的指甲垢中亦可查见虫卵,这是造成相互感染和自身感染的重要途径,也是反复感染的原因。尘土中的虫卵被吸入咽部再吞入消化道也可感染。

五、防治原则

1. 加强卫生宣传教育,讲究公共卫生、家庭卫生和个人卫生,做到饭前洗手、勤剪指甲、勤洗澡,定期烫洗被褥和清洗或消毒玩具,不吸吮手指,儿童尽早穿满档裤。这些都是预防感染的好办法。

2. 对托幼机构进行普查普治,及时发现和治疗患者和带虫者,常用药物有甲苯咪唑、阿苯达唑等。使用蛲虫膏、2%氧化氨基汞(白降汞)膏或甲紫等涂于肛周,有止痒杀虫作用。

考点提示:蛲虫病的防治原则

案例 10-1 讨论分析

1. 蛲虫病。

2. 采用透明胶纸法或棉拭子法查蛲虫卵,阳性可确诊;患儿熟睡后在肛门周围检获成虫可确诊。

3. 注意个人卫生,做到饭前洗手、勤剪指甲、勤洗澡、勤换洗内裤,定期烫洗被褥和清洗或消毒玩具,不抓挠肛门,不吸吮手指。

链接

食源性寄生虫病

食源性寄生虫病是指因生食或半生食含有感染期寄生虫的食物而感染的寄生虫病。可分为以下几种。

1. 鱼源性　华支睾吸虫病,又称肝吸虫病,由于生食或吃了未煮熟的含有肝吸虫囊蚴的淡水鱼虾而感染,致使华支睾吸虫寄生在人的肝胆管内所引起的肝胆系统的病变为主的一种人兽共患寄生虫病,是当前我国最严重的食源性寄生虫病之一。

2. 肉源性　绦虫病,常见的有猪带绦虫病和牛带绦虫病,是由于人吃了未煮熟的、含有囊尾蚴的猪肉或牛肉,绦虫进入体内所引起的疾病。

3. 淡水甲壳动物源性　并殖吸虫病,是由于吃了未煮熟的含有囊蚴的溪蟹、蝲蛄,使并殖吸虫寄生于人体内各脏器(以肺部为主)的慢性寄生虫病。

4. 螺源性　广州管圆线虫病,是由于半生吃或生吃含感染期幼虫的螺、淡水虾、蟾蜍及蛙等,喝经过幼虫感染的生水,广州管圆线虫的幼虫侵入人体脑部,引起嗜酸粒细胞增多性脑膜脑炎或脑膜炎,简称“酸脑”。

5. 植物源性　姜片虫病,是生食附有姜片虫囊蚴的菱角、荸荠、茭白等水生食物而感染的肠道寄生虫病。

第4节　中华分支睾吸虫

中华分支睾吸虫简称华支睾吸虫,又称肝吸虫。成虫寄生于人或猫、犬等哺乳动物的肝胆管内,引起华支睾吸虫病,又称肝吸虫病。

一、形　态

(一) 成虫

体形狭长,背腹扁平,前端尖细,后端略钝,形似葵花子仁状,大小(10～25)mm×(3～5)mm,半透明,雌雄同体。口吸盘略大于腹吸盘,腹吸盘位于虫体前端1/5处。雄性生殖器官有睾丸1对,前后排列于虫体后端1/3处,呈分支状。雌性生殖器官有卵巢1个,卵巢边缘分叶,位于睾丸之前,受精囊在睾丸和卵巢之间,呈椭圆形。子宫从卵膜开始盘绕而上,开口于腹吸盘前缘的生殖腔(图10-6)。

(二) 虫卵

形状似芝麻,黄褐色,从粪便中排出时内有成熟的毛蚴。平均为29μm×17μm,是人体寄生虫卵中最小者。前端较窄且有盖,卵盖周围的卵壳增厚形成肩峰,另一端有小疣状突起(图10-6、彩图10-6)。

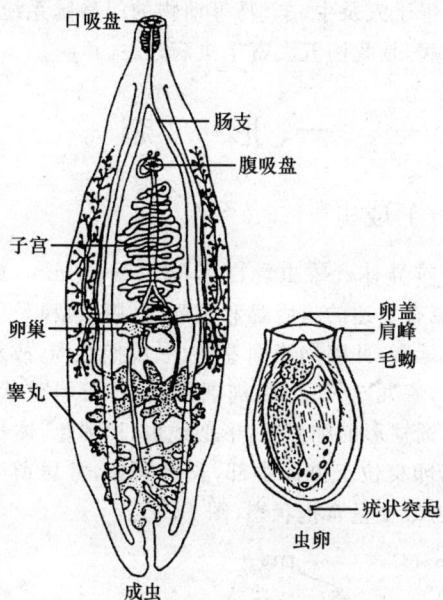

图 10-6 华支睾吸虫成虫和虫卵结构模式图

囊蚴。囊蚴是肝吸虫的感染阶段。终宿主和保虫宿主食入含有活囊蚴的鱼、虾而感染。囊蚴在十二指肠内脱囊。脱囊后的幼虫沿胆汁流动的逆方向移行,经胆总管至肝胆管,发育为成虫。自食入囊蚴到发育为成虫产卵,约需 1 个月,成虫在人体的寿命一般为 20～30 年(图 10-7)。

考点提示:华支睾吸虫的生活史

二、生 活 史

成虫寄生于人或猫、犬等哺乳动物的肝胆管内。虫卵随胆汁进入消化道,并随粪便排出体外,进入水中被第一中间宿主淡水螺(彩图 10-7)吞食后,在螺体消化道孵出毛蚴,毛蚴经胞蚴、雷蚴等无性生殖阶段,形成许多尾蚴。成熟的尾蚴从螺体逸出入水,遇到第二中间宿主淡水鱼、虾,则侵入其肌肉等组织发育为

三、致 病 性

成虫寄生在人体肝胆管中,其分泌物、代谢产物和虫体活动对胆管壁的机械刺激,引起胆管上皮细胞脱落、增生、管壁变厚、管腔狭窄,胆汁淤积,导致肝吸虫病。患者出现上腹不适、食欲减退、厌油腻、腹痛、腹泻、肝大等消化道症状和阻塞性黄疸,个别出现脾大。如继发细菌感染,可发生胆管炎、胆囊炎。虫卵、死亡的虫体及其碎片和脱落的胆管上皮细胞,可构成结石的核心,引起胆石症。晚期患者可有大量的结缔组织增生,出现肝硬化。有报道原发性肝癌和胆管上皮癌的发生与肝吸虫感染有关。

考点提示:肝吸虫的致病性

四、寄生虫学检查

1. 病原检查 检获虫卵是确诊的主要依据。但

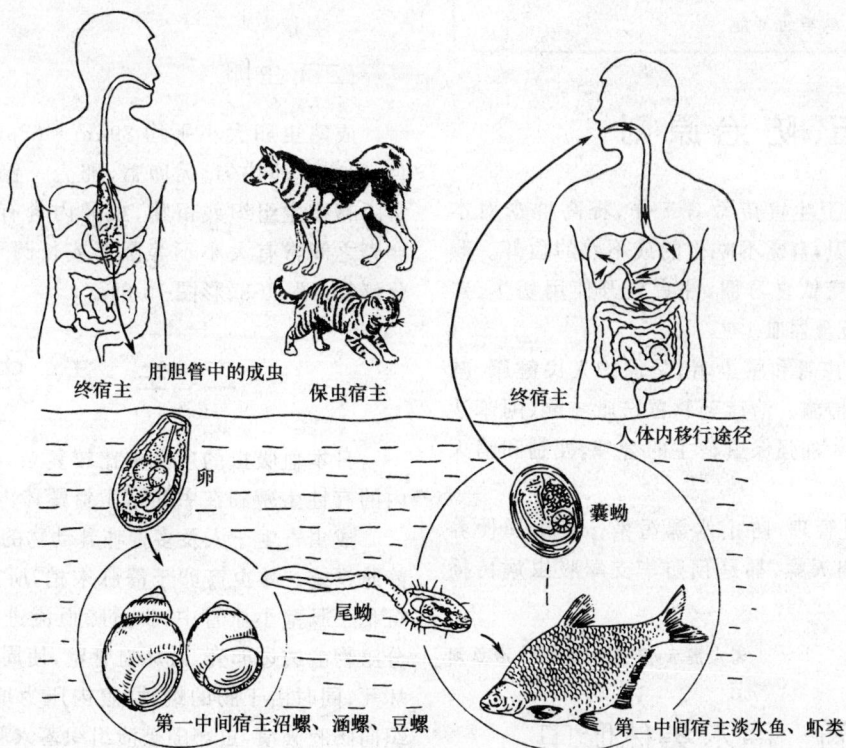

图 10-7 华支睾吸虫生活史示意图

因虫卵小,粪便直接涂片法易于漏检,故多采用各种集卵法。必要时取十二指肠引流液直接涂片检查,检出率高,但患者痛苦,不宜常用。

2. 免疫诊断　皮内试验、间接血凝试验、对流免疫电泳试验、酶联免疫吸附试验、间接荧光抗体试验等用于华支睾吸虫病的辅助诊断,现作为流行病学调查初筛之用。

考点提示:肝吸虫的检查方法

链接

华支睾吸虫病的流行特点

华支睾吸虫主要分布于亚洲。我国除青海、甘肃、宁夏、新疆、内蒙古、西藏等尚无报道外,已有 24 个省、市、自治区有不同程度流行。而保虫宿主动物感染的地区范围更广,感染率与感染度多比人体感染高,对人群的感染具有潜在的威胁。

传染源是患者、带虫者及保虫宿主。由于粪便管理不善,如有的地方把厕所建在鱼塘边上,或用粪便作为鱼饲料,增加了虫卵入水的机会。第一中间宿主和第二中间宿主在同一水域,有利于肝吸虫的发育和传播。

华支睾吸虫病在一个地区流行的关键因素是当地人群有生吃或吃未煮熟的鱼肉的习惯。在广东主要通过吃"鱼生"、"鱼生粥"或烫鱼片而感染;在东北地区,特别是朝鲜族居民主要是通过生鱼佐酒吃而感染;此外北京、山东、河北、四川等地多以从河沟、池塘捉鱼烧吃或烤吃而感染;抓鱼后不洗手也是感染的原因;使用切过生鱼的刀及砧板切熟食物品,用盛过生鱼的器皿盛熟食也有使人感染的可能。

五、防治原则

1. 大力做好卫生宣传教育工作,提高群众对本病传播途径的认识,自觉不吃生的或不熟的鱼虾。改进烹调方法和改变饮食习惯,注意分开使用切生、熟食物的菜刀、砧板及器皿。

2. 积极治疗患者和感染者,是保护人民健康、减少传染源的积极措施。治疗药物首选吡喹酮,阿苯达唑也为常用药物。加强保虫宿主的管理,控制和消灭传染源。

3. 加强粪便管理,防止水源污染。禁用粪便养鱼,治理鱼塘定期灭螺,都是预防华支睾吸虫病传播的重要措施。

考点提示:肝吸虫病的防治原则

第5节　日本裂体吸虫

日本裂体吸虫又称日本血吸虫,简称为血吸虫。

成虫寄生于人及牛、羊、马等动物的门静脉系统,引起血吸虫病,是我国五大寄生虫病之一。

一、形　　态

(一) 成虫

雌雄异体。雄虫乳白色,长 12～20mm,虫体扁平,前端有发达的口吸盘和腹吸盘,腹吸盘以下,虫体向两侧延展,并略向腹面卷曲,形成抱雌沟,故外观呈圆筒状,睾丸 5～7 个为椭圆形,呈单行串珠状排列。雌虫呈圆柱形前细后粗,形似线虫,黑褐色,体长 20～25mm,卵巢位于虫体中部,长椭圆形,常居留于抱雌沟内,与雄虫呈合抱状态(图 10-8)。

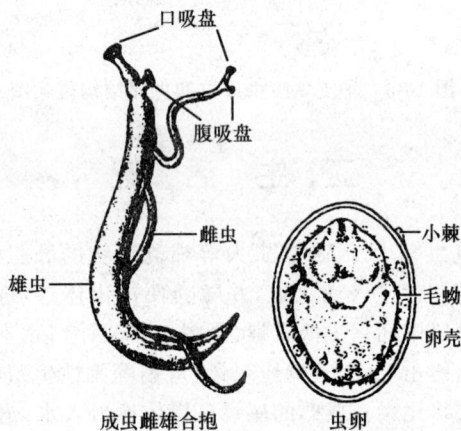

图 10-8　日本血吸虫成虫和虫卵结构模式图

(二) 虫卵

成熟虫卵大小平均 $89\mu m \times 67\mu m$,椭圆形,淡黄色,卵壳厚薄均匀,无卵盖,卵壳一侧有一小棘,表面常附有宿主组织残留物,虫卵内含有一毛蚴,毛蚴与卵壳之间常有大小不等圆形或长圆形油滴状的头腺分泌物(图 10-8、彩图 10-8)。

二、生　活　史

日本血吸虫的生活史比较复杂,包括在终宿主体内的有性生殖和在中间宿主钉螺体内的无性生殖。

成虫寄生于人及多种哺乳动物的门静脉—肠系膜静脉系统。雌虫产卵于静脉末梢,所产的虫卵大部分沉积于肠壁小血管中,少量随血流进入肝。由于毛蚴分泌物能透过卵壳,破坏血管壁,使周围组织发生炎症坏死;同时由于肠的蠕动、腹内压力增加,致使坏死组织向肠腔破溃,虫卵随破溃组织落入肠腔,随粪便排出体外。不能排出的虫卵沉积在局部组织中,逐渐死亡、钙化。虫卵随粪便污染水体,在适宜条件下,毛蚴从卵

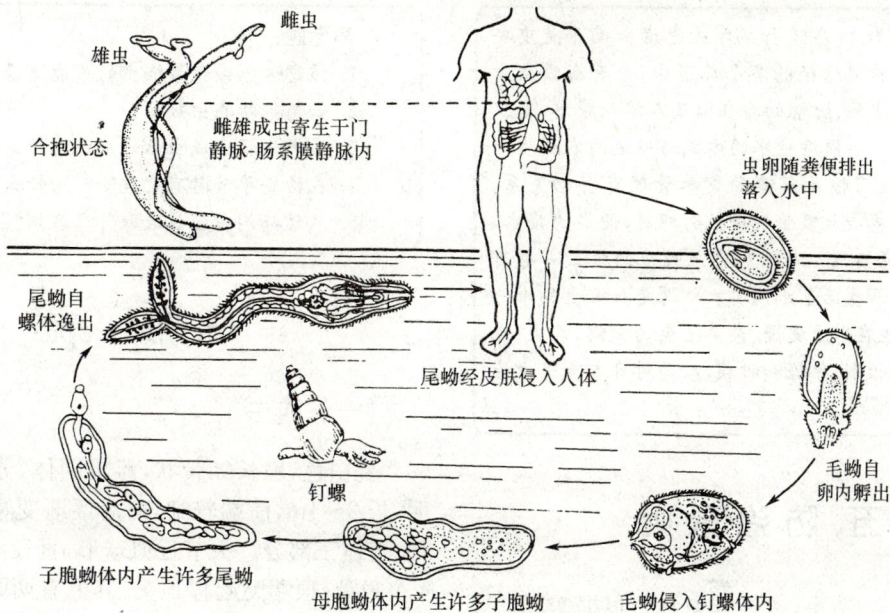

图10-9 日本血吸虫生活史示意图

内孵出,侵入钉螺(彩图10-9)体内,经母胞蚴、子胞蚴分批形成许多尾蚴。一个毛蚴钻入钉螺体内,经无性繁殖,产生数以千万计的尾蚴。分批成熟的尾蚴陆续逸出钉螺,分布在水的表层,与人或动物接触后,侵入皮肤,脱去尾部,发育为童虫。童虫进入小静脉或淋巴管,随血流或淋巴液经右心、肺、左心到达全身。大部分童虫顺血流入肝内门脉系统分支,发育成熟开始合抱,并移行到门脉—肠系膜静脉寄居产卵。自尾蚴侵入宿主至成虫成熟并开始产卵约需24天,日本血吸虫成虫平均寿命约4.5年,最长可活40年之久(图10-9)。

考点提示:血吸虫的生活史

三、致病性

血吸虫的尾蚴、童虫、成虫和虫卵均有致病作用。

尾蚴穿过皮肤可引起尾蚴性皮炎,局部出现丘疹、红斑和瘙痒,是一种超敏反应。童虫在移行过程中,表现为血管炎,特别是肺血管炎。成虫一般无明显致病作用,少数可引起轻微的机械性损害,如静脉内膜炎和静脉周围炎。

虫卵是血吸虫的主要致病虫期。虫卵沉着在宿主的肝及肠壁血管内,其分泌的可溶性虫卵抗原,透过卵壳微孔缓慢释放,刺激致敏的T细胞产生各种淋巴因子,诱发Ⅳ型超敏反应,形成以虫卵为中心的肉芽肿(又称虫卵结节),肉芽肿逐渐发生纤维化,形成瘢痕组织,是血吸虫病的主要病变。急性期患者表现为发热、腹痛、腹泻、肝脾大、黏液血便等,称急性血吸虫病;慢性期临床症状不明显,也可能不定期处于亚临床状态,表现

间歇性腹泻、便中带有黏液及脓血、肝脾大、贫血和消瘦等称慢性血吸虫病。晚期患者出现肝硬化、门静脉高压、巨脾、腹水和食管静脉曲张等,称晚期血吸虫病,晚期患者可并发上消化道出血,肝性昏迷等严重并发症而致死。儿童重度感染可影响发育而致侏儒症。

考点提示:血吸虫虫卵的致病性

四、寄生虫学检查

1. 直接涂片法 黏液血便直接检获虫卵,适宜急性期患者。

2. 毛蚴孵化法 水洗沉淀毛蚴孵化法检出率高。

3. 直肠黏膜活体组织检查虫卵 适用于慢性期患者。

4. 免疫学检查 常用方法有皮内试验、环卵沉淀试验、间接血凝试验、酶联免疫吸附试验等。用于流行病学调查和血吸虫病的辅助诊断。

考点提示:血吸虫的检查方法

链接

日本血吸虫病的流行特点

日本血吸虫病流行于东南亚。我国流行于长江流域及其以南的地区,包括湖北、湖南、江西、安徽、江苏、云南、四川、浙江、广东、广西、上海、福建等,危害十分严重。几十年来,党和政府非常关心流行区人民的身体健康,组织大规模的防治和研究工作,多数地区达到消灭和基本消灭血吸虫病的标准。

日本血吸虫病是人兽共患寄生虫病,除终宿主人外,保虫宿主种类多,包括多种家畜和野生动物,使得

防治工作难度加大,在流行病学上患者和病牛是重要的传染源。在传播途径的各个环节中,含有血吸虫虫卵的粪便污染水源、钉螺的存在以及人接触疫水,是三个重要的环节。粪便污染水的方式与当地的农业生产方式、居民生活习惯及家畜的饲养管理有密切关系。当水体中存在感染血吸虫的阳性钉螺时,便成为疫水,对人、畜具有感染性。人体感染血吸虫的方式一般可分为生产下水和生活下水两类。钉螺是血吸虫的唯一中间宿主,孳生在水流缓慢、杂草丛生的湖沼、沟渠、池塘。不论何种性别、年龄和种族,人类对日本血吸虫皆有易感性。

五、防治原则

1. 查治患者、病牛,消灭传染源 根据实际情况采用综合查病方法。耕牛是重要的保虫宿主,在防治中不可忽视。吡喹酮是一种安全、有效、使用方便的治疗药物。

2. 控制和消灭钉螺,控制传播途径 搞好农田水利建设,改造环境,改变钉螺的孳生地,采用综合治理的办法,从控制钉螺到减少钉螺密度,最后消灭钉螺。

3. 加强粪便管理,搞好个人防护 管好人、畜粪便,防止污染水体。要加强宣传教育,搞好个人防护,尽量避免接触疫水。

考点提示:血吸虫病的防治原则

第6节 链状带绦虫

链状带绦虫也称猪肉绦虫、猪带绦虫或有钩绦虫,是我国主要的人体寄生绦虫。成虫寄生于人的小肠,引起猪带绦虫病。幼虫称猪囊尾蚴,寄生于人或猪的肌肉等组织,引起囊尾蚴病,亦称囊虫病。

案例 10-2
粪便中的"宽面条"

患者,男,17岁,学生,自述大便中发现乳白色、宽面条样东西,似多节相连。该患者自粪便中取出白色节片后来医院就诊。患者喜食"云南过桥米线",几个月前和同学同去云南旅游,在傣族旅游区曾吃过肉糜样猪肉菜品。粪便检查:见有带绦虫卵,对粪便中白色节片检查后,发现节片两侧呈分枝状。诊断:猪带绦虫感染。治疗:经吡喹酮治疗,驱出大量大小不等白色节片。

思考题:
1. 该患者感染猪带绦虫的可能途径有哪些?
2. 如何判断驱虫疗效?
3. 该患者驱出成虫后还应注意什么问题?
4. 在检查孕节时有无危险?为什么?
5. 从该病例中应该汲取什么教训?

一、形 态

(一) 成虫

乳白色,扁长如带状,雌雄同体,分节,节片略透明,长2~4m,前端较细,向后逐渐变宽。分头节、颈部、链体三部分。头节近似球形,直径0.6~1mm,有4个吸盘,顶端突起称顶突,其上有两圈小钩25~50个。颈部纤细,直径仅约头节之一半,长5~10mm,有很强的再生能力。链体由700~1000个节片构成,近颈部的为未成熟节片(简称幼节),节片呈短而宽的长方形,内部生殖器官尚未发育成熟;中部的为成熟节片(简称成节),近方形,内部有雌、雄生殖器官各一套,睾丸150~200个,卵巢在节片后1/3的中央,分为三叶,子宫在节片中央,为一细盲管;末端的为妊娠节片(简称孕节),为长大于宽的长方形,内有极度扩张的子宫,子宫内充满虫卵,子宫向两侧分支,每侧有7~13支,每一支又继续分支,呈不规则的树枝状。每一孕节中约含4万个虫卵。每一节片的侧面有一生殖孔,略突,规则地分布于链体两侧(图10-10)。

考点提示:猪带绦虫成虫的形态特征

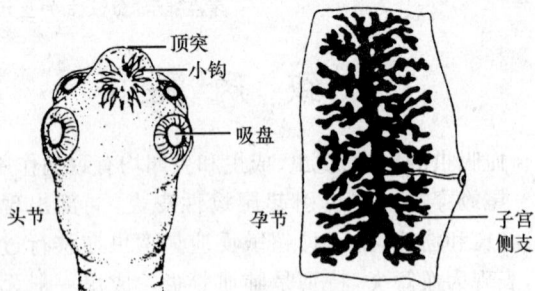

图 10-10 猪带绦虫头节和孕节结构图

(二) 虫卵

呈球形或近似球形,直径31~43μm。卵壳很薄,内为胚膜,在虫卵自孕节散出后,卵壳多已脱落,称不完整卵。胚膜较厚,棕黄色,由许多棱柱体组成,在光学显微镜下呈放射状的条纹。胚膜内含六钩蚴(图10-11、彩图10-10)。

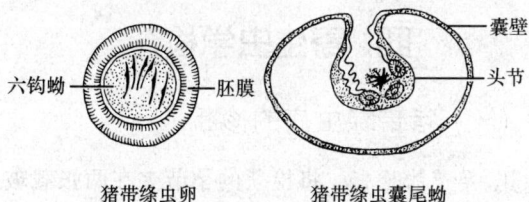

图 10-11 猪带绦虫卵和囊尾蚴结构模式图

（三）猪囊尾蚴

猪囊尾蚴又称猪囊虫，椭圆形，为白色半透明的囊状物，囊内充满透明的囊液，大小 5mm×（8～10）mm。囊壁较薄，内为凹入囊内的头节，呈乳白色，其形态结构和成虫相同（图 10-11）。

二、生 活 史

人是猪带绦虫的唯一终宿主，猪是中间宿主。人也可以作为中间宿主。

成虫寄生于人的小肠上段，以头节上的小钩和吸盘固着于肠壁。孕节常数节相连从链体脱落，或孕节因受挤压破裂而使虫卵散出于肠腔，从粪便排出的虫卵或孕节被猪吞食，在小肠内经消化液作用胚膜破裂，六钩蚴逸出，钻入小肠壁，经血循环或淋巴系统而到达宿主身体各处。在寄生部位，经 2～3 个月，虫体逐渐长大，中间细胞溶解形成空腔，充满液体，猪囊尾蚴发育成熟。猪囊尾蚴在猪体内寄生的部位为运动

较多的肌肉，以股内侧肌多见，再者依次为深腰肌、肩胛肌、膈肌、心肌、舌肌等。囊尾蚴在猪体内可存活 3～5 年。被囊尾蚴寄生的猪肉俗称为"米猪肉"或"豆猪肉"。当人误食生的或未煮熟的含活囊尾蚴的猪肉后，囊尾蚴在小肠受胆汁刺激而翻出头节，附着于肠壁，经 2～3 个月发育为成虫并排出孕节和虫卵。成虫在人体内的寿命可达 25 年以上。

人也可成为猪带绦虫的中间宿主。当人误食虫卵后，可在人体发育成囊尾蚴，囊尾蚴一般寄生在人体的皮下组织、肌肉、脑、眼、心、肝等处，但不能继续发育为成虫，没有流行病学意义。囊尾蚴在人体的寿命一般为 3～5 年，少数可长达 15～17 年。人感染虫卵的方式有三种：①异体感染，经口误食被虫卵污染的食物、水及蔬菜等引起；②自身体外感染，寄生有猪带绦虫成虫的患者或带虫者，经被虫卵污染的手传入口中，引起再感染；③自身体内感染，由于肠逆蠕动（恶心呕吐）将脱落的孕节返入胃中，其情形与食入大量虫卵一样。此种途径比因卫生习惯不良或虫卵污染食物而吞入虫卵更为重要。据报道有 16%～25% 的猪带绦虫病患者伴有囊尾蚴病，而囊尾蚴病患者中约 55.6% 伴有猪带绦虫寄生，特别在皮下型和癫痫型囊虫患者中，有肠绦虫病史者各占 48.1% 和 48.6%。因此，对猪带绦虫患者不能因症状不明显而忽视早期彻底治疗（图 10-12）。

考点提示：猪带绦虫的生活史

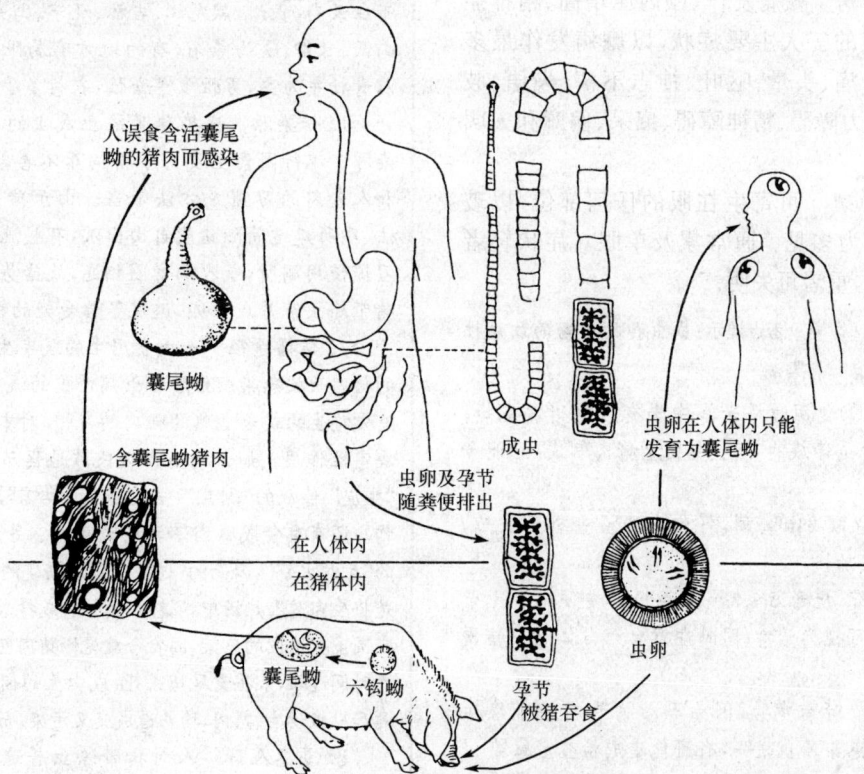

图 10-12 猪带绦虫生活史示意图

三、致病性

猪带绦虫的成虫和猪囊尾蚴都可寄生于人体,引起疾病。成虫引起猪带绦虫病,猪囊尾蚴引起囊尾蚴病。

(一) 成虫的致病性

成虫寄生于人体小肠一般为 1 条,常无症状或症状轻微,粪便中发现节片是最常见的患者求医原因。少数患者有上腹或全腹不适、消化不良、腹泻、体重减轻等症状。

(二) 囊尾蚴的致病性

猪囊尾蚴病是严重危害人体的寄生虫病之一,俗称囊虫病,其危害远大于绦虫病。危害程度,因其寄生部位和数量而不同。

人体囊尾蚴病依其主要寄生部位可分为三类。

1. 皮下及肌肉囊尾蚴病　最常见,囊尾蚴位于皮下,形成结节。数目可由 1 个至数千个。以躯干和头部较多,四肢较少。结节在皮下呈圆形或椭圆形,0.5～1.5cm,硬似软骨,与皮下组织无粘连,无压痛。常分批出现,并可自行逐渐消失。寄生在肌肉,感染轻时可无症状,寄生数量多时,可自觉肌肉酸痛无力、发胀、麻木。

2. 脑囊尾蚴病　癫痫发作、颅内压增高、精神症状是脑囊尾蚴病的三大主要症状,以癫痫发作最多见。患者可有头痛、头晕、呕吐、神志不清、失语、肢麻、局部抽搐、听力障碍、精神障碍、痴呆、偏瘫和失明等症状。

3. 眼囊尾蚴病　可寄生在眼的任何部位,以玻璃体及视网膜下为多见。通常累及单眼。症状轻者表现为视力障碍,重者可失明。

考点提示:成虫和囊尾蚴的致病性

案例 10-2 讨论分析

1. 可能途径:①食用过桥米线中含有活的猪囊尾蚴;②肉糜样猪肉菜肴是傣族的"剁生",由生猪肉制成,可能含活的猪囊尾蚴。

2. 服药后应留取 24h 粪便,仔细淘洗检查有无头节,有头节说明驱虫成功。

3. 如未见头节,应于 3～4 个月后检查粪便中有无节片和虫卵,未查出可视为治愈;同时注意有无自体感染猪囊虫病。

4. 在检查孕节时有危险,因为孕节内含有猪带绦虫卵,是猪带绦虫的感染阶段之一,有可能造成检查者感染。

5. 不能贪吃所谓的鲜味,改变吃生的或未煮熟的猪肉的习惯。

四、寄生虫学检查

(一) 猪带绦虫病的诊断

1. 孕节的检查　将检获的孕节夹在两张载玻片之间轻压后,观察孕节的子宫分支情况及数目即可确诊,并与牛带绦虫相鉴别。

2. 虫卵的检查　各种粪检方法均可使用,饱和盐水浮聚法检出率较高。

3. 虫体的检查　对可疑患者进行试验性驱虫。如在粪便中检获成虫、头节、孕节,可根据其形态确定虫种。

(二) 囊尾蚴病的诊断

皮下或浅部肌肉内的囊尾蚴结节,手术摘除后检查;眼囊尾蚴病用眼底镜检查易于发现;对于脑和深部组织的囊尾蚴可用 X 线、B 超、CT 等影像仪器检查,并可结合其他临床症状如癫痫、颅压增高和精神症状等确定。近年采用磁共振可进一步提高诊断率。免疫学试验具有辅助诊断价值,尤其是对无明显临床体征的脑型患者更具重要参考意义。

考点提示:猪带绦虫的检查方法

> **链接**
>
> ### 链状带绦虫病的流行特点
>
> 猪带绦虫在全世界分布很广,但感染率不高。在我国分布也很普遍,散发病例见于全国 27 个省(区、市)。近年来,各地的感染人数呈增加的趋势。主要分布在云南、贵州、黑龙江、吉林、辽宁、山东、河北、河南、山西、甘肃、陕西等省,有的地方有局限性流行。患者以青壮年为主,男性多于女性,农村多于城市。
>
> 1. 传染源　感染猪带绦虫成虫的人是本病的传染源。流行因素主要由于猪饲养不善,猪感染囊尾蚴和人食肉的习惯或方法不当。由于猪采用放养的方法、厕所建造简陋猪能自由出入,有些流行地区居民不习惯使用厕所,或人厕畜圈相连,故猪易于吞入人粪中猪带绦虫节片或虫卵,造成了猪受染的机会。
>
> 2. 传播途径　人因食用生的或半生的含猪囊尾蚴的猪肉而被感染。猪带绦虫病严重的流行区,当地居民有爱吃生的或未煮熟的猪肉的习惯,对本病的传播起着决定性作用。如云南省少数民族地区节庆食物白族的"生皮",傣族的"剁生",哈尼族的"噢嚅",均用生猪肉制作。还有熏食或腌肉不再经火蒸煮。另外,如西南地区的"生片火锅",云南的"过桥米线",福建的"沙茶面"等,都是将生肉片在热汤中稍烫后,蘸佐料或拌米粉或面条食用。我国多数地区的感染,因食含囊尾蚴猪肉包子或饺子,如蒸煮时间过短,未将囊尾蚴杀死;或尝生的肉馅,使用同一刀具和砧板切生、熟肉,均易造成交叉污染,而致人感染。
>
> 3. 易感人群　人对猪带绦虫普遍易感。国内患者年龄最小者仅 6 个月,最长者 85 岁。

五、防治原则

1. 治疗患者、控制传染源 在普查的基础上及时为患者和带虫者驱虫治疗。驱绦虫药物较多,槟榔和南瓜子合剂疗效良好,服药后应留取24h粪便,仔细淘洗检查有无头节。如未得头节,应加强随访,若3~4个月内未再发现节片和虫卵则可视为治愈。此外,可用吡喹酮、甲苯咪唑、阿苯达唑等治疗。

囊尾蚴病可手术摘除囊尾蚴。特殊部位或较深处的囊尾蚴往往不易施行手术,而仅能给予对症治疗。如脑囊尾蚴病时给抗癫痫药物等。

2. 加强卫生宣传教育,管理厕所猪圈 管好厕所、猪要圈养,不随地大便,控制人畜互相感染。注意个人卫生,饭前便后洗手,不吃生肉或未熟透的猪肉,切生熟肉用的刀和砧板要分开。

3. 加强肉类检查 搞好城乡肉品的卫生检查,严禁出售"米猪肉"。

考点提示:猪带绦虫病和囊虫病的防治原则

第7节 溶组织内阿米巴

溶组织内阿米巴又称痢疾阿米巴。寄生于人体结肠,主要在横结肠和回盲部,引起阿米巴痢疾;也可侵入其他器官组织,引起各种肠外阿米巴病。

案例 10-3

患者,女,21岁。因发热、黄疸、肝区疼痛伴肿块,由乡中心医院转入某医院传染科。患者几年前常有痢疾史。平时有喝生水的习惯。近年来伴发热咳嗽,X线胸透见右肋夹角模糊,当地医院诊断为肺结核治疗半年余,症状未见改善。近2个月来,经常发热、乏力、消瘦、黄疸进行性加重,右上腹出现压痛,经查有较大的占位性病变,遂诊断为肝癌。体检:精神委靡,消瘦,皮肤黄染,体温38.7℃,脉搏90次/分;右上腹有明显压痛,肝肋下2指可触及;腹部B超见肝区中部有一个3cm×4cm×2.5cm的囊肿性灶,可见液平,诊断为肝脓肿。粪检查见阿米巴包囊。经两个疗程的抗阿米巴治疗,病情日见好转,症状逐渐消退,肝脓腔消失,黄疸消退,食欲增加,痊愈出院。

思考题:

1. 根据上述病史初步拟诊为何种寄生虫感染?

2. 患者为何会被误诊为肺结核?

3. 哪些理由支持阿米巴性肝脓肿的诊断依据?

4. 对此病例的首选药物为何?除此以外,还应用些什么药物?

一、形 态

溶组织内阿米巴可分包囊期和滋养体期两个不同时期。

(一) 滋养体

1. 大滋养体 又称组织型滋养体、致病型滋养体,具有致病力。运动活泼,形态多变,直径20~60µm,内外质界限清楚。外质透明,与运动有关;内质呈颗粒状,内含细胞核、食物泡及吞噬的红细胞,一个细胞核位于内质中央,铁苏木素染色后,可见细胞核呈泡状,圆形,核膜内缘有排列整齐、大小均匀的染色质粒,圆点状核仁居中,核仁与核膜间可见网状核纤维,放射状排列,核的形状似车轮(图10-13)。

2. 小滋养体 又称肠腔型滋养体、共栖型滋养体,无致病力。直径12~30µm,运动不活泼,内外质界限不清,外质较少,内质中可见吞噬的细菌。核的结构与大滋养体相同(图10-13)。

(二) 包囊

圆球形,直径10~20µm,外有一层虫体分泌的囊壁,碘液染色后,包囊呈淡黄色或棕黄色,囊壁透明,核1~4个,结构同滋养体,但体积较小。单核包囊和双核包囊是未成熟包囊,囊内可见糖原泡和拟染色体。四核包囊为成熟包囊,糖原泡和拟染色体均消失(图10-13)。

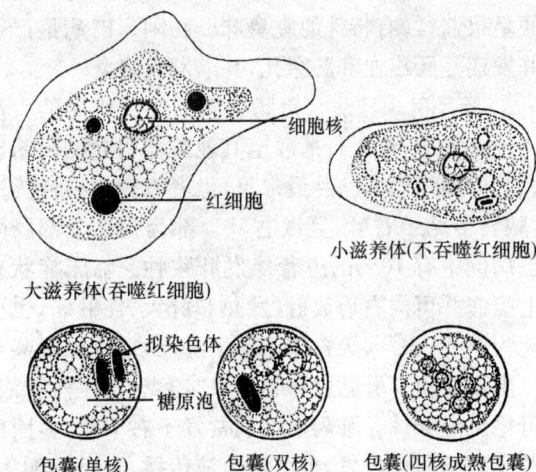

图10-13 溶组织内阿米巴滋养体和包囊

二、生 活 史

溶组织内阿米巴生活史包括包囊期和滋养体期。四核包囊是溶组织内阿米巴的感染阶段。被粪便污染的食品、饮水中的感染性包囊经口摄入人体,经胃、小肠进入回肠末端或结肠,由于包囊中的虫体运动和肠道内酶的作用,囊壁在某一点变薄出现微孔,虫体脱囊而出,随即分裂成4个小滋养体。小滋养体寄生在结肠上段,以肠内细菌、黏液及消化的食物为营养,并进行二分裂繁殖。虫体在肠腔内下移的过程中,随着肠内容物的脱水和营养物质的减少,停止活动,分泌出厚的囊壁,形成包囊,经两次分裂形成四核包囊,随粪便排出。包囊在外界潮湿环境中可存活并保持感染性数日至1个月,但在干燥的环境中容易死亡。

当宿主因各种原因出现肠功能紊乱或肠壁受损,抵抗力下降时,小滋养体可侵入肠黏膜,吞噬红细胞,变为大滋养体,并以二分裂法大量繁殖,破坏、溶解肠壁组织,引起肠壁溃疡,坏死组织通过肠蠕动脱落进入肠腔,其中的大滋养体随粪便排出体外,滋养体在外界环境中只能短时间存活,即使被吞食也会在通过上消化道时被消化液所杀灭。大滋养体也可随血流进入肝、肺、脑等处,引起肠外阿米巴病。肠道病灶内的大滋养体可进入肠腔变成小滋养体,继而形成包囊,排出体外。

考点提示:溶组织内阿米巴的生活史

三、致 病 性

人体感染溶组织内阿米巴后,多数成为无症状带虫者,少数表现为肠阿米巴病和肠外阿米巴病。

1. 肠阿米巴病   大滋养体寄生于肠壁组织,分泌溶组织酶,溶解破坏组织,导致组织液化性坏死,形成口小底大的烧瓶状溃疡。临床表现为腹痛、腹泻、粪便呈果酱样,有特殊的腥臭味。肠阿米巴病最严重的并发症是肠出血和肠穿孔,并继发腹膜炎。

2. 肠外阿米巴病   是肠黏膜下层或肌层的大滋养体侵入静脉,经血行播散至其他脏器引起的阿米巴病。其中阿米巴肝脓肿最常见,患者以青年男性为多见,脓肿多见于右叶,且以右叶顶部为主。全部肠阿米巴病例中有10%的患者伴发肝脓肿。临床症状有右上腹痛并可向右肩放射,发热和肝大、伴触痛,也可表现为寒战、盗汗、厌食和体重下降,少部分患者甚至可以出现黄疸。肝脓肿穿刺可见"巧克力酱"样脓液,且可检出滋养体。肺阿米巴病常发于右下叶,多因肝脓肿穿破膈肌而继发,也可经血液传播,主要有胸痛、发热、咳嗽和咳"巧克力酱"样的痰。X线检查可见渗出、实变或脓肿形成、积脓。1.2%～2.5%的患者可出现脑脓肿,而脑脓肿患者中94%合并有肝脓肿,往往是在中枢皮质的单一脓肿,临床症状有头痛、呕吐、眩晕、精神异常等。阿米巴性脑脓肿的病程进展迅速,如不及时治疗,病死率高。

考点提示:溶组织内阿米巴的致病性

四、寄生虫学检查

(一)病原诊断

在病人粪便、痰液、穿刺液和溃疡组织内查到大滋养体,在慢性患者或带虫者的粪便内查到包囊或小滋养体均可确诊。

1. 生理盐水涂片法   检出活动的吞噬有红细胞的大滋养体,即可确诊。

2. 碘液涂片法   对慢性腹泻患者和带虫者以检查包囊为主,可作碘液染色,以显示包囊的胞核,同时进行鉴别诊断。

3. 人工培养法   培养法在诊断和保存虫种方面有重要意义,且比涂片法敏感。培养物常为粪便或脓肿抽出物。

4. 活组织检查   用结肠镜从溃疡边缘刮取活组织涂片或压片镜检较易发现大滋养体。

5. 硫酸锌离心浮聚法   该法可达到浓集和提高检出率的目的。

(二)血清学诊断

常用酶联免疫吸附试验、间接血凝试验、琼脂扩散法、间接荧光抗体试验,检查血清中相应的特异性抗体。

(三)影像学诊断

肝脓肿可用超声波检查、计算机断层扫描(CT),肺阿米巴病则以X线检测为主。影像学诊断结合血清学试验、DNA扩增分析和临床症状等资料,综合分析,可作出早期、准确的诊断。

考点提示:溶组织内阿米巴的检查方法

链接

溶组织内阿米巴病的流行特点

溶组织内阿米巴病呈世界性分布,但常见于热带和亚热带地区。我国各地均有分布,农村高于城市,阿米巴病的发生与卫生条件和社会经济状况的关系密切,肠道阿米巴病无性别差异,而阿米巴肝脓肿男性较女性多,可能与饮食、生活习惯和职业等有关。

阿米巴病的传染源为粪便中持续带包囊的慢性患者和带虫者。一个带虫者每天可从粪便中排出100万到3.5亿个包囊。包囊的抵抗力较强,在适当温湿度下可生存数周,并保持有感染力,通过蝇或蟑螂消化道的包囊仍具感染性。但对干燥、高温的抵抗力不强。

溶组织内阿米巴的滋养体抵抗力极差,并可被胃酸杀死,无传播作用。人体感染的主要方式是经口感染,食用含有成熟包囊的食品、饮水或使用污染的餐具均可导致感染。食源性暴发流行则是由于不卫生的用餐习惯或食用由包囊携带者制备的食品而引起。感染的高峰年龄为14岁以下的儿童和40岁以上的成人。

案例 10-3 讨论分析

患者初步诊断为阿米巴肝脓肿。

阿米巴肝脓肿多发生在肝右叶,一般情况下呈亚急性发展而伴有弛张热等全身症状,与活动性肺结核十分相似;位于浅表的较大型脓肿,其炎性浸润常可累及横膈乃至上行引起肺底部的炎症反应,在未发现肝区病灶以前是很容易与结核病或结核性胸膜炎相混淆。

本例支持阿米巴肝脓肿诊断的依据 ①有接触史(饮生水);②有下痢史(结肠原发病灶);③肝区进行性炎症;④肝区占位性囊肿病灶,并见液平;⑤对甲硝唑治疗反应良好;⑥粪检查见阿米巴包囊。

首选药物应是甲硝唑(灭滴灵)。该药药效迅速,不良反应小,但到达结肠腔内的浓度偏低。鉴于患者曾有痢疾史,应于肝脓肿基本康复后再用1个疗程的喹碘方类药,以杀灭肠腔内可能存在的滋养体,铲除原发病灶,达到根治目的。

五、防治原则

1. 加强卫生宣传教育,注意个人卫生和饮食卫生;加强粪便管理和水源保护;消灭蝇、蟑螂,切断传播途径;定期对饮食业工作人员体检;治疗病人和带虫者,控制传染源,甲硝唑为首选药物,此外还有替硝唑、塞克硝唑,但有资料显示甲硝唑或替硝唑等主要用于组织感染,无根治肠腔病原体的作用,对于带包囊者的治疗应选择肠壁不易吸收且不良反应小的巴龙霉素、喹碘方、二氯尼特(安特酰胺)等。

2. 肠外阿米巴病,例如肝、肺、脑脓肿的治疗亦以甲硝唑为首选,氯喹亦为治疗肠外阿米巴病的有效药物。肝脓肿患者采用药物治疗配以外科穿刺引流,可以达到较好效果。

考点提示:阿米巴病的防治原则

第8节 阴道毛滴虫

案例 10-4

患者,女,38岁,农民,已婚。主诉白带增多、腰酸、阴部瘙痒伴有腥臭味。患者近2年自觉劳累后腰酸,白带自动流出,色微白有时伴淡黄色带有泡沫样黏液,阴部经常瘙痒,时闻腥臭味。月经尚属正常,但经量较大。经妇科检查,外阴部有红肿,子宫颈周围糜烂Ⅱ度。阴道涂片检查,混悬片见大量阴道毛滴虫。

遵医嘱经口服甲硝唑并阴道内使用甲硝唑栓剂1个疗程后,症状好转,但回乡探亲返回后不久,症状再次出现,重复用药后得以痊愈。

思考题:

1. 根据上述简单病史,诊断为何种疾病?

2. 分析造成该病的可能传染因素。

3. 上述哪些症状和体征属该种寄生虫感染的特点?

4. 应如何处理患者?试写出几点防治原则。

5. 患者后来为何症状再现?

阴道毛滴虫又称阴道滴虫,可寄生在人体阴道及泌尿道,主要引起滴虫性阴道炎、尿道炎,是以性传播为主的一种传染病,全球性分布,人群感染较普遍。

一、形 态

滋养体活动力强,活动时形态多变,固定后呈梨形或椭圆形,$10\sim15\mu m$ 宽,长可达 $30\mu m$,无色透明,有折光性,胞核位于前端 1/3 处,为椭圆形泡状核,核的前端有 5 颗排列成杯状的毛基体,前两颗毛基体发出 4 根前鞭毛和 1 根后鞭毛,后鞭毛向后伸展与虫体波动膜外缘相连,成为波动膜的外缘,波动膜位于虫体前 1/2 处,为虫体做旋转式运动的器官;后 3 颗毛基体分别与基染色杆、副基纤维、轴柱和核相连,轴柱纤细透明,纵贯虫体,自后端伸出使虫体呈梨形,因富于黏性,常可见附有上皮细胞或碎片等(图 10-14)。

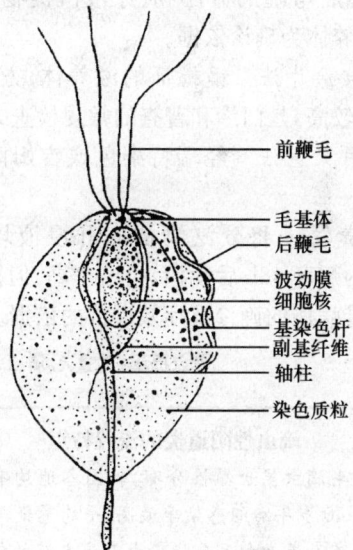

前鞭毛
毛基体
后鞭毛
波动膜
细胞核
基染色杆
副基纤维
轴柱
染色质粒

图 10-14 阴道毛滴虫形态结构模式图

二、生 活 史

阴道毛滴虫生活史简单,只有滋养体期,滋养体既是本虫的繁殖阶段,又是感染阶段。虫体以纵二分裂法繁殖,以吞噬和吞饮方式摄取食物。虫体在外环境生命力较强,通过直接或间接接触的方式在人群中传播。主要寄生在女性阴道,以阴道后穹隆多见,也可在尿道内发现;男性感染者一般寄生于尿道、前列腺,也可在睾丸、附睾寄生。

考点提示:阴道毛滴虫的生活史

三、致　病　性

阴道毛滴虫感染人体后能否致病与多种因素有关,尤其与阴道内环境的改变关系密切。正常情况下,阴道内因乳酸杆菌的作用而保持酸性(pH 在 3.8～4.4),可抑制阴道毛滴虫或其他细菌生长繁殖,称为阴道的自净作用。而阴道毛滴虫寄生阴道时,消耗糖原,妨碍乳酸杆菌的酵解作用,影响了乳酸的浓度,从而使阴道的 pH 转变为中性或碱性,妊娠及月经后的阴道生理周期使 pH 接近中性,这些都有利于滴虫的大量繁殖,引起滴虫性阴道炎。

明显的滴虫性阴道炎表现为阴部瘙痒,白带增多,阴道分泌物多呈泡沫状。阴道毛滴虫侵犯尿道时可有尿频、尿急和尿痛症状。

考点提示:阴道毛滴虫的致病性

四、寄生虫学检查

取阴道后穹隆的分泌物、尿液沉淀物或前列腺液,查见滋养体为确诊依据。

1. 直接涂片法　镜检活的滋养体,方法简便易行,检出率较高,是门诊和普查的常规检查方法。

2. 涂片染色法　经瑞特染色或吉姆萨染色,镜检滋养体。

3. 培养法　将分泌物加入肝浸液培养基内,37℃温箱内孵育48h后镜检,检出率高,但操作复杂。可作为疑难病例的确诊及疗效评价的依据。

考点提示:阴道毛滴虫的检查方法

链接

滴虫性阴道炎的流行特点

阴道毛滴虫呈世界性分布,我国各地均有感染,以女性20～40岁年龄组感染率最高,平均感染率为28%。滴虫性阴道炎患者和无症状带虫者为本病的传染源,尤其是男性感染者。传播途径:①直接传播。主要通过性生活传播,男女双方都可感染。②间接传播。主要通过公共浴池、浴具、公用游泳衣裤、坐式马桶而感染,尤其在卫生设施差的单位,常通过浴厕引起流行。妊娠期、月经期、哺乳期或患妇科疾病时,阴道内 pH 接近中性,有利于滴虫和细菌生长。滋养体在外环境的生命力较强大,黏附在厕所地板上的滋养体可生存 30min,在潮湿的毛巾、衣裤中可存活23h,40℃水中能存活102h,2～3℃水中可存活 65h,普通肥皂水中可存活 45～150min,因而在忽视卫生、文明较差的环境中易相互传染。

案例 10-4 讨论分析

患者诊断为滴虫性阴道炎。

患者系农村人,环境卫生及个人卫生条件相对较差,容易被滴虫传染,工作劳累后促使阴道炎症加重,其丈夫更可能是传染源,促成反复感染。

腰酸,白带增多,呈泡沫状,阴部瘙痒伴有腥臭味。

防治原则:①口服甲硝唑,局部先用 0.5%的乳酸、醋酸溶液或 pH4 弱酸性女性护理液冲洗外阴阴道,再放入甲硝唑药栓;②配偶同时药物治疗;③加强个人卫生,洗浴、厕具用品的隔离;④改坐厕为蹲厕。

患者回乡探亲,可因与其配偶性接触而重新获得感染。

五、防治原则

1. 开展普查普治,发现无症状的带虫者及患者都应及时诊治以减少和控制传染源,尤其夫妇双方必须同时用药方能根治。

2. 常用的口服药物为甲硝唑,局部可用甲硝唑栓剂、乙酰胂胺(滴维净)。阴道保持酸性环境效果较好,可用 0.5%乳酸溶液、醋酸溶液或 pH 4 的弱酸性女性护理液冲洗阴道。

3. 加强卫生宣传教育,改善公共设施,净化公共浴厕,如改盆浴为淋浴,改坐厕为蹲厕,注意个人卫生与经期卫生,根除卖淫嫖娼等不良社会现象。

考点提示:滴虫病的防治原则

第9节　疟　原　虫

寄生人体的疟原虫有 4 种,即间日疟原虫、恶性疟原虫、三日疟原虫和卵形疟原虫。在我国流行的主要是间日疟原虫和恶性疟原虫,三日疟原虫少见,卵形疟原虫罕见。疟原虫引起的疾病称疟疾,是我国五大寄生虫病之一。

一、形　　态

疟原虫无色透明,基本结构包括细胞核、细胞质和细胞膜,环状体以后各期有分解血红蛋白后的产物——疟色素。经吉氏或瑞氏染液染色后,在光学显微镜下可见核呈红色,胞质为蓝色,疟色素呈棕黄色、棕褐色或黑褐色。人体疟原虫的基本结构相同,但发育各期的形态又各有不同(彩图 10-11),可资鉴别。被疟原虫寄生的红细胞在形态上也可发生变化(表 10-2)。现以间日疟原虫为例,将薄血膜中的形态描述如下。

表 10-2　人体三种疟原虫形态特征与鉴别要点

项目	间日疟原虫	恶性疟原虫	三日疟原虫
小滋养体	环较粗,约等于红细胞直径的 1/3;核 1 个;胞质淡蓝色	环纤细,约等于红细胞直径的 1/5;核 1 个或 2 个	与间日疟原虫相似
大滋养体	虫体渐大,活动显著,有伪足伸出,空泡明显,故虫体形状不规则,疟色素棕黄色	体小结实,不活动;疟色素集中一团,黑褐色,原虫集中在内脏毛细血管	体小圆形或呈带状,空泡小或无,不活动;疟色素棕黑色
未成熟裂殖体	核开始分裂成 2～10 个,疟色素开始集中	虫体仍似大滋养体,但核分裂成多个	虫体圆形或宽带状,核分裂成多个;疟色素集中较迟
成熟裂殖体	裂殖子 12～24 个,疟色素集中成堆	裂殖子 8～36 个,疟色素集中成一团	裂殖子 6～12 个,排成环状;疟色素聚集居中
雄配子体	圆形,胞质色蓝,核疏松,淡红色,常位于中央;疟色素分散	腊肠形,两端钝圆,胞质色蓝,核疏松,淡红色,位于中央;疟色素黄棕色,在核周围	圆形,胞质淡蓝色,核疏松,淡红色,位于中央;疟色素分散
雌配子体	圆形,胞质蓝色,核致密,较小,深红色,偏于一侧;疟色素分散	新月形,胞质深蓝,核致密,深红色居中,疟色素位于核周围	圆形,胞质深蓝色,核结实,偏于一侧;疟色素多而分散
被寄生红细胞的变化	胀大。色淡,常呈长圆形或多边形;滋养体期开始出现鲜红色的薛氏小点	大小正常或缩小,常有几颗粗大紫褐色的茂氏小点	大小正常,有时缩小,颜色无改变;偶可见西门点

1. 小滋养体　疟原虫侵入红细胞的最早阶段,又称早期滋养体。胞质少,中间有空泡,胞核小,位于虫体一侧,颇似戒指的红宝石,故又称为环状体。红细胞没有明显变化。

2. 大滋养体　由小滋养体发育而来,又称晚期滋养体。虫体长大,胞核亦增大,胞质增多,有时伸出伪足,形态多变不规则,有 1 个或 2～3 个空泡,胞质中开始出现疟色素。被寄生的红细胞可以变大、变形、颜色变浅,常有明显的红色薛氏小点。

3. 裂殖体　大滋养体增大变圆,胞质内空泡消失,核开始分裂成 2～10 个,成为未成熟裂殖体。核继续分裂成 12～24 个,胞质也随之分裂,包围每个细胞核,形成 12～24 个椭圆形的裂殖子,成为成熟裂殖体。疟色素增多集中成团。被寄生的红细胞胀大而失去其双凹面形状。

4. 配子体　疟原虫经过数次裂体生殖后,部分裂殖子侵入红细胞后不再进行裂体生殖,而是开始发育长大,核增大不再分裂,胞质增多,发育成为圆形、卵圆形的配子体。疟色素均匀分布,核一个,有雌、雄配子体(或大、小配子体)之分:雌(大)配子体虫体较大,胞质致密,深蓝色,疟色素多而粗大,核小致密,深红色,多偏于虫体一侧;雄(小)配子体虫体较小,胞质稀薄,浅蓝色,疟色素少而细小,核大,较疏松,淡红色,多位于虫体中央。被寄生的红细胞胀大,有薛氏小点。

二、生 活 史

疟原虫生活史需要人和按蚊两个宿主。在按蚊体内进行有性生殖,人体内进行无性生殖。按蚊为终宿主,人是中间宿主。在蚊体内,完成配子生殖,继而进行孢子生殖。四种疟原虫的生活史基本相同。现以间日疟原虫生活史为例,叙述如下。

(一) 在人体内的发育

在人体内先寄生于肝细胞进行裂体生殖,称红细胞外期,又称红外期;后寄生在红细胞内,称红细胞内期,又叫红内期。在红细胞内,除进行裂体生殖外,部分裂殖子形成配子体,开始有性生殖的初期发育。

1. 红细胞外期　子孢子是疟原虫的感染阶段。当雌性按蚊叮人吸血时,子孢子随唾液进入人体,约30min 子孢子随血流侵入肝细胞,速发型子孢子继续发育完成红细胞外期的裂体生殖,而迟发型子孢子在肝细胞内先变成休眠子,经过一段或长或短的休眠期后,才开始红细胞外期的裂体生殖。成熟的裂殖体内含成千上万个裂殖子。最后,肝细胞被胀破,裂殖子从肝细胞释放出来,进入血流并侵入红细胞,开始红细胞内期的发育。

2. 红细胞内期　侵入红细胞的裂殖子先形成环状体,摄取营养,生长发育,经大滋养体、未成熟裂殖体,最后形成成熟裂殖体。红细胞破裂后,裂殖子释出,其中一部分被巨噬细胞吞噬,其余再侵入其他正常红细胞,重复红细胞内期的裂体生殖过程。完成一代红细胞内期裂体生殖,间日疟原虫需 48h,恶性疟原虫需 36～48h,三日疟原虫约需 72h,卵形疟原虫约需 48h。

疟原虫经几代红细胞内期裂体生殖后,部分裂殖

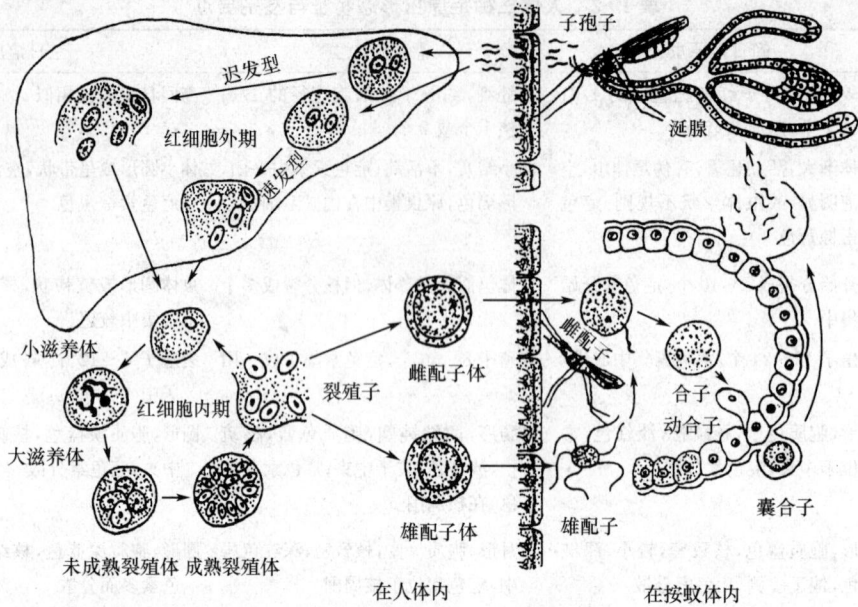

图 10-15　间日疟原虫生活史示意图

子侵入红细胞后不再进行裂体生殖而是发育成雌、雄配子体，为有性生殖作准备。配子体不能重新侵入红细胞也不能侵入肝细胞，配子体的进一步发育需在蚊胃中进行，否则在人体内经 30～60 天即衰老变性而被清除。

（二）在按蚊体内的发育

当雌性按蚊叮咬患者或带虫者时，在红细胞内发育的各期疟原虫随血液入蚊胃，仅雌、雄配子体能在蚊胃内继续发育并进行繁殖，其余各期原虫均被消灭。在蚊胃内，雌配子体、雄配子体发育成雌配子、雄配子。雄配子钻进雌配子体内，受精形成圆球形合子。合子变长，能活动，成为动合子。动合子穿过胃壁，在蚊胃基底膜下形成圆球形的囊合子。囊合子逐渐长大，囊内的核和胞质反复分裂进行孢子生殖，形成数以万计的子孢子。子孢子随囊合子破裂释出或由囊壁钻出，经血管淋巴管钻入蚊体各组织，部分到达蚊唾液腺。当受染按蚊再叮咬人吸血时，子孢子即可随唾液进入人体，又开始在人体内的发育。在适宜条件下，间日疟原虫在按蚊体内发育成熟所需时间为9～10 天（图 10-15）。

考点提示：疟原虫的生活史

三、致 病 性

疟原虫的主要致病阶段是红细胞内期的裂体生殖期。致病力强弱与侵入的虫种、数量和人体免疫状态有关。

1. 发作　疟疾的一次典型发作表现为寒战、高热和出汗退热三个连续阶段。发作的原因主要是红内期成熟裂殖体胀破红细胞，大量的裂殖子、疟原虫代谢产物、残余和变性的血红蛋白及红细胞碎片进入血流，其中一部分被巨噬细胞、中性粒细胞吞噬，刺激这些细胞产生内源性热原质，与疟原虫的代谢产物共同作用于宿主下丘脑的体温调节中枢，引起发热。随着血内刺激物被吞噬和降解，机体通过大量出汗，体温逐渐恢复正常，机体进入发作间歇期。疟疾每次发作的周期与红细胞内期裂体生殖周期一致。典型的间日疟和卵形疟隔日发作 1 次；三日疟为隔 2 天发作 1 次；恶性疟隔 36～48h 发作 1 次。随着机体对疟原虫产生的免疫力逐渐增强，大量原虫被消灭，发作可自行停止。

考点提示：疟疾发作的概念

2. 再燃和复发　疟疾初发停止后，在无重新感染的情况下，体内残存的少量红内期疟原虫，在一定条件下重新大量繁殖又引起的疟疾发作，称为疟疾的再燃。疟疾初发患者红内期疟原虫已被消灭，未经蚊媒传播感染，经过一段时间的潜隐期，又出现疟疾的发作称为复发。复发的原因是迟发型子孢子进入肝细胞后，形成休眠子，经过一段时间的休眠期后，休眠子复苏，才开始红外期裂体生殖，产生裂殖子进入红内期，经裂体生殖而引起的疟疾发作。

考点提示：疟疾再燃和复发的概念

3. 贫血　疟疾发作数次后，可出现贫血，尤以恶性疟为甚。发作次数越多，病程越长，贫血越重。怀孕妇女和儿童最常见，流行区的高病死率与严重贫血有关。红细胞内期疟原虫直接破坏红细胞，是疟疾患者发生贫血的主要原因,其次,脾功能亢进、免疫病理的损害、骨髓造血功能受到抑制,也是造成贫血的因素。

4. 脾大 初发患者多在发作 3~4 天后,脾开始大。主要原因是脾充血和单核巨噬细胞增生。

5. 凶险型疟疾 多由恶性疟原虫引起,由于误诊、延迟治疗或治疗不当所致。主要表现为持续高热、抽搐、昏迷、重症贫血、肾衰竭等,来势凶猛,若不能及时诊治,病死率很高。

考点提示:疟原虫的致病性

四、寄生虫学检查

1. 病原学诊断 从受检者外周血液中检出疟原虫是确诊的最可靠依据。取服药前血液,制作厚、薄血膜,经吉氏或瑞氏染液染色后镜检查找疟原虫。薄血膜中疟原虫形态完整、典型,容易识别和鉴别虫种,但原虫数量少时,容易漏检。厚血膜由于原虫数量较多,易检获,但染色过程中红细胞溶解,原虫形态有所改变,虫种鉴别较困难。因此,最好一张玻片上同时制作厚、薄两种血膜,如果在厚血膜查到原虫而鉴别有困难时,可再检查薄血膜。

2. 其他诊断方法 间接免疫荧光法、酶联免疫吸附试验和间接血凝试验等免疫学诊断方法,已在流行病学调查、防治效果评估及输血对象的筛选中使用,而在临床上仅作辅助诊断用。

考点提示:疟原虫的检查方法

链接

疟疾的防治任重道远

疟疾是严重危害人类健康的疾病之一,据世界卫生组织(WHO)统计,目前世界上仍有 90 多个国家为疟疾流行区,全球每年发病人数达 3 亿~5 亿,年死亡人数达 100 万~200 万,其中 80 % 以上的病例发生在非洲。

随着我国抗疟工作进展,恶性疟流行范围逐渐缩小,1995 年后除海南、云南两省仍有恶性疟流行外,其余各省、自治区、直辖市已无恶性疟传播。疟疾病死率已由 1950 年的 0.49% 下降至 1998 年的 0.08%。1996~1998 年全国疟疾发病降至 3 万余例,但 2000 年疫情出现回升,发病人数为 26.6 万,尤其在我国中部地区的江苏、河南、安徽、湖北等省曾出现过局部暴发流行。

链接

疟疾的流行特点

疟疾在全球的热带和亚热带地区流行,是严重危害人体健康的寄生虫病之一。在我国流行最广的是间日疟,其次是恶性疟,三日疟患者已极少见,卵形疟仅发现几例。

流行环节:

1. 传染源 凡外周血中有配子体的患者和带虫者都是传染源。间日疟原虫的配子体常在原虫血症 2~3 天后出现,恶性疟原虫配子体要在原虫血症之后 7~11 天才出现。因此间日疟患者在发病早期即可使蚊媒感染。血中带红细胞内期疟原虫的献血者也可通过供血传播疟疾。

2. 传播媒介 按蚊是疟疾的传播媒介,我国主要的传疟按蚊是中华按蚊、嗜人按蚊、微小按蚊和大劣按蚊。

3. 易感人群 除了由于遗传因素对某种疟原虫表现出不易感的人群及高疟区婴儿可从母体获得一定的抵抗力外,其他人群对人疟原虫普遍易感。反复多次的疟疾感染可使机体产生一定的保护性免疫力,因此疟区成人发病率低于儿童,而外来的无免疫力的人群,常可引起疟疾暴发。

流行因素:

疟疾的流行除需具备上述三个基本环节外,还受自然因素和社会因素的影响。自然因素中温度和雨量最为重要,适合的温度和雨量影响着按蚊的数量和吸血活动及原虫在按蚊体内的发育,进而影响疟疾的流行,也影响疟疾的地理分布和流行的季节性改变。社会因素如政治、经济、文化、卫生水平及人类的社会活动等直接或间接地影响疟疾的传播与流行。近年来,我国有些地区疫情上升,其主要原因是经济开发后流动人口增加,输入病例增多,引起传染源扩散。

五、防治原则

采取加强和落实灭蚊和控制传染源的综合性防治措施。

1. 防蚊灭蚊 是预防疟疾的重要环节,包括灭蚊和使用蚊帐及驱蚊剂。

2. 预防服药 是保护易感人群的重要措施之一。常用的预防性抗疟药有氯喹、乙胺嘧啶等。疟疾疫苗预防尚处于试验阶段。

3. 治疗患者 对控制传染源、防止传播极为重要。磷酸伯氨喹(伯氨喹啉)、氯喹、咯萘啶、青蒿素类、乙胺嘧啶等均有较好疗效。

考点提示:疟疾的防治原则

第 10 节 刚地弓形虫

刚地弓形虫简称弓形虫,又称弓浆虫,人和许多动物都能感染,引起人畜共患的弓形虫病。

一、形　态

弓形虫具有5种形态:即滋养体、包囊、裂殖体、配子体和卵囊(囊合子)。人体仅见滋养体和包囊。

1. 滋养体　呈弓形、月牙形或香蕉形,核位于虫体中央。在宿主细胞内的数个至十余个速殖子的集合体,称为假包囊,其内的滋养体又称速殖子,速殖子释出,侵入其他细胞可继续繁殖。

2. 包囊　圆形或椭圆形,具有一层富有弹性的坚韧囊壁。囊内含数个至数百个滋养体称缓殖子,在一定条件下可破裂,缓殖子重新进入新的细胞形成新的包囊,可长期在组织内生存。

3. 卵囊　圆形或椭圆形,具两层光滑透明的囊壁。成熟卵囊含2个孢子囊,每个孢子囊内含4个新月形的子孢子。此期见于猫粪便中。

二、生　活　史

弓形虫生活史包括在猫及猫科动物体内完成有性生殖和无性生殖,及在哺乳动物、鸟类、爬行动物、鱼类或人体内完成无性生殖。弓形虫寄生于除红细胞外的所有有核细胞。

1. 中间宿主体内的发育　当猫粪内的卵囊或动物肉类中的包囊或假包囊被中间宿主吞食后,子孢子、缓殖子或速殖子在肠内逸出,侵入肠壁经血管或淋巴管扩散至全身,在细胞内发育繁殖,形成假包囊,直至细胞破裂,速殖子重新侵入新的细胞,反复繁殖。在免疫功能正常的机体,速殖子的繁殖受到抑制,形成包囊。包囊在宿主体内可存活数月、数年,甚至终身。包囊是中间宿主之间或终宿主之间互相传播的主要形式。

2. 终宿主体内的发育　猫或猫科动物捕食动物时,将弓形虫卵囊、包囊或假包囊吞入消化道,子孢子或滋养体在小肠逸出,侵入肠上皮细胞,进行裂体生殖。经过几代裂体生殖后,部分裂殖子发育成雌、雄配子体,再发育为雌配子、雄配子,受精成为合子,发育为卵囊。卵囊落入肠腔,随粪便排出体外,通过食物感染中间宿主或再感染终宿主。

三、致　病　性

临床上有先天性和获得性弓形虫病两类。先天性弓形虫病是妇女妊娠早期感染弓形虫,经胎盘传给胎儿所致,可造成流产、早产、死产或畸形;获得性弓形虫病主要是宿主食入含包囊、假包囊的肉类或被卵囊污染的食物、水所致。常呈无症状带虫者。当机体免疫力降低时,如艾滋病、肿瘤、使用免疫抑制剂等,可出现临床表现,如淋巴结肿大、脑炎、脑膜炎、视网膜脉络膜炎、心肌炎、肝炎、肺炎等。

四、寄生虫学检查

(一)病原学检查

1. 涂片检查　取急性期患者的脑脊液、血液等体液,经离心后,取沉淀物做涂片,此法简便,但阳性率不高易漏检。

2. 动物接种分离　采用敏感的实验动物小白鼠,样本接种于腹腔内,1周后剖杀取腹腔液镜检,阴性需连续传代至少3次。此法费时,成功率不高。

(二)免疫学诊断

常用方法有间接血凝试验、间接免疫荧光抗体试验、酶联免疫吸附试验等检测弓形虫抗体。

> **链接**
>
> ### 弓形虫病的流行特点
>
> 弓形虫病分布广泛,全世界各地均有。弓形虫病对人、畜的危害性大,尤其是先天性弓形虫病,对婴儿造成的危害严重,日益受到人们的重视。
>
> 动物是本病的主要传染源,而猫及猫科动物则为重要传染源。传播途径有经胎盘感染、经口感染,经损伤的皮肤和黏膜也可感染。国外已有经输血、器官移植而发生弓形虫病的报道。节肢动物携带卵囊也具有一定的传播意义。
>
> 人类对弓形虫普遍易感,尤其是胎儿、婴幼儿、肿瘤和艾滋病患者等。职业、生活方式、饮食习惯与弓形虫感染率有密切关系。

五、防治原则

防止弓形虫病流行重在预防。加强对家畜、家禽和可疑动物的监测和隔离;对肉类加工建立必要的检疫制度,加强饮食卫生管理;不吃生或半生的肉类、蛋及乳制品;定期对孕妇做弓形虫常规检查,一旦发现应及时治疗或终止妊娠,防止先天性弓形虫病的发生。常用药物有磺胺类、乙胺嘧啶,螺旋霉素毒性小,为孕妇首选。

小　结

蛔虫、钩虫、蛲虫是常见的线虫,成虫形态为圆柱状,雌雄异体,雌虫大于雄虫;虫卵中等大小,无卵盖。生活史简单,无需中间宿主,在土壤中发育为感染阶段,蛔虫、蛲虫的感染阶段均为感染性虫卵,钩虫的感染阶段是丝状蚴。蛔虫、蛲虫经口感染，钩虫经皮肤感染。蛔虫、蛲虫、钩虫是成虫寄生于肠道，分别引起蛔虫病、蛲虫病和钩虫病。

常见吸虫有肝吸虫、日本血吸虫，两种吸虫成虫均背腹扁平，肝吸虫成虫雌雄同体，血吸虫成虫雌雄异体；虫卵均含有成熟的毛蚴。吸虫生活史复杂，均需中间宿主，肝吸虫有第一中间宿主淡水螺和第二中间宿主淡水鱼虾，在淡水鱼虾体内形成感染阶段——囊蚴；血吸虫只有一个中间宿主钉螺，在钉螺体内形成感染阶段尾蚴，肝吸虫经口感染，血吸虫经皮肤感染。分别引起肝吸虫病和血吸虫病，均为人兽共患寄生虫病。

最常见绦虫为猪带绦虫，成虫乳白色，背腹扁平、带状、分节，雌雄同体，有头节、颈部、链体三部分。人既是终宿主又是中间宿主，猪是具有流行病学意义的中间宿主。囊尾蚴和虫卵均为其感染阶段，经口感染人，引起猪带绦虫病和囊虫病。

原虫为单细胞低等动物。在人际间传播的有痢疾阿米巴、阴道毛滴虫，生活史简单；疟原虫和弓形虫生活史复杂；寄生部位溶组织内阿米巴在肠道、阴道毛滴虫在阴道、疟原虫在红细胞内、弓形虫在有核细胞内；感染途径疟原虫通过按蚊叮咬感染，阴道毛滴虫经直接或间接接触感染，溶组织内阿米巴和弓形虫经口感染。

目标检测

一、名词解释

1. 米猪肉　2. 疟疾发作　3. 再燃　4. 复发　5. 阴道的自净作用

二、填空题

1. 常见的肠道寄生虫有_____、_____、_____、_____、_____。
2. 蛔虫卵有_____和_____两种。
3. 生活史过程中需要中间宿主的寄生虫有_____、_____、_____、_____、_____；不需要中间宿主的有_____、_____、_____、_____、_____。
4. 肝吸虫的第一中间宿主是_____，第二中间宿主是_____；日本血吸虫的中间宿主是_____。
5. 寄生蠕虫中最小的虫卵是_____。
6. 人误食猪囊尾蚴，可患_____；误食猪带绦虫卵，可患_____。
7. 寄生人体的钩虫有_____、_____两种；其感染阶段为_____，感染途径是_____。
8. 小孩夜间哭闹不安，手抓肛门，最可能是_____虫感染，此虫通常在宿主_____时在_____周围产卵，感染率最高的人群是_____。
9. 肝吸虫寄生于人体的_____，其感染方式是_____，感染阶段是_____。
10. 日本血吸虫雌雄虫常呈_____状态，对人致病作用最为显著的发育阶段是_____。
11. 猪带绦虫成虫主要由_____、_____、_____组成，在人体内一般寄生_____条。
12. 寄生在人体的疟原虫有_____、_____、_____、_____共_____种，我国以_____最常见，疟疾的传播媒介为_____。
13. 阴道毛滴虫的感染阶段是_____，致病阶段是_____，主要通过_____方式传播，可引起_____、_____。
14. 溶组织内阿米巴的感染阶段是_____，致病阶段是_____，能引起_____和_____病。
15. 间日疟原虫的终宿主是_____，中间宿主是_____，红内期主要有_____、_____、_____、_____四个阶段。

三、选择题

1. 关于蛔虫的生活史，下列哪项是正确的
   A. 感染方式是侵入皮肤　　B. 成虫寿命为10年
   C. 不进入循环系统　　　　D. 成虫寄生于人体结肠
   E. 感染阶段是感染性虫卵
2. 蛔虫致病对人体危害最大的是
   A. 蛔蚴性肺炎　　　　　　B. 掠夺营养
   C. 引起并发症　　　　　　D. 引起超敏反应
   E. 破坏肠黏膜
3. 蛲虫卵的结构不包括
   A. 虫卵无色透明　　　　　B. 一侧扁平，另一侧稍凸
   C. 卵壳较厚　　　　　　　D. 内含一个卵细胞
   E. 内含幼虫
4. 主要通过"肛门—手—口"方式引起自身重复感染的寄生虫病是
   A. 蛔虫　　　　　　　　　B. 钩虫
   C. 蛲虫　　　　　　　　　D. 猪带绦虫
   E. 肝吸虫
5. 最常用的检查蛲虫卵的方法是
   A. 直接涂片法　　　　　　B. 透明胶纸法
   C. 饱和盐水浮聚法　　　　D. 自然沉淀法
   E. 毛蚴孵化法
6. 生吃淡水鱼虾可能感染
   A. 蛔虫病　　　　　　　　B. 血吸虫病
   C. 蛲虫病　　　　　　　　D. 猪带绦虫病
   E. 肝吸虫病
7. 日本血吸虫的感染方式是
   A. 误食虫卵污染的食物　　B. 食入带有活囊蚴的鱼虾
   C. 接触含有尾蚴的疫水　　D. 食入带有囊蚴的溪蟹
   E. 食入带有囊蚴的水生植物
8. 猪带绦虫卵内含有
   A. 尾蚴　　　　　　　　　B. 毛蚴
   C. 六钩蚴　　　　　　　　D. 一个卵细胞
   E. 2～4个卵细胞
9. 疟原虫的传播媒介是
   A. 按蚊　　　　　　　　　B. 伊蚊

C. 库蚊　　　　　　　　　D. 蝇

E. 蚤

10. 关于蛔虫的叙述下列哪项是错误的

　　A. 幼虫可致肺炎　　　　B. 感染阶段是受精卵

　　C. 幼虫可在体内移行　　D. 感染方式为经口感染

　　E. 成虫有钻孔习性

11. 蛔虫感染最常见的并发症是

　　A. 营养不良　　　　　　B. 幼虫移行造成的组织损伤

　　C. 幼虫引起的超敏反应　D. 胆道蛔虫症

　　E. 缺铁性贫血

12. 钩虫的感染阶段是

　　A. 丝状蚴　　　　　　　B. 感染性虫卵

　　C. 含蚴卵　　　　　　　D. 尾蚴

　　E. 成虫

13. 钩虫感染人体的主要途径是

　　A. 经口感染　　　　　　B. 经皮肤感染

　　C. 经输血感染　　　　　D. 经蚊子叮咬感染

　　E. 经蚤叮咬感染

14. 蛲虫雌虫的产卵部位常在

　　A. 直肠　　　　　　　　B. 回盲部

　　C. 小肠　　　　　　　　D. 肛门周围

　　E. 结肠

15. 蛲虫的感染阶段是

　　A. 感染性幼虫　　　　　B. 感染期虫卵

　　C. 成虫　　　　　　　　D. 丝状蚴

　　E. 虫卵

16. 关于肝吸虫，下列哪项是错误的

　　A. 有卵盖

　　B. 内含一个卵细胞和多个卵黄颗粒

　　C. 外形似芝麻

　　D. 卵盖边缘隆起呈肩峰状

E. 后端有一小疣状突起

17. 日本血吸虫的中间宿主是

　　A. 扁卷螺　　　　　　　B. 川卷螺

　　C. 钉螺　　　　　　　　D. 豆螺

　　E. 沼螺

18. 日本血吸虫发育各阶段中，致病最严重的阶段是

　　A. 尾蚴　　　　　　　　B. 虫卵

　　C. 成虫　　　　　　　　D. 童虫

　　E. 毛蚴

19. 下列哪种患者标本中，可查到猪肉绦虫囊尾蚴

　　A. 皮下结节　　　　　　B. 粪便

　　C. 尿　　　　　　　　　D. 痰

　　E. 血

20. 下列哪项不是猪带绦虫成虫形态特征

　　A. 头节呈圆球形　　　　B. 头节有顶突

　　C. 头节有小钩　　　　　D. 孕节子宫有 15～30 枝

　　E. 虫体分节

四、简答题

1. 列表比较人体常见寄生虫的寄生部位、排出途径、中间宿主(或发育环境)、感染阶段、感染途径。

2. 说明蛔虫病流行范围广、感染率高的原因。

3. 简述人体常见寄生虫的生活史及所致疾病。

4. 误食随新鲜粪便排出的受精蛔虫卵，能否引起蛔虫病？为什么？

5. 粪便中未检出蛔虫卵能否排除感染蛔虫？为什么？

6. 归纳比较蛔虫、钩虫、蛲虫的生活史异同点及致病作用。

7. 钩虫患者的主要临床表现有哪些？

8. 蛲虫病为何难以彻底治愈？

(樊丽萍)

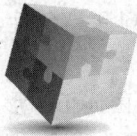

病原生物与免疫学基础实验指导

实验目的及实验室规则

一、实验目的

病原生物与免疫学基础实验是本门课程的重要组成部分,要通过实验,加深学生对基本理论知识的理解,掌握基本操作技能和无菌技术,建立无菌观念;通过实验结果的观察和分析,培养学生实事求是的科学态度、严肃认真的工作作风以及分析解决问题的能力,为培养良好的医护职业素养,打下坚实的基础。

因此,要做到在每次实验前必须复习相关理论知识和预习实验内容,对实验的目的、要求、方法和步骤等做到心中有数;实验过程中,应严格无菌操作,加强无菌观念的培养;实验过程中,坚持实事求是的科学态度,真实记录实验结果,认真分析,得出结论,如实验结果与理论不符,应探究原因;实验完成后要及时写出实验报告。

二、实验室规则

病原生物与免疫学基础大部分以病原微生物为实验对象,因此,必须严格遵守实验室规则,严格无菌操作,防止发生实验室感染。

1. 进入实验室前应穿实验服,离开实验室前脱下并反折放好,要经常清洗,保持洁净。

2. 非必要的物品不得带入实验室。带进实验室的必要的教材和文具,要远离操作部位。

3. 禁止在实验室内饮食、吸烟或用嘴湿润标签、舔咬笔等。

4. 实验室内要保持安静、整洁、有序,不得高声谈笑和随意走动,以免发生意外或影响他人实验。

5. 要爱护室内仪器设备,按使用规则操作,节约使用实验材料。酒精灯使用完毕,要及时盖灭火焰。凡因操作不当损坏者,需报告老师并进行登记。

6. 凡具有传染性的实验标本、培养物、血液、带菌材料、动物、器具等,均需按要求处理,不得随便乱放或用水冲洗。实验室内任何物品不得携出室外。

7. 实验中发生差错或意外事故时,应立即报告指导教师,及时处理,切勿隐瞒,不得擅自处理,以免发生传染。

8. 实验结束,应清洗仪器,擦净桌面,放好物品。需培养的培养物放入培养箱内,需消毒灭菌的物品集中到指定的地方。

9. 值日生在指导老师指导下,消毒桌面,做好实验室的卫生清洁,关好水电门窗。

10. 离开实验室前,需用消毒液泡手,再以清水冲洗。

实验1 细菌的形态和结构观察

一、实验目的

1. 学会显微镜油镜的使用和保护方法。
2. 能够辨认细菌的基本形态和特殊结构。
3. 初步学会革兰染色方法和结果判断。

二、显微镜油镜的使用和保护法

(一)油镜的原理

细菌须用显微镜油镜放大 1000 倍才能看到。一般光镜镜头从聚光器出来的光线通过标本玻片进入物镜时,由于玻片与空气折光率不同会发生折射,导致物像不清。因为玻璃和香柏油折光率相近似(约 1.52),所以在玻片上滴加香柏油可以减少光线折射,增加视野亮度,提高分辨率,获得清晰的物像(实验图 1-1)。

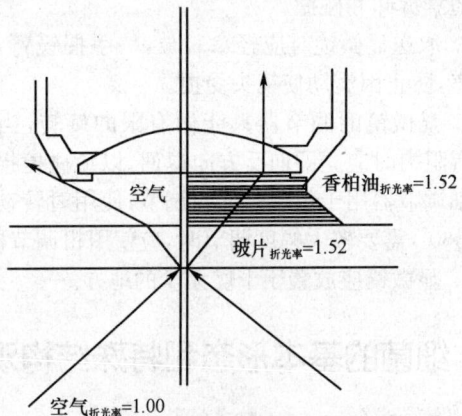

实验图 1-1 油镜原理示意图

（二）油镜使用方法

1. 放置显微镜　双手轻托显微镜，轻放于自己面前的实验台上，镜座距实验台边缘约 5cm。使用油镜时，必须端坐，不要倾斜镜台，以免镜油流出。

2. 对光　用低倍接物镜对光。由于使用油镜时要求摄入的光线最强，故必须做到以下三点：①聚光器上升到与载物台持平；②以灯光为光源时，将凹面反光镜对准光源，以自然光线为光源时，将平面反光镜对准光源；③光圈完全打开。

3. 转换油镜头　在标本玻片上滴一滴香柏油，再将标本片置于载物台上，用弹簧夹或移动器固定。转动旋转盘，调换油镜镜头。油镜头的三标志：①油镜头上标有 100×；②镜头前端有白色圆圈；③刻有"油"或者"Oil"字样。

4. 调节焦距　眼睛从镜筒侧面注视油镜头，再小心转动粗调节器，把镜头缓慢下降，或缓慢上升载物台，使镜头浸入油中至几乎与玻片接触为止，切勿相撞。然后一边从接目镜观察，一边慢慢转动粗调节器，使油镜头远离玻片。当见到视野出现模糊物像时，立即停止，再用细调节器调到物像清晰为止。若油镜已离开油面而仍未见到物像，必须重复操作。

5. 观察标本　应练习两眼同时睁开观察，最好左眼看接目镜，右眼配合绘图或记录。

6. 擦镜　镜检完毕，转动粗调节器使油镜镜头远离载物台，用 3 张擦镜纸擦镜。先用一张擦去镜头上的镜油，再用一张蘸少许二甲苯擦去残留的油迹，最后一张擦去残留的二甲苯。

7. 显微镜还原　取下标本片，下降聚光器，关闭光源，竖起反光镜，转动旋转盘，将接物镜摆成"八"字形。下降镜筒，罩上镜罩，双手托持显微镜，放入显微镜箱中。

（三）显微镜的保护

1. 显微镜是贵重精密仪器，使用时要精心爱护，不得随意拆卸和碰撞。

2. 取送显微镜时应轻拿轻放，一手握镜臂，一手托镜座，防止因震动使镜头受损。

3. 显微镜的调节器只能做有限的旋转，当旋转感到有阻力时应立即向反方向退回，以免碰撞损坏镜头。细调节器用于焦距的细微调节，使用时转动不宜超过 360°，需要较大幅度调节时，应使用粗调节器。

4. 显微镜应放置于干燥无尘的地方。

三、细菌的基本形态和特殊结构观察

（一）细菌的基本形态观察

使用显微镜油镜，观察各种球菌、杆菌和螺形菌的革兰染色标本片，认识细菌的基本形态。观察时应注意细菌的形状、大小、排列和染色性，同时绘图或记录。

1. 球菌　①葡萄球菌，菌体正圆形，呈葡萄串状排列，染成紫蓝色，为革兰阳性球菌；②链球菌，菌体正圆形，呈链状排列，染成紫蓝色，为革兰阳性球菌；③脑膜炎奈瑟菌，菌体肾形，成双排列，染成红色，为革兰阴性球菌。

2. 杆菌　大肠埃希菌，菌体短杆状，呈分散排列，染成红色，为革兰阴性杆菌。

3. 螺形菌　霍乱弧菌，菌体弧形，呈分散排列，染成红色，为革兰阴性弧菌。

（二）细菌的特殊结构观察

观察示教镜下肺炎链球菌的荚膜、破伤风梭菌的芽孢、伤寒沙门菌的鞭毛。注意细菌菌体与特殊结构的形状、染色性、大小、位置等形态特点，并绘图。

1. 鞭毛　伤寒沙门菌鞭毛染色标本片，菌体较为粗大呈杆状，染成红色，分散排列，周围可见到波浪状弯曲、较长、呈红色的鞭毛。

2. 荚膜　肺炎链球菌荚膜染色标本片，视野背景为蓝色，菌体呈纵向成双排列成双瓜子状或链状，菌体周围有未染上颜色的较厚的发亮区域，此即荚膜。

3. 芽孢　①破伤风梭菌芽孢的革兰染色标本片，革兰阳性菌，菌体为长杆状，顶端有不着色的圆形结构，大于菌体宽度，此即芽孢，使菌体呈"鼓槌状"，在视野内其他散乱分布的无色球体，为菌体脱落的成熟芽孢。②炭疽芽孢杆菌革兰染色标本片，菌体粗大杆状，呈链状排列，似竹节状，为革兰阳性杆菌。菌体中间有卵圆形的小于菌体的芽孢。

四、细菌涂片标本制作和革兰染色法

（一）革兰染色法的原理

由于细胞壁结构的差异等原因，革兰阳性菌可牢固结合初染的紫蓝色，不易被乙醇脱色，故不能染上复染的红色，而保持初染的紫蓝色；革兰阴性菌结合初染的紫蓝色不牢固，易被乙醇脱色，故染上复染的红色。

（二）材料

1. 菌种　大肠埃希菌、葡萄球菌培养物。

2. 其他　革兰染色液、载玻片、生理盐水、酒精灯、接种环等。

（三）方法

1. 制片　细菌涂片标本制作的基本步骤为：涂片→干燥→固定。①涂片，取生理盐水1滴置于洁净载玻片上，将接种环在酒精灯火焰中烧灼灭菌，用接种环从培养基上取少许细菌，在盐水中涂匀，涂布成约1cm² 大小的圆形薄膜；②干燥，把涂片置于室温中自然干燥，或将菌膜面向上置于酒精灯火焰上方不烤手的高处微微烘干；③固定，将已干燥的涂片标本膜面向上，用玻片夹固定玻片一端，以钟摆速度迅速通过火焰温度最高处3次，载玻片以热而不烫为宜。注意切勿将菌体烤焦。

2. 染色

（1）初染：滴加甲紫染液于涂膜上，染色1min后，用水轻轻冲洗。

（2）媒染：滴加碘液，约1min后，水洗。

（3）脱色：滴加95%乙醇溶液，轻轻摇动载玻片至无紫色液脱出为止，0.5～1min后，水洗。

（4）复染：滴加稀释复红，染色0.5min后，水洗。

3. 镜检　将染色标本片用滤纸吸干，油镜观察。

4. 结果　革兰阳性菌染成紫蓝色，革兰阴性菌染成红色。

五、实验报告

1. 列出油镜镜头的三个标志。

2. 写出油镜使用时采光的方法要点。

3. 绘出镜下所见的细菌基本形态和特殊结构图。

4. 记录革兰染色的结果并进行分析。

实验2　细菌的人工培养

一、实验目的

1. 熟悉培养基的制备原则和程序。

2. 掌握常用培养基的种类。

3. 正确描述细菌在培养基上的生长现象及代谢产物。

4. 初步学会细菌接种方法。

二、常用培养基的制备（示教）

（一）制备原则

①适当的营养成分；②合适的酸碱度；③配置后经灭菌使之无菌方可使用。

（二）制备程序

配料→溶化→测定及校正pH值→过滤→分装→灭菌→备用。

（三）常用培养基的种类

1. 按物理性状可分

（1）液体培养基（肉汤培养基）：取1000ml水，加入牛肉膏35g，蛋白胨10g，氯化钠5g，混合加热溶解后，调整pH至7.4～7.6，分装于烧瓶中，高压蒸汽灭菌后备用，可供一般细菌生长。

（2）固体培养基（普通琼脂培养基）：取100ml肉汤培养基，加入2%～3%琼脂，加热溶化，过滤，分装于烧瓶或试管中。高压蒸汽灭菌后，冷却至50～60℃时，以无菌操作缓慢倾入灭菌的空培养皿，冷凝后即为琼脂平板培养基；或趁热将试管斜置，冷凝后即为琼脂斜面培养基。前者用于分离细菌，后者用于增殖或保存菌种。

（3）半固体培养基：取100ml肉汤培养基，加入0.3%～0.5%琼脂，加热溶化，过滤，分装于烧瓶或试管中。高压蒸汽灭菌后备用。主要用于保存菌种或观察细菌动力。

2. 按用途不同可分

（1）基础培养基：含有细菌生长需要的基本营养成分。如肉汤培养基、普通琼脂平板或斜面培养基。

（2）营养培养基：在普通培养基中加入血液、血清等营养物质即成营养培养基，适于营养要求较高的细菌生长。如血琼脂培养基。

（3）鉴别培养基：供细菌生化反应试验用，可根据试验结果鉴别细菌。如糖发酵培养基。

（4）选择培养基：在培养集中加入抑制非目的菌生长的化学物质或药物，有利于目的菌的分离和检出。如SS琼脂平板培养基。

（5）厌氧培养基：供培养厌氧菌用。如疱肉培养基。

三、细菌接种法（示教）

（一）平板划线法

主要用于细菌的分离培养。最常用的是平板分区划线接种法。

1. 材料

（1）标本：葡萄球菌和大肠埃希菌混合培养物。

（2）培养基：普通琼脂平板。

2. 方法

（1）右手以持笔式握接种环，在火焰上烧灼灭菌。

（2）待冷却后，以无菌操作方法挑取葡萄球菌、大肠埃希菌混合培养物1环。

（3）左手持平板培养基，用五手指固定，以拇指和食指将平板盖启开一侧。右手将沾有菌液的接种环在平板表面的边缘部分涂抹。烧灼接种环，冷却，自涂抹部分开始，连续在平板表面左右划线，第一区划线占平板表面的1/5～1/4。

（4）再次烧灼接种环，待冷却，将培养基转动60°左右进行第二区划线，第二区划线与第一区划线开始相交2～3条，以后可不相交。烧灼接种环后用相同方法进行第三区、第四区、第五区划线（实验图2-1）。

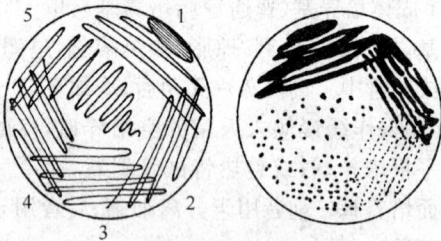

实验图2-1 平板分区划线接种法示意图

（5）接种完毕后，接种环经火焰灭菌，平板底部做好标记（姓名、日期、标本名称等），将平皿倒置（皿底在上）置37℃培养箱中培养18～24h，观察结果。

3. 注意事项

（1）划线接种时，力量要适中。

（2）接种环与培养基的夹角约45°为宜，切勿划破培养基表面。

（3）划线要密而不重复，充分利用平板表面。

（4）严格无菌操作。

（二）斜面培养基接种法

主要用于细菌的纯培养和保存菌种，某些特殊的斜面培养基可用于观察生化反应。

1. 材料

（1）标本：大肠埃希菌或葡萄球菌斜面培养物，即菌种试管。

（2）培养基：普通琼脂斜面培养基。

2. 方法

（1）左手拇指、食指、中指、环指分别握持菌种试管与待接种的斜面培养基试管，拇指压住试管底部上方，菌种管位于左侧，培养基管位于右侧，斜面均向上（实验图2-2）。

（2）右手拇指和食指分别松动两管棉塞，右手持接种环火焰灭菌。

（3）以右手小指与手掌、小指与环指分别拔取两管棉塞（先外后内），将两管口迅速通过火焰灭菌。

（4）将灭菌接种环伸入菌种管内，从斜面上取菌

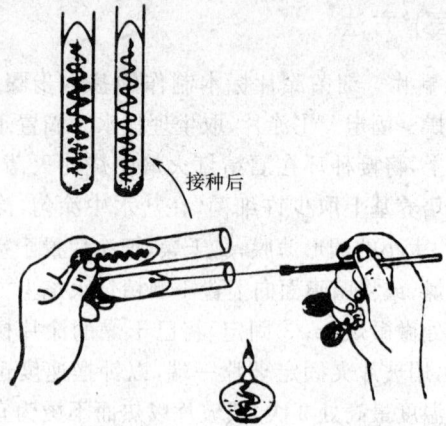

实验图2-2 双管移种法示意图

苔少许，迅速伸入培养管内，在斜面上先由底部向上拉一条直线，再从斜面底部向上划蛇形线。

（5）取出接种环，火焰灭菌管口，塞上棉塞（先塞菌种试管，后塞接种管），然后灭菌接种环，做好标记。置37℃培养箱中培养18～24h，观察结果。

（三）液体培养基接种法

主要用于增菌培养及检验细菌的生化反应。

1. 材料

（1）标本：大肠埃希菌或金黄色葡萄球菌斜面培养物。

（2）培养基：肉汤培养基。

2. 方法

（1）同斜面培养基接种法（1）、（2）、（3）。

（2）接种环灭菌冷却后，从菌种管挑取少量菌苔移到肉汤管，在接近液面上方的管壁上轻轻研磨，并蘸取少许肉汤调和，使细菌混合于肉汤中。

（3）将接种环和试管口在酒精灯火焰上烧灼灭菌。做好标记，置37℃培养箱中培养18～24h，观察结果。

（四）半固体培养基接种法

主要用于观察细菌的动力，在肠道杆菌鉴别中尤其重要。

1. 材料

（1）标本：变形杆菌、葡萄球菌斜面培养基。

（2）培养基：半固体琼脂培养基。

2. 方法

（1）同斜面培养基接种法（1）、（2）、（3）。接种环改用接种针。

（2）右手持接种针，灭菌冷却后，以接种针挑取少许菌苔，垂直刺入半固体培养基的中心，伸入培养基高度约3/4处，然后循原路退出。置37℃培养箱中培养

培养 18～24h,观察结果。

四、细菌生长现象及代谢产物的观察

（一）细菌在培养基中的生长现象观察

1. 材料

（1）菌种：乙型溶血性链球菌、枯草芽孢杆菌、金黄色葡萄球菌、大肠埃希菌、痢疾志贺菌。

（2）培养基：普通琼脂平板、血琼脂平板、液体培养基、半固体培养基。

2. 方法

（1）将金黄色葡萄球菌、枯草芽孢杆菌、乙型溶血性链球菌分别接种于液体培养基。

（2）将金黄色葡萄球菌、乙型溶血性链球菌分别接种于普通琼脂平板和血琼脂平板。

（3）将大肠埃希菌、痢疾志贺菌分别接种于半固体培养基。

（4）将以上接种的培养基置 37℃ 培养箱中培养 18～24h,观察结果。

3. 结果

（1）液体培养基：呈均匀混浊生长（葡萄球菌）、形成菌膜（枯草芽孢杆菌）和沉淀生长（乙型溶血性链球菌）。

（2）固体培养基：菌落和菌苔。注意菌落的大小、形态、透明度、颜色、表面和边缘是否整齐及周围有无溶血环。

（3）半固体培养基：无动力的细菌（痢疾志贺菌）沿穿刺线生长,穿刺线清晰,周围培养基透明;有动力的细菌（大肠埃希菌）沿穿刺线向周围扩散生长,穿刺线模糊,周围培养基变为混浊。

（二）细菌代谢产物观察

1. 糖发酵试验　将大肠埃希菌分别接种到葡萄糖及乳糖发酵管中,再将痢疾志贺菌分别接种到同样的发酵管中,置 37℃ 培养箱中培养 18～24h,观察结果。大肠埃希菌既能分解乳糖,又能分解葡萄糖产酸产气,使培养基变黄,倒置小导管中有气泡,用符号"⊕"表示;痢疾志贺菌分解葡萄糖产酸不产气,培养基变黄,导管中无气泡,用"＋"表示;痢疾志贺菌不分解乳糖,发酵管不变色,导管中无气泡,用"－"表示。

2. 靛基质试验　将大肠埃希菌、痢疾志贺菌分别接种到两支蛋白胨水中,置 37℃ 培养箱中培养 18～24h 后,沿培养基管壁缓缓滴加靛基质指示剂 0.5ml,观察结果。接种大肠埃希菌的试管在培养基表面出现红色化合物,为靛基质试验阳性,用"＋"表示;接种痢疾志贺菌的试管则出现黄色,为靛基质试验阴性,用"－"表示。

五、实验报告

1. 记录并分析平板划线接种法的结果。

2. 描述细菌在固体、液体、半固体培养基上的生长现象。

3. 记录糖发酵试验及靛基质试验的实验结果。

实验 3　细菌的分布与消毒灭菌

一、实验目的

1. 学会不同部位细菌的检查方法,认识细菌的分布情况。

2. 学会常用消毒灭菌法。

3. 认识并学会使用常用的消毒灭菌器。

4. 学会药物敏感试验。

二、细菌的分布检查（操作）

（一）空气中细菌的检查

取普通琼脂平板 2 个,一个放实验室内揭开平皿盖,在空气中暴露 10min 后盖上,另一个放在消毒过的无菌室或超净工作台上,暴露 10min 后盖上平皿盖,分别做好标记,置 37℃ 培养箱培养 18～24h,观察并记录实验结果。

（二）咽喉部细菌的检查

以下两种方法任选一种。

1. 咽拭子法　每两位同学为一组,取血平板一个,在平板底部正中画一直线分为两部分,分别做好标记,由两位同学用无菌操作分别将咽喉部棉拭子标本涂于血平板表面的相应位置,然后再用接种环划线,37℃ 培养 18～24h,观察并记录实验结果。

2. 咳碟法　取血琼脂平板一个,将盖打开,置于距同学口 10cm 处,用力咳嗽数次,盖好盖子,在平板底面做好标记,37℃ 培养 18～24h,观察并记录实验结果。

三、消毒与灭菌试验（操作）

（一）皮肤消毒试验

每两位同学为一组,取一个普通琼脂平板,在平板底部用笔划分为 5 格,标明序号,两人用未消毒手指分别在培养基上各涂一格（1 格、2 格）,然后用碘伏消毒手指后再各涂一格(3格,4格),余下第5格作为空白对照,盖好盖,置37℃培养18~24h,观察并记录实验结果。

(二)热力灭菌试验

取4支无菌肉汤管,分别标记为1、2、3、4号,其中1、2号管接种大肠埃希菌,3、4号管接种枯草芽孢杆菌,将1、3号管在水浴锅中煮沸5~10min,然后均置于37℃培养18~24h,观察并记录实验结果。

(三)紫外线杀菌试验

取普通琼脂平板一个,密集划线接种大肠埃希菌。用无菌小镊子把经过灭菌的长方形纸片贴于平板表面中央部分。打开平皿盖约2/3,置于紫外线灯下距离20~30cm处照射30min,盖上平皿盖。置于37℃培养18~24h,观察并记录实验结果。

(四)常用消毒灭菌及除菌法介绍

1. 高压蒸汽灭菌法　是应用最广的灭菌法,凡能耐湿耐高温高压的普通培养基、生理盐水、敷料、手术器械、药品及注射用液体、玻璃器皿等,均可用此法灭菌。

先向高压蒸汽灭菌器的外筒内加水,把需灭菌的物品放入内筒内,盖好盖并将螺旋拧紧使之密闭。打开排气阀开始加热,待水沸腾后,排气阀开始排出气体,筒内冷空气完全排出后,持续排水蒸气时,关上排气阀。此时筒内压力逐渐上升。至压力达到103.4kPa时,此时温度为121.3℃,调节热源,维持20~30min可达到灭菌目的。灭菌完毕,关掉热源,待压力下降到零时,徐徐开放排气阀,排除余气后开盖取物。

2. 干热灭菌法　主要用于玻璃器皿、试管、吸管、三角烧瓶、粉剂等的灭菌。用时将需要灭菌的物品经清洗和晾干之后整齐摆放在干烤箱内,不宜过挤,关闭两层箱门,通电,待温度升高到160~170℃,维持2h即可达到灭菌目的。温度不可过高,以免棉塞或包装纸烤焦甚至燃烧。灭菌完毕,关闭电源,待温度自然下降到40℃以下方可开门取物,以防玻璃器皿骤冷发生破裂。

3. 滤过除菌法　用物理阻留的方法将液体中的细菌除去。常用于不耐热的液体培养基、血清、溶液以及药品的除菌或分离细菌外毒素及病毒。常用的滤器有蔡氏滤器和玻璃滤器。

四、药物敏感试验(纸片法)(操作)

1. 用接种环取大肠埃希菌或葡萄球菌培养物,在整个琼脂平板表面密集划线涂布均匀。

2. 稍干后,无菌操作用镊子取药敏纸片,贴在涂布细菌的培养基表面,一次贴成,不得移动,并使其贴平。纸片一贴上就不可再拿起,因纸片中的药液已扩散到琼脂中。每取一种药敏纸片前,均须先灭菌镊子并冷却。每张纸片中心间距不少于24mm,纸片中心距平板边线距离不少于15mm。直径为90mm的平板最多贴6片。

3. 将平板放入37℃温箱培养18~24h后观察结果(实验图3-1)。

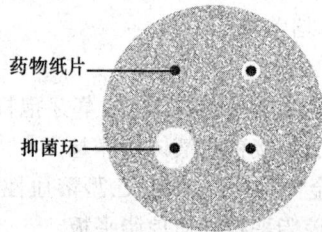

药物纸片

抑菌环

实验图3-1　细菌对药物的敏感试验示意图

4. 结果报告　若细菌对某种抗菌药物敏感,则在药物纸片的周围有一圈无细菌生长的区域,即抑菌圈。通过测量抑菌圈直径的大小,可判断对药物的敏感度,一般以敏感、中介、耐药三个等级报告结果。

(1)敏感(S):指细菌被常用剂量的抗菌药物所抑制。

(2)中介(I):指细菌被高于常用剂量的抗菌药物所抑制,但治疗指数低(即治疗量与中毒量接近);或者是敏感与耐药之间的缓冲带,为实验误差造成。

(3)耐药(R):指细菌不被常用剂量的抗菌药物所抑制,治疗效果差。

五、实验报告

1. 记录空气、皮肤及咽喉部细菌检查的结果。
2. 记录热力灭菌及紫外线杀菌试验结果。
3. 记录皮肤消毒试验结果。
4. 说明药物敏感试验(纸片法)的方法及结果。

实验4　免疫学实验

一、实验目的

1. 描述E花环、淋巴母细胞、中性粒细胞吞噬细菌的形态。

2. 通过观察动物过敏性休克,理解Ⅰ型超敏反应发生的机制,掌握其症状。

3. 学习并掌握玻片凝集试验的操作,学会抗原抗体反应结果的判定。

4. 观察并熟悉常用生物制品。

二、免疫细胞观察(示教)

1. E 花环试验标本片　油镜下观察 E 花环标本片,凡结合≥3 个绵羊红细胞的淋巴细胞为 T 细胞。T 细胞较大,染成蓝色,绵羊红细胞较小,为红色。

2. 淋巴细胞转化试验标本片　油镜下转化的淋巴母细胞的特点:体积明显增大,是成熟淋巴细胞的 3～4 倍,染色质疏松成网状,核膜清晰,核内可见明显核仁 1～4 个,胞浆丰富,嗜碱性,有伪足样突起,称为淋巴母细胞。

3. 中性粒细胞吞噬淋球菌标本片　油镜下观察标本片上中性粒细胞内有吞噬的革兰阴性双球菌。

三、豚鼠过敏反应(示教)

1. 实验材料　豚鼠两只、鸡蛋清、马血清、注射器、0.5%碘伏等。

2. 实验步骤

(1) 致敏注射:取体重 250g 左右的健康豚鼠 2 只,分别标记为 A 和 B,两只均皮下注射 1∶10 稀释的鸡蛋清 0.5ml,使之致敏。

(2) 发敏注射:2～3 周后,取豚鼠 A 心内注射 1∶2 稀释的鸡蛋清 1ml,豚鼠 B 心内注射 1∶2 稀释的马血清 1ml。

(3) 观察结果:豚鼠 A 在发敏注射后数分钟,出现不安、竖毛、抓鼻、继而出现呼吸困难、抽搐、痉挛性跳跃、大小便失禁等症状,严重的会导致死亡。解剖可见肺气肿,是支气管平滑肌痉挛所致。豚鼠 B 则没有过敏症状。

四、抗原抗体反应

(一) 玻片凝集试验(操作)

玻片凝集试验是用已知的诊断血清(抗体),与被检的未知细菌(抗原)在玻片上进行凝集试验,如出现特异性凝集,可确定被检细菌的种属或型别。

1. 实验材料　伤寒杆菌诊断血清、被检细菌培养物、生理盐水、接种环、酒精灯等。

2. 实验步骤

(1) 取清洁载玻片一张,用蜡笔从中间分成左右两格,在左侧加伤寒杆菌诊断血清 1 滴,右侧加生理盐水 1 滴作为对照。

(2) 用接种环无菌操作取被检细菌培养物少许,先放在 0.9%氯化钠溶液内混匀,再蘸取均匀的细菌悬液放入诊断血清中混匀。

(3) 轻轻晃动玻片,2～3min 后观察结果(实验图 4-1)。

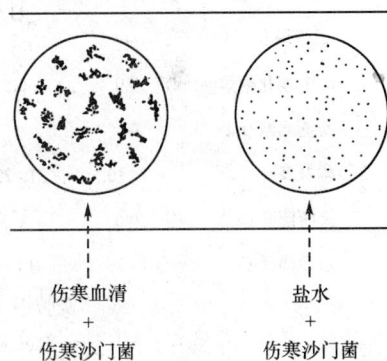

伤寒血清　　　　　盐水
＋　　　　　　＋
伤寒沙门菌　　　伤寒沙门菌

实验图 4-1　玻片凝集试验示意图

3. 结果观察　若 0.9%氯化钠溶液中的细菌不凝集,而诊断血清内的细菌迅速凝集,为阳性;若 0.9%氯化钠溶液和诊断血清中的细菌均不凝集,为阴性;若 0.9%氯化钠溶液和诊断血清中的细菌都发生了凝集,则为假阳性,说明被检细菌有自凝现象。

4. 观察记录完毕,将玻片放入消毒缸,防止污染。

(二) 试管凝集试验(示教)

1. 原理　将被检血清在试管内用 0.9%氯化钠溶液做连续 2 倍递增稀释,然后与等量的已知抗原混合,在适当温度下反应一定时间后,观察凝集现象。

2. 实验材料　待检血清、伤寒诊断菌液(10 亿个菌/ml)、0.9%氯化钠溶液、刻度吸管、试管、试管架等。

3. 实验步骤

(1) 取洁净小试管 7 支,排列于试管架上,依次标明管号。

(2) 第 1 只试管加 0.9%氯化钠溶液 0.9ml,其余每管加 0.9%氯化钠溶液 0.5ml。

(3) 稀释血清:取 0.1ml 待检血清加入第 1 管中,反复上下吸吹 3 次混匀,吸出 0.5ml 加入第 2 管中,同法混匀后,取出 0.5ml 加入第 3 管中,如此二倍稀释法至第 6 管,再从第 6 管吸出 0.5ml 弃去。第 7 管不加血清,作为对照。此时各管血清稀释倍数依次为 1∶10、1∶20、1∶40、1∶80、1∶160、1∶320。

(4) 加菌液:7 个管均加伤寒诊断菌液 0.5ml,此时血清又被稀释 1 倍,依次为 1∶20、1∶40…1∶640。

(5) 用手振荡试管架数次,使试管内液体混匀,37℃水浴 2～4h 或置 37℃温箱过夜,次日观察结果。

4. 结果观察、解释及效价确定　从温箱中取出试管架,不要振荡试管。观察试管内的上清液和下层凝集物。先观察生理盐水对照管,管底为圆形、边缘

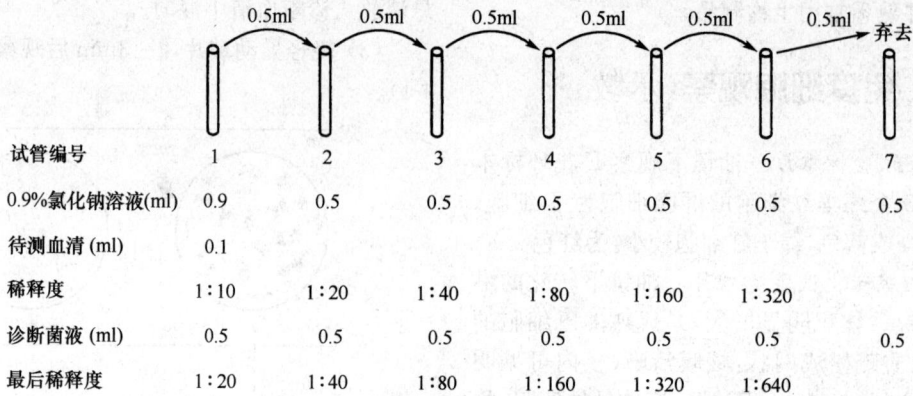

试管编号	1	2	3	4	5	6	7
0.9%氯化钠溶液(ml)	0.9	0.5	0.5	0.5	0.5	0.5	0.5
待测血清(ml)	0.1						
稀释度	1:10	1:20	1:40	1:80	1:160	1:320	
诊断菌液(ml)	0.5	0.5	0.5	0.5	0.5	0.5	0.5
最后稀释度	1:20	1:40	1:80	1:160	1:320	1:640	

实验图 4-2　试管凝集试验操作程序图

＋＋＋＋:细菌全部凝集,凝块沉于管底,上层液体澄清透明
＋＋＋:约 75% 的细菌凝集,上层液体轻度混浊
＋＋:约 50% 的细菌凝集,上层液体中等混浊,呈半透明
＋:约 25% 的细菌凝集,上层液体混浊
－:细菌不凝集,液体混浊度与对照管相同

整齐的细菌沉淀物,不凝集,若轻摇,细菌散开仍呈混浊。然后由第 1 管与对照管对比观察,如有凝集,可见管底有沉淀的凝集块。观察试管内的上清液和下层凝集物,按液体的清浊、凝块的大小记录。观察并记录每一管结果。凝集强弱以"＋"的多少表示。

试管凝集反应操作步骤见实验图 4-2。

凝集效价的判定:以出现明显凝集(＋＋)的血清最高稀释倍数为该血清的凝集效价。

(三) 金标记(斑点免疫层析试验)——妊娠试验(操作)

斑点免疫层析试验(dot immuno-chromatographic assay,DICA)又称"一步金法"。试验所用试剂全部为干试剂,多个试剂被结合在一个约 6mm×70mm 的塑料板条上,试纸条两端附有吸水材料,成为单一试剂条。

1. 实验原理　抗 HCG 免疫金复合物干片粘贴在试纸条近下端,抗 HCG 单克隆抗体和抗小鼠 IgG 抗体分别固化于硝酸纤维素膜(NC 膜)的测试区和对照区。当试纸条下端浸入液体标本中,下端吸水材料即吸取液体向上端移动,流经干片时,使免疫金复合物复溶,并带动其向膜条渗移。若标本中有 HCG,可与抗 HCG 免疫金复合物结合。此抗原抗体复合物流至测试区时即被固相抗体所获,在膜上显出红色反应线条。

2. 实验材料　待检尿液、试纸条。

3. 实验步骤　取试纸条,将试纸条端插入尿液中至标记处 5 秒,不要超过标记线,取出平放,在室温下 3～5min 后,目测观察结果。

4. 结果判断

(1) 阳性:试纸条的对照线、检测线均出现紫红色反应。

(2) 弱阳性:试纸条的检测线颜色浅于对照线。

(3) 阴性:试纸条仅对照线有红色反应。

(4) 无效:试纸条检测线、对照线均无红色反应线出现,说明试验失败或试纸条失效。

五、常用生物制品介绍(示教)

1. 人工自动免疫常用生物制品

(1) 疫苗:卡介苗、乙型肝炎疫苗、脊髓灰质炎疫苗、麻疹疫苗、脑膜炎奈瑟菌多糖疫苗、乙型脑炎疫苗、狂犬疫苗、腮腺炎疫苗、甲型肝炎疫苗、流感疫苗等。

(2) 类毒素:白喉类毒素、破伤风类毒素。

(3) 联合疫苗:百白破三联疫苗。

2. 人工被动免疫常用生物制品　破伤风抗毒素、白喉抗毒素、丙种球蛋白、胎盘球蛋白等。

3. 免疫治疗常用生物制品　干扰素、转移因子、胸腺素等。

4. 免疫诊断常用生物制品　伤寒 O 菌液、甲型副伤寒 H 菌液、乙型副伤寒 H 菌液、丙型副伤寒 H 菌液、伤寒 O 诊断血清、伤寒 H 诊断血清、志贺菌诊断血清等。

六、实验报告

1. 绘出镜下所见 E 花环、淋巴细胞母细胞形态。

2. 分析豚鼠过敏反应的现象及发生机制。

3. 记录各项抗原抗体反应的结果,并解释实验的意义。

实验 5　常见病原菌实验

一、实验目的

1. 识别各种常见病原菌的形态、结构、排列、染色性及培养特点。

2. 了解血浆凝固酶试验、抗"O"试验结果,掌握其临床意义。

3. 了解抗酸染色的方法结果,掌握其临床意义。

二、常见病原菌形态结构和培养物观察

(一)常见病原菌形态结构观察(示教)

1. 材料　常见病原菌染色标本片:病原性球菌染色标本片、肠道杆菌染色标本片、弧菌染色标本片、白喉棒状杆菌染色标本片、结核分枝杆菌抗酸染色标本片、炭疽杆菌染色标本片等。

2. 方法

(1)形态观察:用油镜观察各种病原菌的形态、大小、排列、染色性。注意白喉棒状杆菌的形态、排列及异染颗粒颜色、位置。结核分枝杆菌的染色性及形态与排列。

(2)特殊结构观察:用油镜观察:肺炎链球菌的荚膜、伤寒沙门菌或变形杆菌的鞭毛(周毛菌)、破伤风梭菌的芽孢、炭疽杆菌的的芽孢。注意二者芽孢位置、大小、形态的区别。

(二)常见病原菌培养物观察(示教)

1. 材料　化脓性球菌血平板培养物、肠道杆菌在 SS 平板上培养物、铜绿假单胞菌在普通平板上的培养物、牛粪标本在疱肉培养基中的培养物。

2. 方法

(1)金黄色葡萄球菌在血平板上的生长现象:菌落大,直径 1~2mm,圆形凸起,表面光滑、湿润、边缘整齐、不透明、有脂溶性的金黄色色素、菌落周围有大而透明的溶血环。

(2)大肠埃希菌与伤寒沙门菌在 SS 平板上的生长现象:①大肠埃希菌在 SS 平板上形成红色菌落(由于该菌分解乳糖产酸使培养基中的指示剂呈酸性反应);②伤寒沙门菌形成无色菌落。

(3)铜绿假单胞菌在普通平板上生长现象:菌落大而扁平、有生姜气味、有水溶性的绿色素(培养基及菌落均为绿色)。

(4)牛粪在疱肉培养基中的生长现象(属于厌氧培养):肉汤混浊、产生大量气体、有汹涌发酵现象。

三、血浆凝固酶实验——玻片法 (示教或操作)

1. 原理　大多数致病性葡萄球菌能产生血浆凝固酶,而非致病性葡萄球菌不产生此酶。该酶能使人血浆或兔血浆中的纤维蛋白原转变成纤维蛋白,从而出现血浆凝固的现象。

2. 材料　金黄色葡萄球菌及表皮葡萄球菌 18~24h 培养物,人或兔血浆,0.9%氯化钠溶液,载玻片等。

3. 方法

(1)取 0.9%氯化钠溶液,分别在载玻片两侧各加 1 滴。

(2)用接种环无菌操作取表皮葡萄球菌培养物少许于玻片左侧盐水中研磨混匀作为对照,同法取金黄色葡萄球菌培养物于右侧盐水中研磨混匀,观察有无自凝现象。

(3)若无自凝,则在玻片左右两侧菌液中各滴加血浆一滴,摇匀。2min 内出现颗粒状凝聚,即为阳性。

4. 结果　金黄色葡萄球菌血浆凝固酶试验阳性,表皮葡萄球菌血浆凝固酶试验阴性。

5. 临床意义　血浆凝固酶试验是鉴别葡萄球菌有无致病性的重要指标。

四、抗链球菌溶血素"O"试验(抗"O"试验)——胶乳法(示教)

1. 原理　正常情况下,人体血清中含有一定量的抗"O"抗体,能与一定量的溶血素 O 结合。当链球菌感染时,血清中抗"O"抗体明显增高,除能与一定量的溶血素 O 结合外,还有剩余抗"O"抗体与胶乳上的溶血素 O 结合,而使胶乳出现凝集。

2. 材料　待检血清、溶血素"O"试剂、ASO 胶乳试剂(溶血素致敏的胶乳)、阳性控制血清、阴性控制血清、反应板或载玻片。

3. 方法

(1)在反应板的格子中分别滴加阴性血清、阳性血清、待检血清各 1 滴。

(2)滴加溶血素"O"各 1 滴,轻轻摇动 2min,使其充分混匀。

(3)滴加 ASO 胶乳试剂各 1 滴,轻轻摇动 8min,观察结果。

阴性血清:不凝集。

阳性血清:凝集。

待检血清:若凝集为阳性,不凝集则为阴性。

4. 意义　凝集效价>1:400,可作为急性肾小球肾炎、风湿热等链球菌感染后有关疾病的辅助诊断。

五、结核病人痰标本涂片及抗酸染色（示教）

1. 材料　用经高压蒸汽灭菌的结核患者的痰液、抗酸染液（苯酚复红、3%盐酸酒精、亚甲蓝染液）、载玻片等。

2. 方法

（1）涂片：无菌操作用接种环挑取痰液标本均匀涂抹在载玻片上，自然干燥，经火焰固定。

（2）抗酸染色：①初染。滴加苯酚复红染液将涂膜覆盖。在酒精灯火焰上加热至有蒸汽出现，不要沸腾，染液随时滴加，避免干燥，维持5min，冷却后水洗。②脱色。滴加3%盐酸酒精脱色约0.5min左右，直至红色染料基本脱净为止，水洗。③复染。滴加碱性亚甲蓝染液染1min，水洗。干燥后镜检。

3. 油镜观察结果　结核分枝杆菌呈红色，为抗酸菌。染成蓝色的细菌为非抗酸菌。

六、实验报告

1. 绘出各种病原菌油镜下形态及部分病原菌的特殊结构。

2. 记录血浆凝固酶试验、抗"O"试验结果，并分别说出其临床意义。

3. 记录观察到的病原菌培养物特征。

实验6　病毒及其他微生物实验

一、实验目的

1. 辨认病毒的包涵体以及螺旋体、真菌的形态。

2. 观察乙型肝炎病毒表面抗原ELISA检测步骤，记录结果并分析其意义。

二、病毒及其他微生物形态观察（示教）

（一）材料

狂犬病患者脑组织HE染色标本片、立克次体标本片、钩端螺旋体、梅毒螺旋体镀银染色标本片、白假丝酵母菌革兰染色标本片、新型隐球菌墨汁负染色标本片、真菌培养物、显微镜等。

（二）方法

1. 油镜观察狂犬病病毒内基小体　注意观察包涵体的形态、染色性和在细胞中的位置。

2. 油镜观察立克次体　注意观察立克次体的形态、染色性及在细胞内外的位置。

3. 观察螺旋体形态　镀银染色示教片：观察螺旋体形态、螺旋类型和两端的形状。镜下可见螺旋体呈棕褐色，钩体螺旋细密规则，体态呈C型、S型，一端或两端呈钩状。梅毒螺旋体呈棕褐色，螺旋细密整齐，螺旋体硬直，两端尖。

4. 真菌形态和培养物观察

（1）单细胞真菌的观察：①用油镜观察白假丝酵母菌革兰染色标本片和高倍镜观察新型隐球菌墨汁负染色标本片。白假丝酵母菌为卵圆形，革兰阳性单细胞真菌，有假菌丝、芽生孢子或厚膜孢子。新型隐球菌呈圆形，外有较厚发亮的荚膜。②酵母菌或白假丝酵母菌在沙保弱培养基上的生长现象观察。观察菌落外观、颜色、湿润度等特征，并与细菌菌落区别。

（2）多细胞真菌的观察：①真菌培养物观察。观察丝状菌落的形状、菌丝的颜色。②皮肤丝状菌感染标本检查法。将病变头发、皮屑、指（趾）甲屑少许放在载玻片上，滴加10%氢氧化钾或氢氧化钠1~2滴，加盖玻片并在酒精灯上微微加热，以溶解角质蛋白，促使标本透明，然后轻轻加压并去除气泡，以低倍镜或高倍镜观察菌丝和孢子的形态。

三、乙型肝炎病毒表面抗原检测结果观察（示教）

（一）材料

ELISA试剂盒、待检血清、加样器等。

（二）原理

采用单克隆抗-HBs包被反应板，加入待检血清标本，然后加入抗-HBs-HRP（HRP，辣根过氧化物酶），当标本中存在HBsAg时，该HBsAg与包被抗-HBs结合，并与抗-HBs-HRP结合形成抗-HBs-HBsAg-抗-HBs-HRP复合物（即双抗体夹心法），加入TMP（四甲基联苯胺）底物产生显色反应，反之则无显色反应。

（三）方法

1. 在包被有抗-HBs的反应板凹孔内加入待检血清50μl（或1滴），设阳性、阴性对照各1孔，每孔加入阳性、阴性对照血清各1滴，并设空白对照1孔。

2. 每孔加入酶标抗-HBs试剂1滴（空白对照孔除外），充分混匀，封板，置37℃孵育30min。

3. 手工洗板　弃去孔内液体，洗涤液注满各孔，静置5s，甩干，重复5次后拍干。洗板机洗板：选择洗涤5次程序洗板后拍干。

4. 加入显色剂 A 液、B 液各 1 滴,充分混匀,封板,置 37℃孵育 15min。

5. 每孔加入终止液 1 滴,混匀。

(四) 结果判断

目测:孔中溶液出现橘黄色,为试验阳性;孔中无色为试验阴性。

(五) 意义

ELISA 双抗体夹心法若出现有色反应,则说明待检血清中有 HBsAg。颜色越深,则标本中所含的 HBsAg 越多。HBsAg(+),则临床上可能是 HBV 现症感染或携带者。

四、实验报告

1. 绘出狂犬病病毒内基小体、钩端螺旋体、梅毒螺旋体、白假丝酵母菌、新型隐球菌形态图。

2. 记录 ELISA 试验结果并说出临床意义。

实验 7　常见人体寄生虫实验

一、实验目的

1. 熟悉人体常见寄生虫虫卵的形态特征。

2. 了解人体常见寄生虫成虫的外形特征。

3. 初步识别常见寄生虫幼虫、中间宿主。

4. 掌握人体寄生虫的常见检查方法。

二、常见人体寄生虫虫卵观察(示教)

镜下观察蛔虫卵、钩虫卵、蛲虫卵、肝吸虫卵、血吸虫卵、猪带绦虫卵玻片标本。注意观察虫卵形态、大小、颜色、卵壳及卵内构造(实验表 7-1)。

三、常见人体寄生虫成虫、幼虫观察(示教)

1. 肉眼观察蛔虫、钩虫、蛲虫成虫大体标本,注意观察成虫形态、颜色、大小、雌雄虫的区别。

2. 肉眼或放大镜观察华枝睾吸虫、日本血吸虫成虫玻片标本。注意观察成虫形态、颜色、大小、吸盘、睾丸。

3. 肉眼观察猪带绦虫成虫大体标本,注意观察形态、颜色、大小、节片特点及数目、头节、颈节特征。

4. 镜下观察猪带绦虫孕节玻片标本。注意观察孕节形状(长宽比例)及子宫分支情况(数目、特点)。

5. 镜下观察猪囊尾蚴头节,注意观察头节外形、顶突、小钩、吸盘。

四、部分寄生虫中间宿主及病理标本观察(示教)

1. 肉眼观察日本血吸虫中间宿主钉螺的形态特征。

2. 肉眼观察肝吸虫第一中间宿主豆螺、沼螺,第二中间宿主淡水鱼、虾的形态特征。

3. 肉眼观察猪囊尾蚴寄生的猪肉(米猪肉)病理标本,注意观察猪囊尾蚴的形态、大小、结构特征和囊壁的特点。

五、常见原虫观察(示教)

1. 镜下观察阴道毛滴虫玻片标本,注意其形态、大小、结构。

2. 镜下观察间日疟原虫小滋养体、大滋养体、未成熟裂殖体、成熟裂殖体、雌雄配子体,注意观察各期形态、疟色素颜色、形态及分布,被寄生红细胞的变化。

六、人体寄生虫的常见检查方法

1. 直接涂片法　适用于检查蠕虫卵、原虫的包囊或滋养体。方法简便,但由于取粪量少,易漏诊。连续作 3 次涂片,可提高检出率。

方法:加 1 滴 0.9% 氯化钠溶液于洁净的载玻片中央,用棉签棍或牙签挑取米粒大小的粪便,在生理盐水中调匀涂开,厚度以透过涂片可辨认书上字迹为

实验表 7-1　常见蠕虫卵的鉴别要点

虫卵	大小(μm)	形状	颜色	卵壳	结构特点
受精蛔虫卵	(45~75)×(35~50)	宽椭圆	棕黄色	厚	壳外有凹凸不平蛋白质膜,内有一个卵细胞
未受精蛔虫卵	(88~94)×(39~44)	长椭圆	黄色	薄	壳外蛋白质膜较薄,卵内充满折光性颗粒
钩虫卵	(56~76)×(36~40)	椭圆	无色	薄	卵内细胞 4~8 个,与卵壳之间有明显空隙
蛲虫卵	(50~60)×(20~30)	柿核形	无色	厚	一侧较平,一侧稍隆起,卵内含幼虫
华支睾吸虫卵	(27~35)×(11~20)	芝麻形	黄褐色	较厚	卵盖明显,有肩峰和小疣,卵内含毛蚴
日本血吸虫卵	89×67	椭圆	淡黄色	薄	无卵盖,有侧棘,内含毛蚴,毛蚴与卵壳间有油滴状分泌物
带绦虫卵	直径 31~43	球形	黄褐色	薄易脱落	胚膜厚,有放射状条纹,内含六钩蚴

宜。以低倍镜检查,如用高倍镜观察,需加盖玻片。应注意虫卵与粪便中异物的鉴别。

2. 碘液染色法　主要用于原虫包囊的检查。方法基本同直接涂片法,以一滴碘液代替 0.9％氯化钠溶液,加盖玻片后在高倍镜下观察。如碘液过多,可用吸水纸从盖玻片边缘吸去过多的液体。

碘液配方:碘化钾 4g,碘 2g,蒸馏水 100ml。

注意:所用碘液不宜太多、太浓,否则粪便凝成团块,包囊折光性降低,不利于观察。

3. 自然沉淀法　自然沉淀法又称水洗沉淀法或静止沉淀法。有助于提高检出率。适用于各种蠕虫卵和幼虫、原虫包囊的检查,尤其适用于血吸虫卵等有盖虫卵。

取粪便 20～30g,加水稀释成混悬液,经 40～60 目金属筛或 2 层或 3 层湿纱布过滤,再用水清洗粪渣,量杯中加满水静置 25～30min,倒去上液,重新加满清水,以后每隔 15～20min 换水 1 次,如此沉淀 3～4 次,直至上液清晰为止,然后倒去上清液,取沉渣涂片镜检。如查钩虫卵及原虫包囊,换水时间应延长至 6h 一次。

4. 离心沉淀法　取粪便 5g 左右,加水 10ml 捣碎、调匀,经过两层湿纱布滤入离心管中离心(1500～2000r/min)1～2min,倒去上液,注入清水,再离心沉淀,如此反复 3～4 次,直至上液澄清为止,倒去上液,取沉渣镜检。此法可查蠕虫卵和原虫包囊。本法与自然沉淀法相似,因费时较少,适用于临床检验。

5. 饱和盐水浮聚(漂浮)法(实验图 7-1)　适用于线虫卵,检查钩虫卵效果最好。用竹签取黄豆大小的粪便置于浮聚瓶(高 3.5cm,直径 2cm 的圆形直筒;或用青霉素瓶代替)中,放入少量饱和盐水调匀,再慢慢加饱和盐水至液面略高于瓶口但不溢出为止,在瓶口覆盖一洁净的载玻片,静置 15min 后,将载玻片提起并迅速翻转,镜检。

注意:操作时瓶口与载玻片间不能存留气泡与粪渣,静置时间不宜太长或过短,载玻片翻转要平稳、迅速。

饱和盐水配制:将食盐徐徐加入盛有沸水的容器中,不断搅动,直至食盐不再溶解为止。饱和盐水的比重约为 1.20。

6. 透明胶纸法　将宽 2cm、长 6cm 的透明胶纸贴于载玻片(右端粘贴标签,供编号)上备用,检查时将胶纸一端掀起 3/4 用胶面粘贴受检者肛门周围皮肤,可用手指或棉签按压无胶面,使胶面与皮肤充分粘贴,然后将胶纸贴回载玻片上镜检。

7. 棉拭子法　用 0.9％氯化钠溶液浸湿棉拭子(取出时挤去多余的盐水),擦拭受检者肛门周围皮肤,然后将棉拭子上的拭取物涂片,加盖玻片镜检。或将棉拭子放入盛有 0.9％氯化钠溶液的试管中荡洗,离心沉淀后取沉渣镜检。或将棉拭子在盛饱和盐水的漂浮瓶中荡洗,加饱和盐水至满,覆以载玻片,15min 后,翻转载玻片镜检。

注意:检查蛲虫卵应在清晨解便前进行。检查者要注意防止感染,用具要消毒。

8. 肛门周围蛲虫成虫检查　雌蛲虫成虫夜间爬出肛门产卵。夜间小孩熟睡后,侧卧将肛门暴露,仔细检查肛门周围,若发现白色小虫,用镊子夹入盛有 70％乙醇的小瓶内,送检。

七、实验报告

1. 绘出镜下所见寄生虫虫卵及原虫形态。
2. 记录寄生虫检查方法并分析结果。

(梁永庆)

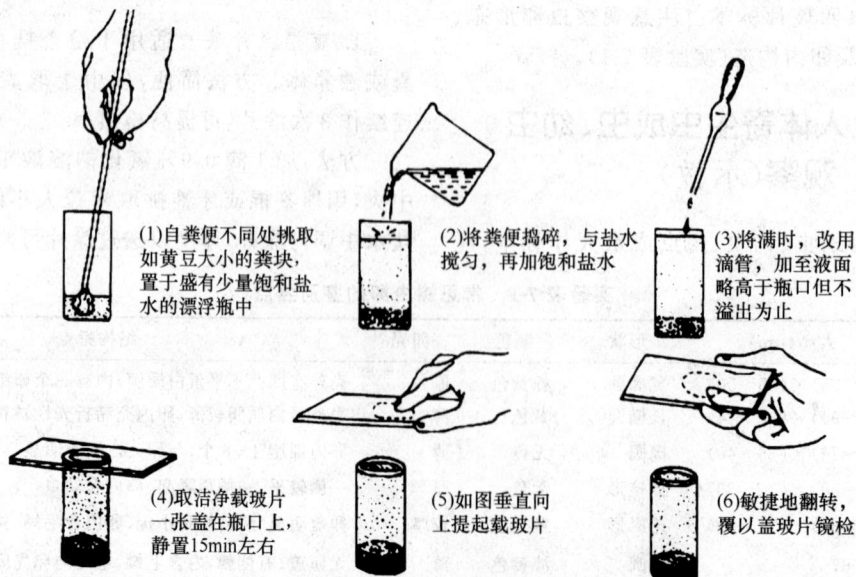

(1)自粪便不同处挑取如黄豆大小的粪块,置于盛有少量饱和盐水的漂浮瓶中

(2)将粪便捣碎,与盐水搅匀,再加饱和盐水

(3)将满时,改用滴管,加至液面略高于瓶口但不溢出为止

(4)取洁净载玻片一张盖在瓶口上,静置15min左右

(5)如图垂直向上提起载玻片

(6)敏捷地翻转,覆以盖玻片镜检

实验图 7-1　饱和盐水浮聚法

参 考 文 献

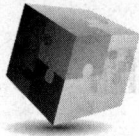

陈慰峰. 医学免疫学. 第 3 版. 北京：人民卫生出版社，2000

陈兴保. 病原生物学和免疫学. 第 5 版. 北京：人民卫生出版社，2004

储以微. 免疫学与病原生物学. 上海：复旦大学出版社，2003

龚非力. 医学免疫学. 第 2 版. 北京：科学出版社，2008

郝素珍，刘蕾. 医学免疫学. 西安：第四军医大学出版社，2007

郝素珍，赵素莲. 医学微生物学. 西安：第四军医大学出版社，2007

贾文祥. 医学微生物学. 北京：人民卫生出版社，2001

刘运德. 微生物学检验. 第 2 版. 北京：人民卫生出版社，2005

刘宗生. 医学微生物学. 第 2 版. 北京：科学出版社，2008

陆德源. 医学微生物学. 第 5 版. 北京：人民卫生出版社，2001

吕瑞芳. 病原生物与免疫学基础. 第 2 版. 北京：人民卫生出版社，2008

吕瑞芳. 医学微生物学. 第 2 版. 北京：人民卫生出版社，2008

邱全瑛，关洪金. 医学免疫学与病原生物学. 北京：科学出版社，2005

王承明. 病原生物学与免疫学. 北京：高等教育出版社，2005

夏克栋. 病原生物与免疫学. 第 2 版. 北京：人民卫生出版社，2007

鲜尽红. 免疫检验技术. 北京：人民卫生出版社，2008

肖运本. 免疫学基础与病原生物学. 第 3 版. 北京：人民卫生出版社，1997

姚秀缤. 病原生物与免疫学基础. 北京：人民卫生出版社，2002

尹燕双. 寄生虫检验技术. 北京：人民卫生出版社，2002

于善谦. 免疫学导论. 北京：高等教育出版社，1999

张宝恩. 病原生物与免疫学基础. 北京：科学出版社，2003

张宝恩，苏盛通. 病原生物与免疫学基础. 第 2 版. 北京：科学出版社，2008

张冠玉. 免疫学基础及病原生物学. 第 3 版. 成都：四川科学技术出版社，1997

张瑞兰. 免疫学基础. 北京：科学出版社，2006

张卓然. 医学微生物学与免疫学. 第 4 版. 北京：人民卫生出版社，2002

赵富玺. 医学微生物学. 北京：人民卫生出版社，2008

周正任. 医学微生物学. 第 6 版. 北京：人民卫生出版社，2003

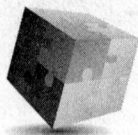

病原生物与免疫学基础（第二版）教学大纲

一、课程性质和任务

《病原生物与免疫学基础》（第二版）是中等卫生职业学校的一门专业基础课程，主要阐述与医学有关的病原生物和免疫学基础的基本内容。教学任务是使学生掌握本课程的基本理论、基本知识和基本技能，培养学生的综合素质和能力，启迪创新意识，为学习临床医学课及将来做好本职工作打下良好的基础。

二、课 程 目 标

（一）知识教学目标

1. 掌握常见病原生物的生物学特性、致病性、免疫性及防治原则。

2. 掌握免疫的基本概念和免疫学的基本原理。

3. 熟悉病原生物学和免疫学知识在实际工作中的应用。

（二）能力培养目标

1. 初步学会使用显微镜油镜观察标本。

2. 学会常用病原生物及免疫学标本检查的操作技能。

3. 具有一定的自觉学习和继续学习的能力。

（三）素质教育目标

1. 通过学习和实践，培养学生勤奋的学习态度和理论联系实际的工作作风。

2. 培养学生良好的职业道德和敬业精神。

3. 培养不断学习病原生物与免疫学基础新理论、新方法、新技术的能力。

三、教学内容和要求

教学内容	了解	熟悉	掌握	教学活动参考	教学内容	了解	熟悉	掌握	教学活动参考
绪论					（二）细菌的生长繁殖与变异				
一、微生物概述					1. 细菌的生长繁殖			√	
（一）微生物的概念及种类					2. 细菌的代谢产物		√		
1. 微生物的概念			√		3. 细菌的遗传和变异		√		
2. 微生物的种类			√		（三）细菌与外界环境				
（二）微生物与人类的关系					1. 细菌的分布		√		理论讲授多媒体演示
1. 微生物对人类的作用	√				2. 消毒与灭菌			√	
2. 微生物对人类的危害		√		理论讲授多媒体演示	3. 医院感染	√			
（三）微生物学与医学微生物学					（四）细菌的致病性与感染				
1. 微生物学	√				1. 细菌的致病因素			√	
2. 医学微生物学	√				2. 感染的发生与发展			√	
二、细菌概述					实验1 细菌的形态和结构观察				
（一）细菌的形态和结构					（一）显微镜油镜的使用和保护法		掌握		
1. 细菌的大小和形态		√			（二）细菌的基本形态和特殊结构观察		学会		技能实践
2. 细菌的结构			√		（三）细菌涂片标本制作和革兰染色法		掌握		
3. 细菌的形态检查法		√							

教学内容	教学要求			教学活动参考	教学内容	教学要求			教学活动参考
	了解	熟悉	掌握			了解	熟悉	掌握	
实验2 细菌的人工培养					4. Ⅳ型超敏反应		√		
（一）常用培养基的制备		学会			（二）免疫学检测				理论讲授
（二）细菌接种法		掌握			1. 抗原抗体反应		√		多媒体演示
（三）细菌生长现象及代谢产物的观察		学会		技能实践	2. 细胞免疫功能测定	√			案例分析讨论
实验3 细菌的分布与消毒灭菌					（三）免疫学防治				
（一）细菌的分布检查		掌握			1. 免疫学预防		√		
（二）消毒与灭菌试验		掌握			2. 免疫学治疗	√			
（三）药物敏感试验		学会			实验4 免疫学实验				
三、免疫学基础					（一）免疫细胞观察		学会		
（一）概述					（二）豚鼠过敏反应		学会		技能实践
1. 免疫的概念			√		（三）抗原抗体反应		掌握		
2. 免疫的功能			√		（四）常用生物制品介绍		学会		
（二）抗原					五、常见病原菌				
1. 抗原的概念和性能			√		（一）化脓性球菌				
2. 抗原的特异性		√			1. 葡萄球菌属			√	
3. 决定抗原免疫原性的条件	√				2. 链球菌属		√		
4. 医学上重要的抗原			√		3. 肺炎链球菌	√			
5. 免疫佐剂	√				4. 其他常见的化脓性球菌	√			
（三）免疫系统					（二）肠道杆菌				
1. 免疫器官		√			1. 大肠埃希菌			√	
2. 免疫细胞			√	理论讲授	2. 沙门菌属			√	
3. 免疫分子	√			多媒体演示	3. 志贺菌属			√	理论讲授
（四）免疫球蛋白				案例分析讨论	（三）弧菌属				多媒体演示
1. 抗体与免疫球蛋白的概念			√		1. 霍乱弧菌			√	案例分析讨论
2. 免疫球蛋白的结构和功能			√		2. 副溶血性弧菌	√			
3. 各类免疫球蛋白的特性		√			（四）厌氧性细菌				
（五）免疫应答					1. 破伤风梭菌		√		
1. 免疫应答的概念及基本过程			√		2. 产气荚膜梭菌	√			
2. 体液免疫			√		3. 肉毒梭菌	√			
3. 细胞免疫			√		4. 无芽孢厌氧菌	√			
4. 免疫耐受	√				（五）分枝杆菌属				
（六）抗感染免疫					1. 结核分枝杆菌			√	
1. 非特异性免疫			√		2. 麻风分枝杆菌	√			
2. 特异性免疫	√				（六）其他病原性细菌	√			
四、临床免疫					实验5 常见病原菌实验				
（一）超敏反应				理论讲授	（一）常见病原菌形态结构和培养物观察		学会		
1. Ⅰ型超敏反应			√	多媒体演示	（二）血浆凝固酶试验——玻片法		学会		技能实践
2. Ⅱ型超敏反应		√		案例分析讨论	（三）抗链球菌溶血素"O"试验——胶乳法		学会		
3. Ⅲ型超敏反应		√							

续表

教学内容	了解	熟悉	掌握	教学活动参考
(四)结核病人痰标本涂片及抗酸染色		学会		技能实验
六、病毒概述				
(一)病毒的基本性状				
1.病毒的大小与形态			✓	
2.病毒的结构与化学组成			✓	
3.病毒的增殖			✓	
4.病毒的干扰现象		✓		
5.病毒的抵抗力与变异性	✓			
(二)病毒的致病性与免疫性				
1.病毒的感染方式与类型			✓	
2.病毒的致病机制		✓		
3.抗病毒免疫		✓		
(三)病毒感染的检查和防治原则				
1.病毒感染的检查				
2.病毒性疾病的防治原则		✓		
七、常见病毒				
(一)呼吸道病毒				
1.流行性感冒病毒		✓		
2.麻疹病毒	✓			理论讲授 多媒体演示 案例分析讨论
3.冠状病毒	✓			
4.其他呼吸道病毒	✓			
(二)肠道病毒				
1.脊髓灰质炎病毒	✓			
2.其他肠道病毒	✓			
(三)肝炎病毒				
1.甲型肝炎病毒			✓	
2.乙型肝炎病毒			✓	
3.其他肝炎病毒	✓			
(四)人类免疫缺陷病毒				
1.生物学特性			✓	
2.致病性与免疫性		✓		
3.防治原则		✓		
(五)其他病毒				
1.狂犬病病毒	✓			
2.流行性乙型脑炎病毒	✓			
3.疱疹病毒	✓			
4.出血热病毒	✓			
5.轮状病毒	✓			

教学内容	了解	熟悉	掌握	教学活动参考
八、其他微生物				
(一)支原体	✓			
(二)衣原体	✓			
(三)立克次体	✓			
(四)螺旋体				
1.钩端螺旋体		✓		理论讲授 多媒体演示 案例分析讨论
2.梅毒螺旋体		✓		
(五)放线菌	✓			
(六)真菌				
1.生物学特性		✓		
2.致病性		✓		
3.微生物学检查	✓			
4.防治原则	✓			
实验6　病毒及其他微生物实验				
(一)病毒及其他微生物形态观察		学会		技能实践
(二)乙型肝炎病毒表面抗原检测结果观察		学会		
九、人体寄生虫学概述				
(一)寄生现象与生活史				
1.寄生现象、寄生虫与宿主			✓	
2.寄生虫的生活史			✓	
(二)寄生虫与宿主的相互关系				
1.寄生虫对宿主的作用			✓	
2.宿主对寄生虫的作用		✓		
3.寄生虫感染的免疫	✓			
(三)寄生虫病的流行与防治原则				
1.寄生虫病的流行环节		✓		
2.寄生虫病的流行因素与流行特点				
3.寄生虫病的防治原则		✓		理论讲授 多媒体演示 案例分析讨论
(四)人体寄生虫学的研究内容				
1.医学蠕虫	✓			
2.医学原虫	✓			
3.医学节肢动物	✓			
十、常见人体寄生虫				
(一)似蚓蛔线虫				
1.形态			✓	
2.生活史			✓	
3.致病性			✓	
4.寄生虫学检查			✓	

续表

教学内容	了解	熟悉	掌握	教学活动参考	教学内容	了解	熟悉	掌握	教学活动参考
5. 流行特点			✓		（七）溶组织内阿米巴				
6. 防治原则			✓		1. 形态		✓		
（二）钩虫					2. 生活史		✓		
1. 形态		✓			3. 致病性		✓		
2. 生活史		✓			4. 寄生虫学检查		✓		
3. 致病性		✓			5. 防治原则		✓		
4. 寄生虫学检查		✓			（八）阴道毛滴虫				
5. 防治原则		✓			1. 形态		✓		
（三）蠕形住肠线虫					2. 生活史		✓		
1. 形态		✓			3. 致病性		✓		
2. 生活史		✓			4. 寄生虫学检查		✓		
3. 致病性		✓			5. 防治原则		✓		
4. 寄生虫学检查		✓			（九）疟原虫				理论讲授 多媒体演示 案例分析讨论
5. 防治原则		✓			1. 形态		✓		
（四）中华分支睾吸虫					2. 生活史		✓		
1. 形态	✓				3. 致病性		✓		
2. 生活史	✓			理论讲授 多媒体演示 案例分析讨论	4. 寄生虫学检查		✓		
3. 致病性	✓				5. 防治原则		✓		
4. 寄生虫学检查	✓				（十）刚地弓形虫				
5. 防治原则	✓				1. 形态	✓			
（五）日本裂体吸虫					2. 生活史	✓			
1. 形态			✓		3. 致病性	✓			
2. 生活史			✓		4. 寄生虫学检查	✓			
3. 致病性			✓		5. 防治原则	✓			
4. 寄生虫学检查			✓		实验7　常见人体寄生虫实验				
5. 防治原则			✓		（一）常见人体寄生虫虫卵观察		学会		
（六）链状带绦虫					（二）常见人体寄生虫成虫、幼虫观察		学会		
1. 形态			✓		（三）部分寄生虫中间宿主及病理标本观察		学会		技能实践
2. 生活史			✓		（四）常见原虫观察		学会		
3. 致病性			✓		（五）人体寄生虫的常见检查方法		学会		
4. 寄生虫学检查			✓						
5. 防治原则			✓						

四、教学大纲说明

（一）适用对象与参考学时

本教学大纲可供护理、助产、药剂等专业使用，总学时为64学时，其中理论教学52学时，实践教学12学时。

（二）教学要求

1. 本课程对理论教学部分要求有掌握、熟悉、了解三个层次。掌握是指对病原生物与免疫学基础中所学的基本知识、基本理论具有深刻的认识，并能灵活地应用所学知识分析、解释生活现象和临床问题；熟悉是指能够解释、领会概念的基本含义并会应用所学知识；了解是指能够简单理解、记忆所学知识。

2. 本课程在实践教学方面分为掌握和学会两个层次。掌握是指能够独立娴熟地进行正确的实践技能操作；学会是指能够在教师指导下进行实践技能操作。

（三）教学建议

1. 在教学过程中,要结合课程特点,积极采用现代化教学手段,用好标本、模型、挂图等,加强直观教学,充分发挥教师的主导作用和学生的主体作用。注重理论联系实际,并组织学生开展必要的临床案例分析讨论,以培养学生分析问题和解决问题的能力,使学生加深对教学内容的理解和掌握。

2. 实践教学要充分利用教学资源,结合挂图、标本、模型、多媒体等,采用理论讲授、多媒体演示、标本模型观察、案例分析讨论等教学形式,充分调动学生学习的积极性和主观能动性,强化学生的动手能力和专业实践操作技能。

3. 教学评价应通过课堂提问、布置作业、单元目标测试、社会调查、案例分析讨论、实践考核、期末考试等多种形式,对学生进行学习能力、实践能力和应用新知识能力的综合考核,以期完成教学目标提出的各项任务。

学时分配建议（64 学时）

序号	教学内容	学时		
		理论	实践	合计
1	微生物概述	1		1
2	细菌概述	8	5	13
3	免疫学基础	12		12
4	临床免疫	6	2	8
5	常见病原菌	8	1	9
6	病毒概述	2		2
7	常见病毒	5	1	6
8	其他微生物	3		3
9	人体寄生虫概述	2		2
10	常见人体寄生虫	5	3	8
	合计	52	12	64

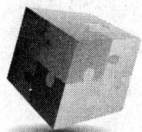

目标检测选择题参考答案

第1章

1. B　2. A

第2章

第1节　1. B　2. A　3. D　4. D　5. C　6. B　7. C

第2节　1. A　2. D　3. B　4. D　5. C　6. A　7. B

第3节　1. B　2. A　3. D　4. C　5. D

第4节　1. E　2. B　3. B　4. D　5. D　6. E　7. A

第3章

第1节　1. E　2. E

第2节　1. B　2. B　3. D　4. B

第3节　1. D　2. A　3. A　4. D　5. A

第4节　1. D　2. A

第5节　1. B　2. C

第6节　1. C　2. C　3. C　4. A

第4章

1. B　2. D　3. D　4. B　5. C　6. D

第5章

第1节　1. B　2. E　3. A

第2节　1. B　2. E

第3节　1. E　2. B

第4节　1. D　2. D　3. D　4. D

第5节　1. E　2. D　3. D

第6章

1. D　2. B　3. C　4. B　5. E　6. B　7. C

第7章

1. B　2. C　3. C　4. B　5. B　6. D　7. C　8. D　9. E

10. B　11. D　12. D　13. A　14. E　15. A

第8章

1. D　2. D　3. A　4. C　5. D　6. D　7. C　8. C

9. C

第9章

1. C　2. D　3. B　4. C

第10章

1. E　2. C　3. D　4. C　5. B　6. E　7. C　8. C

9. A　10. B　11. D　12. A　13. B　14. D　15. B

16. B　17. C　18. B　19. A　20. D

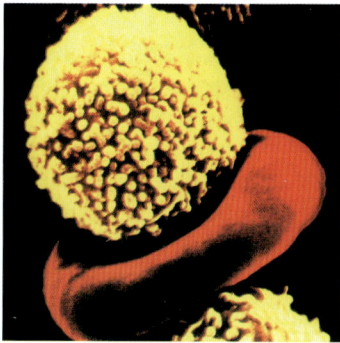

彩图3-1 外周血中的淋巴细胞和红细胞

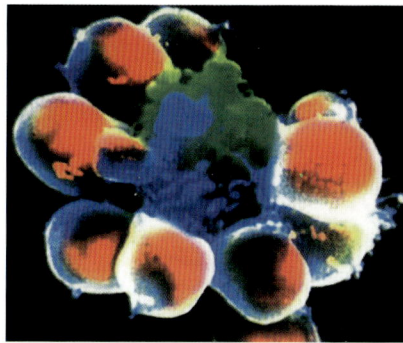

彩图3-2 绵羊红细胞和人T细胞形成的E玫瑰花环

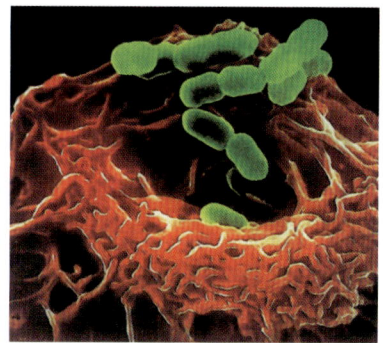

彩图3-3 激活的巨噬细胞正在吞噬细菌(局部)

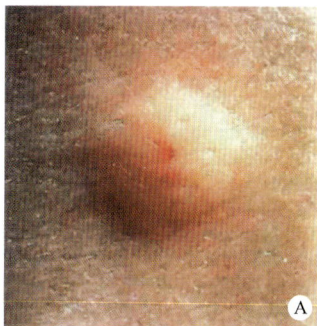

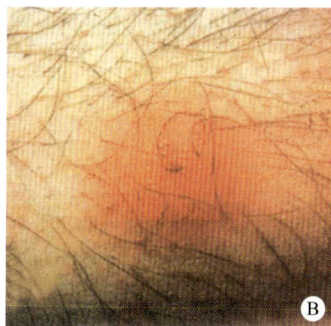

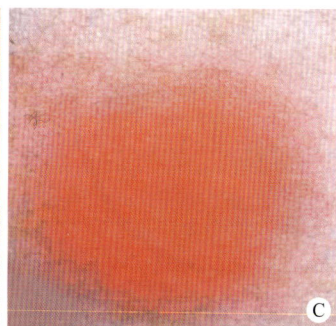

彩图4-1 Ⅰ型(速发型)超敏反应(A)、结核菌素试验(B)以及植物毒素诱发的接触性皮炎(C)的皮肤表现

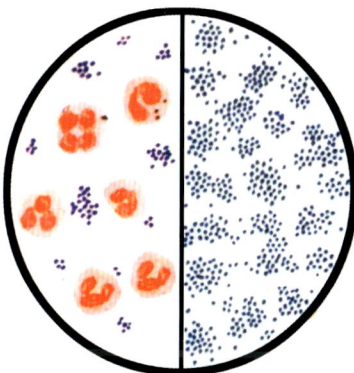

彩图5-1 葡萄球菌

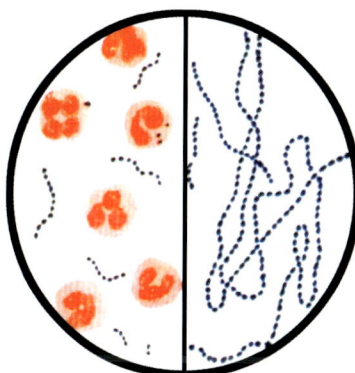

彩图5-2 链球菌

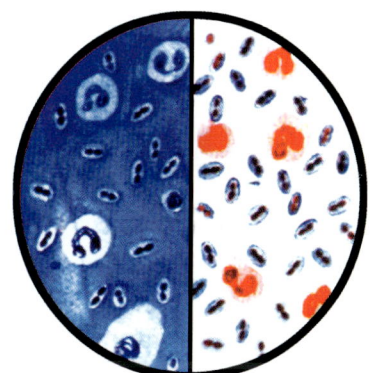

彩图5-3 肺炎链球菌

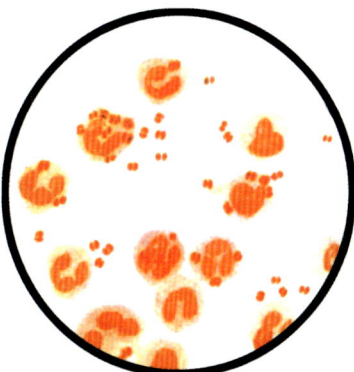

彩图5-4 脑膜炎奈瑟菌

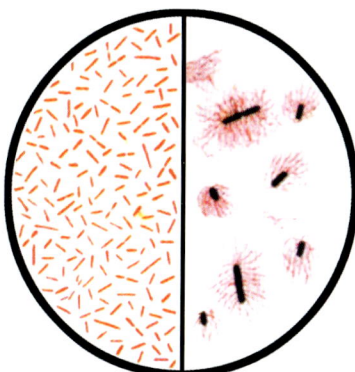

彩图5-5 伤寒沙门菌

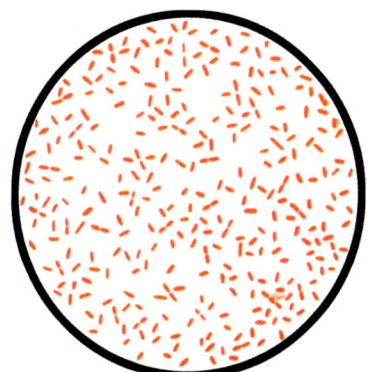

彩图5-6 痢疾志贺菌

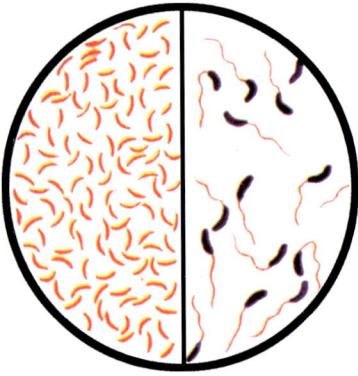
彩图5-7　霍乱弧菌

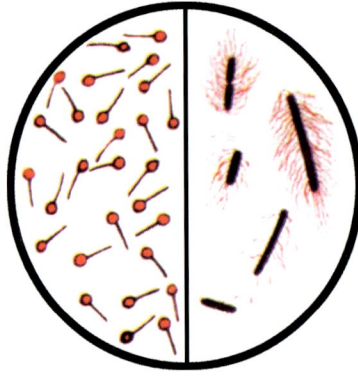
彩图5-8　破伤风梭菌

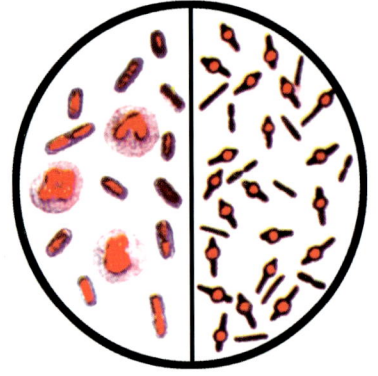
彩图5-9　产气荚膜梭菌、肉毒梭菌

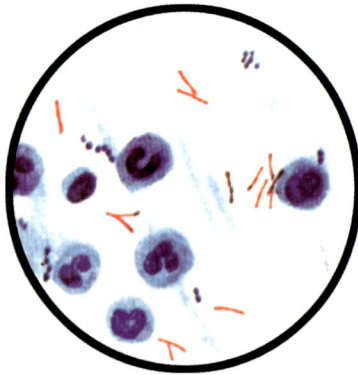
彩图5-10　结核分枝杆菌

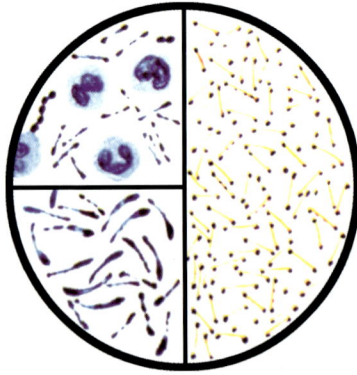
彩图5-11　白喉棒状杆菌

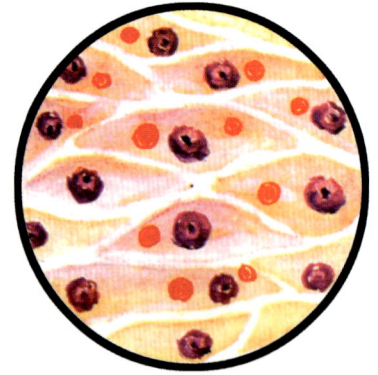
彩图7-1　狂犬病毒包涵体

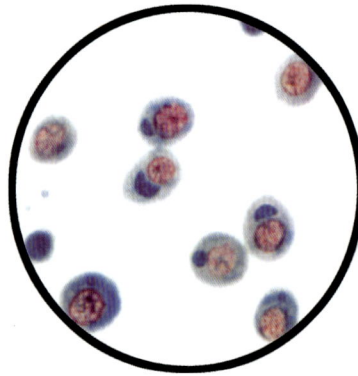
彩图8-1　沙眼衣原体包涵体

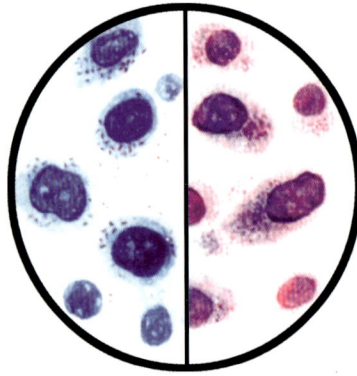
彩图8-2　普氏立克次体、恙虫热立克次体

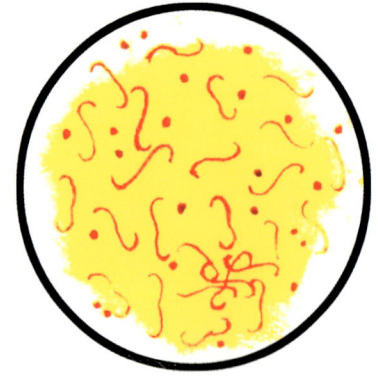
彩图8-3　钩端螺旋体

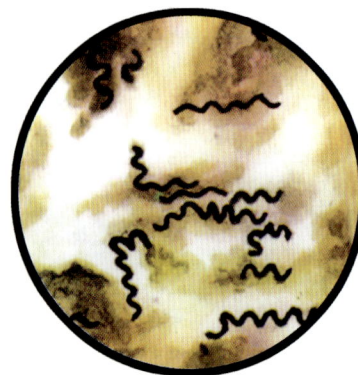
彩图8-4　梅毒螺旋体

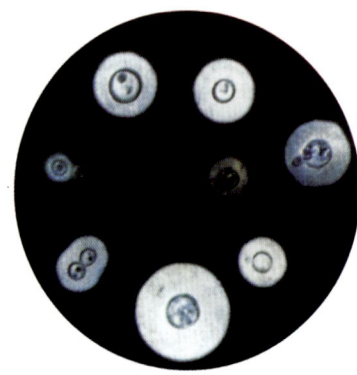
彩图8-5　新型隐球菌

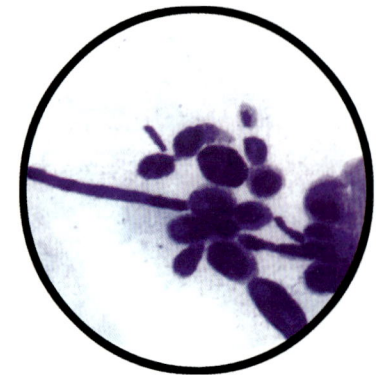
彩图8-6　白假丝酵母菌

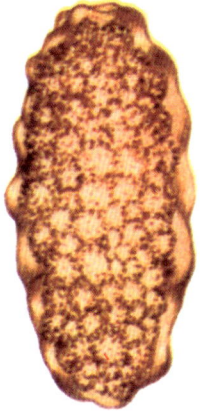

彩图10-1　未受精蛔虫卵　　彩图10-2　受精蛔虫卵　　彩图10-3　脱蛋白质膜蛔虫卵　　彩图10-4　钩虫卵

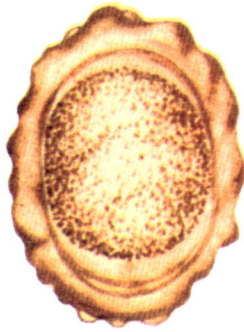

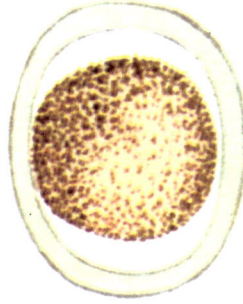

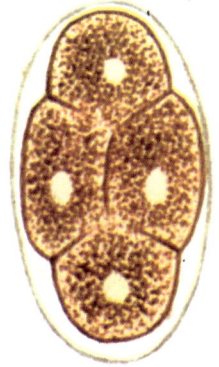

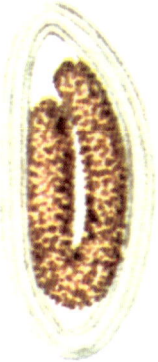

彩图10-5　蛲虫卵　　　　彩图10-6　肝吸虫卵　　　　彩图10-7　沼螺

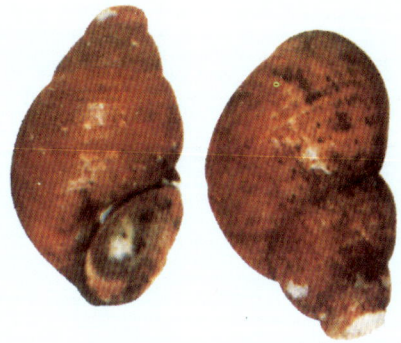

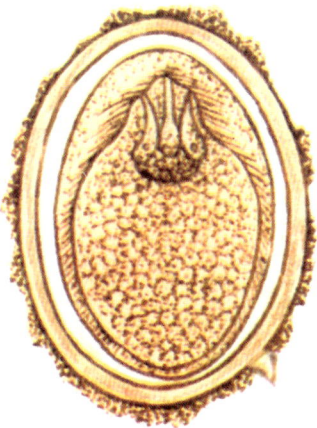

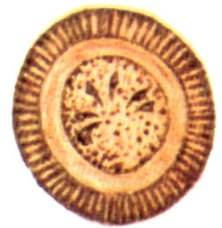

彩图10-8　日本血吸虫卵　　　　彩图10-9　钉螺　　　　彩图10-10　带绦虫卵

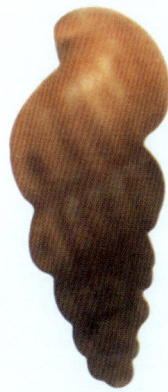

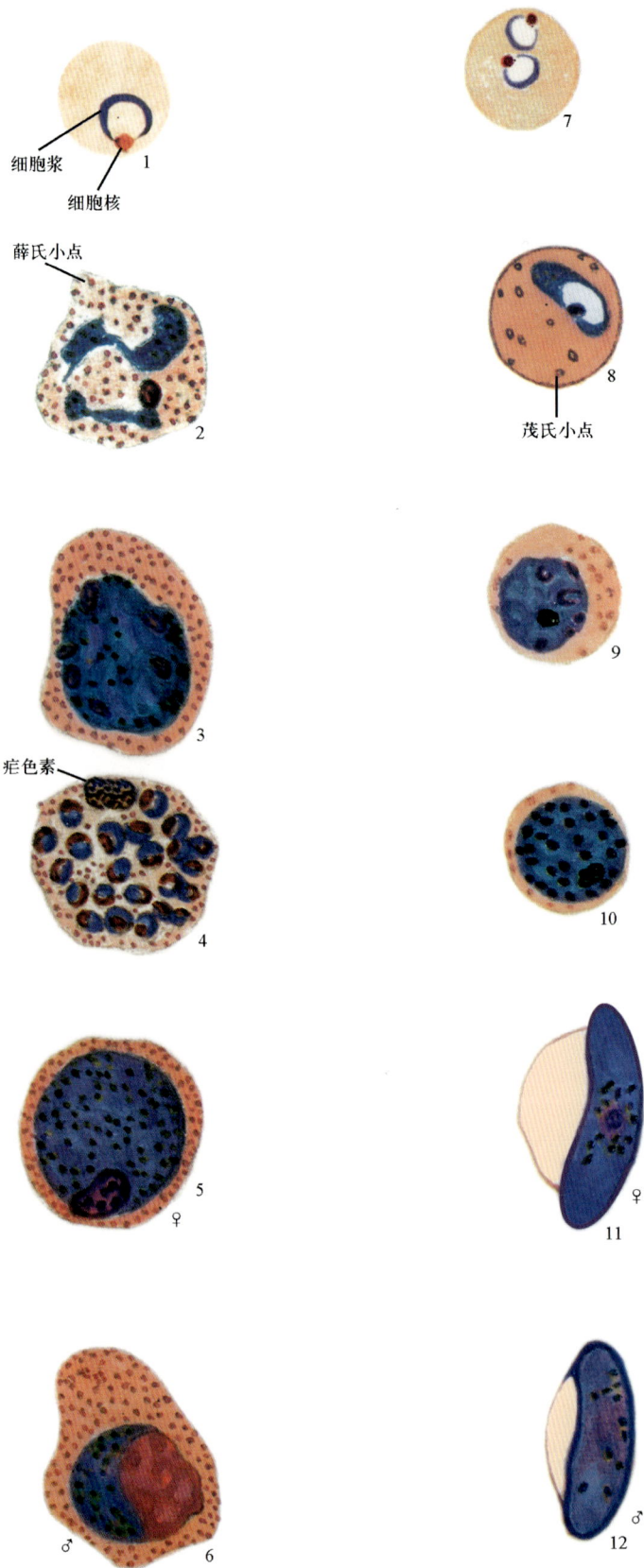

细胞浆

细胞核

薛氏小点

疟色素

茂氏小点

彩图10-11　红细胞内期间日疟原虫和恶性疟原虫各期形态图

1～6间日疟原虫；7～12恶性疟原虫；1、7早期滋养体（环状体）；2、8晚期滋养体（大滋养体）；
3、9未成熟裂殖体；4、10成熟裂殖体；5、11雌配子体；6、12雄配子体